ANNE MARIA MÖLLER-LEIMKÜHLER

VOM DAUERSTRESS ZUR DEPRESSION

fischer & gann

ANNE MARIA MÖLLER-LEIMKÜHLER

VOM DAUERSTRESS ZUR DEPRESSION

Wie Männer mit psychischen Belastungen umgehen und sie besser bewältigen können

fischer & gann

Bibliografische Information der Deutschen Nationalbibliothek:
Die Deutsche Nationalbibliothek verzeichnet diese Publikation
in der Deutschen Nationalbibliografie; detaillierte bibliografische Daten
sind im Internet über http://dnb.d-nb.de abrufbar.

Umschlaggestaltung | Layout: Gesine Beran, Turin
Umschlagmotiv: © shutterstock/iconogenic
Gesamtherstellung | Druck: Aumayer Druck + Verlag Ges.m.b.H. & Co KG, Munderfing
Printed in the European Union

ISBN 978-3-903072-33-6
ISBN E-BOOK 978-3-903072-40-4
www.fischerundgann.com

INHALT

GELEITWORT I

DAS THEMA MÄNNERGESUNDHEIT hat bei weitem nicht den Stellenwert, den es verdient. Vor allem wir Männer selbst erwarten von uns, dass wir ohne Reibungsverluste »funktionieren«. Klassische organische Erkrankungen wie »Herzinfarkt« oder »Magengeschwür« gelten als akzeptiert, psychische Erkrankungen werden weiter tabuisiert. Dies gilt vor allem, wenn Männer von depressiven Erkrankungen betroffen sind.

Seit Jahrzehnten besteht eine erschreckend hohe männliche Suizidrate, die die Anzahl der tödlichen Unfälle im Straßenverkehr deutlich übersteigt und die wir trotzdem mehr oder weniger lautlos tolerieren. Das zeigt, dass wir Aufklärungsarbeit leisten müssen und noch einen langen Weg vor uns haben.

Der Autorin dieses Werkes ist es in hervorragender Weise gelungen, dieses aktuelle Thema leicht verständlich und mit großer Sorgfalt leserfreundlich aufzuarbeiten und den Blick für geschlechterspezifische Vulnerabilitäten – hier im Hinblick auf das männliche Geschlecht – zu schärfen. Besonders die gut verständliche Hinführung zu Erkrankungen aus dem depressiven Formenkreis bei Männern darf als einzigartig angesehen werden.

In dieses Buch wurde viel Arbeit und Energie investiert. Es ist mir eine Freude, es allen Leserinnen und Lesern zu empfehlen. Ich hoffe und wünsche mir, dass das Thema männliche Depression durch dieses Buch weiter enttabuisiert wird. Dies gilt umso mehr, da für Depressionserkrankungen sehr gute Therapiemöglichkeiten bestehen und wir uns immer vergegenwärtigen müssen, dass eine geschlechterspezifische Beschäftigung mit psychischer Gesundheit Männern und Frauen dient.

Prof. Dr. med. T. Klotz, MPH
Wissenschaftlicher Vorstand der Stiftung Männergesundheit
www.stiftung-maennergesundheit.de

GELEITWORT II

PSYCHISCHE PROBLEME, BELASTUNGEN UND ERKRANKUNGEN sind häufig. Sie entwickeln sich oft schleichend über einen längeren Zeitraum und werden zunächst weder vom Betroffenen noch von seinem Umfeld erkannt. Im Gegensatz zu Frauen nehmen Männer häufig entweder gar nicht oder erst spät ärztliche oder psychologische Hilfe in Anspruch, wofür es vielfältige Gründe gibt.

Wenn es um das Seelenleben geht, herrschen auch heute noch Geschlechterklischees vor: Frauen seien vorrangig Gefühlswesen, Männer vorrangig Verstandeswesen. Männer, die ihre Gefühle zeigen, traurig sind oder sogar weinen, gelten als unmännlich. Psychische Erkrankungen, wie zum Beispiel Depressionen, scheinen daher für viele Männer mit einem »männlichen« Selbstbild nicht vereinbar zu sein. Alltägliche Redewendungen wie »Echte Männer weinen nicht« oder »Ein Indianer kennt keinen Schmerz« bringen diese Geschlechterklischees zum Ausdruck und sind in unserer Gesellschaft nach wie vor verbreitet.

Mit ihrem Buch »Vom Dauerstress zur Depression. Wie Männer mit psychischen Belastungen umgehen und sie besser bewältigen können« gewährt uns die Autorin einen tiefen Einblick in die Männerpsyche und ihre typischen Denk- und Verhaltensfallen. Das Besondere an diesem Buch ist die breite und aktuelle Aufspannung der Thematik, die soziologische, psychologische und neurowissenschaftliche Faktoren und ihr Zusammenspiel berücksichtigt. Und vor allem: Es zu lesen, ist spannend wie ein Krimi.

Ich wünsche der Autorin und ihrem Buch eine große Reichweite, um die männliche Depression zu entstigmatisieren.

Prof. Dr. med. Peter Falkai
Direktor der Klinik für Psychiatrie und Psychotherapie
der Ludwig-Maximilians-Universität München

VORWORT

IM GEGENSATZ ZU DEN KLISCHEES, denen wir häufig in den Medien begegnen, ist der Mann weder ein »Defizit-« noch ein »Auslaufmodell« noch eine »genetische Minusvariante«. Und wir glauben auch nicht, dass er in 120 000 Jahren ausgestorben sein wird. Dennoch:

Die hohe Suizidrate (im Vergleich zu Frauen) und die hohe vorzeitige Sterblichkeit der Männer in jedem Alter sind lange übersehene Alarmzeichen, welche gesundheitlichen und psychischen Kosten Männer dafür zahlen müssen, dass sie gesellschaftlich als Leistungsträger funktionieren – oder auch trotz der Kosten gesellschaftlich nicht mithalten können.

Von den fünf Jahren der geringeren Lebenserwartung von Männern kann nur ein Jahr durch biologische Faktoren erklärt werden, die anderen vier sind gesellschaftlich »gemacht«. Es ist höchste Zeit, sich mehr um die Männer zu kümmern. Das gilt für die Männer selbst, ihre Partnerin, ihre Familie, ihre Freunde und ihr weiteres Umfeld (Arbeitgeber, Politiker et cetera).

Dieses Buch ist getragen von der Wertschätzung und Sorge um die Männer, ihr Selbstverständnis und ihr Wohlbefinden in Zeiten von zunehmendem Stress und zunehmender Abwertung des Männlichen. Die Sorge um die eigene, auch psychische Gesundheit müssen Männer trotz aller Ideale und gesellschaftlicher Zwänge selbst im Auge behalten und mit ihren eigenen Qualitäten dafür kämpfen: psychische Probleme nicht zu verdrängen, sondern aktiv Lösungen dafür zu finden, gegebenenfalls auch mit professioneller Unterstützung. Vielen Männern, die eine Depression durchgemacht haben, liegt daran, die Erkenntnis weiterzugeben: »Mann, lass dir helfen und warte nicht zu lange damit!

Hätte ich das Wissen von heute, wäre ich viel früher zum Arzt gegangen!« Das ist die Quintessenz dieses Buches. Ein jüdischer Witz dazu bringt das Problem auf den Punkt:

»Dem Rabbiner wird mitgeteilt, dass ein braver Mann aus der Gemeinde jung gestorben ist. Der Rabbi wundert sich: ›Was hat ihm denn gefehlt?‹ ›Er ist verhungert.‹ ›Kein Jude kann Hungers sterben. Wenn er zu mir gekommen wäre, hätte ich ihn durch die Gemeinde unterstützen lassen.‹ ›Er hat sich geschämt.‹ ›Also mit anderen Worten: er ist an seinem Stolz gestorben‹, erklärt der Rabbi, ›an Hunger stirbt ein Jude nie.‹ «

(Landmann 2014, S. 124)

EINLEITUNG

WENN SIE EINE FRAU SIND und sich nach einigem Hin- und Herblättern dazu entschließen, dieses Buch zu kaufen, um Ihren Mann (Bruder, Vater et cetera) und sein Verhalten besser zu verstehen oder um es ihm unauffällig zukommen zu lassen, dann bestätigen Sie mit Ihrem Entschluss, dass Sie sich um dessen Gesundheit sorgen. Denn: Wir Frauen kümmern uns nicht nur um unsere eigene körperliche und psychosoziale Gesundheit, sondern auch um die Gesundheit unserer Lieben.

Insbesondere die Gesundheit der Männer war und ist heute noch weitgehend Frauensache. Ihr Mann geht möglicherweise erst dann zum Arzt, wenn Sie mit Scheidung drohen. Gesundheit? Arztbesuche? Befindlichkeiten? Das sind doch typische Frauenthemen, aber keine Themen für Männer, denen doch Sport, Politik oder Technik als die wichtigeren Dinge des Lebens viel näher liegen …

Oder sollten Sie etwa doch ein Mann sein, der sich für dieses Buch interessiert? Und dem es gleichgültig ist, ob ihm jemand dabei über die Schulter schaut? Dann herzlichen Glückwunsch!

Dann gehören Sie zu den Männern, die ahnen, dass Gesundheit mehr ist als ein körperlicher Betriebszustand und dass es auch noch die Psyche gibt, von der viele Männer gar nichts wissen wollen, die aber den reibungslosen Betriebszustand durchaus stören kann. Und Sie gehören zu der wachsenden Zahl der neugierigen Männer, die verstehen wollen, warum Depression keine Frauenkrankheit ist, aber bei Männern völlig unterschätzt wird. Und die vielleicht selbst im Verborgenen leiden und das Gefühl haben, dass etwas nicht stimmt.

Gesundheit bedeutet für Männer in erster Linie körperliche Leistungsfähigkeit. Deshalb vernachlässigen Männer sie oft, solange sie sich leistungsfähig fühlen, und zögern Arztbesuche hinaus, bis sie die Symptome nicht mehr ignorieren können. Parallel dazu war die Gesundheit von Männern auch in Gesellschaft, Medizin und Politik lange kein Thema. Erst jetzt, wo seit den 1990er-Jahren ganz offensichtlich Krankschreibungen von Männern wegen psychischer Störungen, hauptsächlich Depressionen, rasant zugenommen haben, während Krankschreibungen wegen körperlicher Krankheiten gleich blieben oder sogar rückläufig sind, fällt auf, dass es ja tatsächlich noch die psychische Gesundheit gibt, die immer erst einmal als gegeben vorausgesetzt wird. Generell fällt es Männern schwerer als Frauen, einen Zugang zu ihren Gefühlen zu finden. Gerade Männer, die sich von psychischen Problemen belastet fühlen, neigen dazu, aus Gründen des Selbstschutzes diese für sich zu behalten. Ihnen geht es doch gut! Statistiken bestätigen dies. Kein Wunder also, dass es in Bezug auf Depressionen eine hohe Dunkelziffer gibt, auch wenn die Diagnose Depression heutzutage häufiger gestellt wird als früher. Einen einzigen Grund dafür gibt es nicht, sondern viele Gründe spielen dabei eine Rolle: eine Arbeitsbelastung, die kaum noch zu bewältigen ist, Beziehungsprobleme, die Männer zwar erst verspätet bemerken, unter denen sie aber dann umso heftiger leiden, eine bessere diagnostische Kompetenz der Ärzte, die sich nicht mehr so leicht in die diagnostische Irre führen lassen, und nicht zuletzt wohl auch eine gestiegene Sensibilität in der Bevölkerung für psychische Probleme und ihre Folgen, die natürlich auch Männer treffen können. Obwohl Männer immer noch gern als stark und kaum verwundbar gesehen werden wollen, müssen sie doch irgendwann vielleicht schmerzlich begreifen, dass auch sie verwundbar sind – im Vergleich zu Frauen sogar in mancherlei Dingen in besonderem Maße –, auch wenn dies zunächst einmal unplausibel erscheinen mag.

Wenn man sich Gesundheitsstatistiken anschaut, zum Beispiel die neuesten vom Robert-Koch-Institut des Bundesgesundheitsamtes, das 2014 den lange erwarteten Männergesundheitsbericht veröffentlichte, ist man als Laie vielleicht erstaunt darüber, dass es – jenseits der Urologie und Gynäkologie – derart viele geschlechtstypische Häufigkeiten bei Krankheiten gibt: So ist zum Beispiel das Risiko, Diabetes zu bekommen, bei Männern im Vergleich zu Frauen doppelt so hoch, Alkoholabhängigkeit ist eine typische Männerkrankheit, Männer sterben häufiger als Frauen an koronaren Herzkrankheiten, Herzinfarkt, Lungenkrebs oder Darmkrebs – mit Abstand die häufigste Todesursache in Bezug auf Krebs. Männer sind häufiger von Unfällen betroffen, insbesondere in jüngeren Jahren, und sterben daran auch häufiger. Suizid wird von Männern etwa dreimal häufiger begangen als von Frauen, in der Altersgruppe der 25- bis 44-Jährigen war Suizid 2011 mit 93 Prozent die häufigste Todesursache. Da wir wissen, dass bei den meisten Fällen eine psychische Krankheit vorgelegen hat, meist eine Depression, verweist auch die erschreckend hohe Suizidrate wieder auf die große Bedeutung der Depression als potenziell tödliche Krankheit.

Insgesamt sterben Männer im Vergleich zu Frauen fünf Jahre früher, wobei die vorzeitige Sterblichkeit fast alle Altersgruppen betrifft. Wenn sich aber bis zu 90 Prozent aller Männer zwischen zwanzig und siebzig gesund fühlen, könnte dies eine fatale Fehleinschätzung sein!

Die Hintergründe und Ursachen vieler typischer Männerkrankheiten, Todesursachen und des zu frühen Ablebens deuten auf chronisch riskante Verhaltensweisen und belastende Umweltbedingungen, die prinzipiell positiv beeinflusst werden können (Ernährung, Bewegungsmangel, Übergewicht, Rauchen, Alkohol, riskante Sportarten, gefährliche Arbeitsplätze, psychosoziale Belastungen am Arbeitsplatz).

Es entsteht inzwischen jedoch ein Bewusstsein dafür, dass die Verbesserung der körperlichen und psychischen Gesundheit von Männern eine große Herausforderung für den einzelnen Mann, für die Medizin, die Gesellschaft und die Politik darstellt. Die bekannten Schuldzuweisungen und Imperative, die Männer sollten sich doch bitte gesünder ernähren und mehr auf sich achten, sind wenig sinnvoll; wichtiger ist das Verstehen der Hintergründe ungünstiger Verhaltens- und Wahrnehmungsmuster.

Dieses Buch ist kein Ratgeber. Es soll vielmehr eine Einladung sein, mehr über die vielfältigen Hintergründe zu erfahren, warum Männer an Depressionen erkranken, wie sie diese erleben, damit umgehen und warum Depressionen bei Männern schlechter erkannt werden: Gründe dafür sind traditionelle Leitbilder von Männlichkeit, die Architektur der männlichen Psyche, die biologische Ausstattung, spezifische Risikofaktoren für Depression und männertypische Strategien der Stressverarbeitung, Geschlechterstereotype, die sich auch in den Köpfen der Ärzte und in ihren Diagnosegewohnheiten wiederfinden, sowie etwaige Defizite in der Kommunikation zwischen männlichem Arzt und männlichem Patienten. Abschließend geht es um konstruktive Möglichkeiten der Problemlösung.

Wenn Sie ein Mann sind und dieses Buch zur Hand nehmen, lassen Sie sich vermutlich nicht so leicht vom Inhalt erschlagen, aber: Lassen Sie sich informieren, irritieren, überraschen, erkennen, infrage stellen, bestätigen, bewundern, bedauern, verstehen, herausfordern, ermutigen. Und wenn Sie das Gefühl haben, dass Sie spätestens nach der Lektüre eine professionelle Problemlösung anstreben sollten, dann nehmen Sie vorsichtshalber dieses Buch mit …

Und bitte verzeihen Sie mir, dass ich aus Gründen der Komplexitätsreduktion von »den Männern« spreche, die Männer also »auf den statistischen Durchschnittsmann« reduziere. Die Unterschiede zwischen Männern können natürlich größer sein als die zwischen Männern und Frauen … Außerdem beschränke ich mich auf unseren westlichen Kulturkreis. Deshalb werden Sie vielleicht manches vermissen, was Sie auch noch interessiert hätte. Aber diese Beschränkungen sollten der Lesbarkeit des Buches dienen – und Lücken lassen sich ohnehin kaum vermeiden.

MÄNNER ALS HELDEN – STARK, ABER VERLETZLICH

HELDEN SIND NIE AUS DER MODE GEKOMMEN, denn sie haben von der Antike bis heute in ganz unterschiedlicher Gestalt überlebt und dienen immer noch als Orientierungs- und Projektionsfiguren, sowohl kollektiv als auch individuell. Deshalb brauchen wir auch in unserer Zeit noch Helden und Heldinnen (Schneider 2010). Kinder und Jugendliche haben eine Vielzahl von Helden, beginnend bei den eigenen Eltern und Freunden über Berufshelden wie Ärzten und Feuerwehrleuten, bewunderten Idolen aus dem Sport und berühmten Stars aus den Unterhaltungsmedien bis hin zu unzähligen fiktiven Figuren aus Kinderbüchern, Sagenwelten, Comicuniversen, Computerspielen und Filmen (https://www.lwl.org/LWL/Kultur/wim/.../S/.../Helden/ausstellung/katalog/).

HELDEN SETZEN SICH FÜR ANDERE EIN

MEINE HERREN, SIE SIND ZWAR KEINE GÖTTER, aber Sie können Helden sein. Nicht nur Helden, die grandios Unmögliches vollbringen, Grenzen erweitern und es ins kollektive Bewusstsein schaffen, sondern auch Helden, die in ganz verschiedenen Bereichen unsere Zivilisation vorangebracht haben – heimliche Helden, unbekannte Helden, Helden des Alltags. Zwar gibt es keine allgemein gültige Definition von Heldentum, die für die antiken Helden gleichermaßen gilt wie für die Helden aus verschiedenen geschichtlichen Epochen bis hin zu den Superhelden der Comics. Doch Helden haben mindestens zwei wichtige Eigenschaften gemeinsam, die sie von den Göttern unterscheiden (abgesehen davon, dass sie sterblich sind): erstens, sie setzen sich für andere ein. Zweitens, sie sind stark, aber verletzlich.

Helden verfolgen eine selbstlose und soziale Mission, kämpfen gegen das Böse und für das Gute, um Bedrohungen und Missstände zu überwinden. Sie sind keine Egozentriker, sondern von Altruismus geprägt, nehmen wissentlich Gefahren für Leib und Leben in Kauf, um das Leben anderer zu retten. Oft ist es für sie selbstverständlich, sich für andere zu engagieren, es geht ihnen nicht um Heldentum. »Namenlose« Helden sind zum Beispiel Ärzte, die nach Afrika gehen und sich dem Ebola-Virus aussetzen, Feuerwehrleute, die in brennende Häuser gehen, ehrenamtliche Retter, die Flüchtlingen in Seenot helfen, die New Yorker Feuerwehrleute vom 11. September 2001 oder die Männer, die bei der Reaktorkatastrophe in Fukushima in den brennenden Reaktor gestiegen sind. Hier zeigt sich das Wort Held, abgeleitet vom griechischen heros, in seiner ursprünglichen Bedeutung: schützen und dienen.

Helden handeln selbstlos oder geben nicht auf, wenn sie in schwierigen oder bedrohlichen Situationen sind, sie wachsen über sich selbst hinaus. Insofern hat jeder Mann (und jede Frau) das Zeug zum Helden (zur Heldin) in sich. Heldenhaftes Verhalten setzt nicht voraus, dass das eigene Leben dabei aufs Spiel gesetzt wird. Das zeigen auch die Helden des Alltags, die regelmäßig vom Deutschen Fernsehen ausgezeichnet werden. Zu den Preisträgern im Jahr 2015 gehört u.a. ein Kriminaloberkommissar aus München (CB), der für den Opferschutz zuständig war. Es ging damals um einen 11-jährigen Jungen, der die Ermordung seiner Mutter durch seinen Vater miterlebt hatte und angesichts dieses Traumas intensiv von CB betreut wurde. Schließlich wurde er von CB auf eigenen Wunsch hin adoptiert. Dieser gründete zudem den Verein »Weitblick Jugendhilfe«, der Kindern und Jugendlichen in schwierigen Lebenssituationen helfen soll (https://de.nachrichten.yahoo.com/auf-einen-blick-zeichnet-helden-des-alltags).

Und nicht zu vergessen: deutsche Soldaten der Bundeswehr. Denn sie entscheiden sich bewusst dafür, unsere Werte notfalls mit ihrem eigenen Leben zu verteidigen. Auch wenn heroisches Pathos in Deutschland seit dem Zweiten Weltkrieg nicht mehr angebracht ist, der Beruf des Soldaten an Prestige verloren hat und Soldaten sich von Kriegern zu IT-Spezialisten gewandelt zu haben scheinen, ist doch eines unverändert geblieben: der Kampf auf Leben und Tod für eine große Sache. »Und wenn es ihnen (den Soldaten, Anm. der Autorin) gelingt, trotz der Gräuel, die sie im Krieg erleben, und trotz der Tötungen, die sie im Ernstfall selbst zu verantworten haben, sich vom Sog der Gewalt nicht erfassen zu lassen, sondern im Herzen jene Zivilität zu wahren, die zu verteidigen sie aufgebrochen sind, dann dürfen wir sie getrost als das bezeichnen, was sie sind: Helden« (Thea Dorn; www.zeit.de/2014/46/beruf-soldat-bundeswehr).

HELDEN SIND VERLETZLICH

SOLDATEN SIND NICHT NUR MUTIG, sondern auch verletzlich – womit wir bei der zweiten Eigenschaft wären, die Helden von Göttern unterscheidet und auf die es uns hier besonders ankommt. Auf die spezifische Verletzlichkeit der Soldaten verweist allein schon die Häufigkeit ihrer Störungen nach Auslandseinsätzen mit einem zwei- bis vierfach erhöhten Risiko für sogenannte Posttraumatische Belastungsstörungen (Wittchen et al. 2012), aber auch mit einem erhöhten Risiko für andere psychische Störungen, zum Beispiel Depressionen. Jede zweite psychische Störung wird nicht erkannt und behandelt – was das weitere Leben jener Soldaten tiefgreifend verändert. Erst seit Kurzem ist dies auch ein Thema für die Politik.

Nicht nur Soldaten, sondern auch alle anderen realen und mythologischen Helden weisen neben ihrer relativen Unverwundbarkeit (beziehungsweise ihrer körperlichen und/oder psychischen Stärke) auch deutliche Schwächen auf. Wie die Geschichten der Helden zeigen, sind diese keinesfalls vor Fehlverhalten, Unglück, Scheitern oder Verletzungen gefeit. Diese Verletzlichkeit macht sie menschlich, sympathisch und entwicklungsfähig. Jeder Mann – und jeder Held – hat seine ganz eigene »Achillesferse«. Die Vorstellung, dass ein Held und ein richtiger Mann unverwundbar sein müssen, ist eine hybride Fiktion, die – ungeachtet aller alten und neuen Heldenkonstruktionen und aller realer Helden – als männliches Ideal immer noch in einigen Köpfen nistet. Verletzlichkeit, ob psychische oder körperliche, ist vielmehr unvermeidlich, da zutiefst menschlich.

DIE ANTIKEN HELDEN UND IHRE »ACHILLESFERSEN«

ACHILLES, EINER DER BEDEUTENDSTEN HELDEN der antiken Mythologie, Sohn des Königs Peleus und der Nymphe Thetis, wurde von seiner Mutter in den Unterweltfluss Styx getaucht, um ihn unverwundbar zu machen. Da sie ihn dabei an seiner Ferse festhielt, wurde diese nicht eingetaucht und blieb daher verwundbar (daher »Achillesferse«). An seiner Ferse wird er schließlich im Kampf um Troja von einem giftigen Pfeil tödlich getroffen.

Die bekannteste deutsche Heldengestalt ist **SIEGFRIED, DER DRACHENTÖTER.** Durch ein Bad im Drachenblut wird er unverwundbar – bis auf eine Stelle zwischen den Schultern, auf die ein Lindenblatt gefallen war. Diese verwundbare Stelle wird ihm durch eine Intrige zum tödlichen Verhängnis.

Der Prototyp des tragischen Helden ist **ÖDIPUS**, der schuldlos schuldig wird, weil er unwissentlich seinen Vater, den König von Theben tötet und nach der Befreiung Thebens die Königswitwe, das heißt seine Mutter, zur Frau nimmt, mit der er vier Kinder zeugt. Erst später erfährt er, wer seine leiblichen Eltern sind. Ödipus begeht also sowohl Vatermord als auch Inzest, ohne dies zu wissen. Als er es erfährt, sticht er sich die Augen aus und flieht ins Exil.

IKARUS, ebenfalls der griechischen Mythologie entstammend, gilt als Held, obwohl er gescheitert ist. Zusammen mit seinem Vater Dädalus wurde er in einem Labyrinth gefangen gehalten, aus dem es kein Entkommen zu geben schien. Da kam Dädalus auf die Idee, für sich und seinen Sohn Flügel zu bauen, die aus einem Gestänge, Wachs und Federn bestanden. Bevor sie in die Lüfte stiegen, schärfte Dädalus seinem Sohn Ikarus ein, nur nicht zu nahe an die Sonne heran zu fliegen, denn sonst würde das Wachs schmelzen. Auch sollte Ikarus nicht zu nah an der Meeresoberfläche dahingleiten, da auch die hohe Feuchtigkeit des Meeres das Wachs aufweichen und damit einen Absturz verursachen könnte. Einige Zeit flogen sie so dahin, doch dann wurde Ikarus übermütig und stieg immer höher hinauf, bis er zu nah an die Sonne kam, ins Meer stürzte und ertrank.

ORPHEUS ist kein typischer Held wie etwa der Kraftprotz Herakles oder der listenreiche Odysseus. Orpheus erfand die

Leier (Lyra) und bezauberte alle mit seinem Gesang: Menschen, Tiere, Pflanzen und Felsen, sogar die Götter. Als seine geliebte Frau Eurydike starb, stieg er hinab in die Unterwelt. Dort sang er so herzerweichend, dass die Götter der Unterwelt Eurydike die Rückkehr erlaubten, aber nur unter der Bedingung, dass Orpheus sich nicht nach ihr umschaute, bis sie die Oberwelt erreichten. Doch Orpheus drehte sich um – und Eurydike musste zurück in die Unterwelt. In seinem Unglück verstummt Orpheus.

Und schließlich sei **ODYSSEUS** erwähnt, der große Heros des Trojanischen Krieges, der zwar listenreich und von außergewöhnlicher Intelligenz war, aber erst durch das Erdulden von Schmerz und zahlreichen Niederlagen während seiner zehnjährigen Irrfahrten sowie durch seine Beharrlichkeit zum Helden wird. Er wurde zum Symbol für die Bewältigung von Umbruchsituationen und für die Reise zu sich selbst, die durch Irrungen und Wirrungen führt.

DIE SUPERHELDEN DER COMICS UND IHRE SCHWACHSTELLEN

DASS HELDEN NICHT NUR STRAHLENDE SIEGER sein müssen, wird zunehmend auch in Comics, Film, Fernsehen und Kunst deutlich. Wir erleben hier so etwas wie die öffentliche Rehabilitation beziehungsweise Wiederentdeckung der männlichen Verletzlichkeit, die Abkehr von eindimensionaler Macht und Stärke. Die neuen Helden der Comics und Filme imponieren zwar auch durch ihre jeweiligen Stärken und Leistungen, aber fast noch mehr durch ihre innere Gespaltenheit, Verletzlichkeit und psychische Entwicklung. Es geht zwar auch immer noch um die Überwindung des Bösen, immer wichtiger wird aber die Selbstüberwindung des Helden, der die Konflikte zwischen seiner Mission und seiner »Achillesferse« lösen muss.

Hier ein kurzer Blick auf die Superhelden der Comics:

Allen voran sei der 1930 geschaffene **SUPERMAN** genannt, der Mann aus Stahl mit den übermenschlichen Kräften, der Helfer der Schwachen und Unterdrückten, der unbesiegbar und allen anderen turmhoch überlegen erscheint. Im Laufe der Jahrzehnte schmelzen allerdings seine Kräfte dahin, und er ist zunehmend gefährdet: durch radioaktives Gift, rotes Sonnenlicht und Magie. Außerdem wird sein Mitleid ausgenutzt oder seine Seele kann angegriffen werden. Auch Superman muss einsehen, dass er nicht überall gleichzeitig sein oder nicht dauerhaft ohne Atmung, Schlaf und Nahrung leben kann.

Der 1939 erfundene **BATMAN**, der sich der Verbrechensbekämpfung widmet, erscheint gleich ohne jegliche übermenschliche Fähigkeit und muss dies durch hartes körperliches Training, Intelligenz, Mut und Willensstärke kompensieren; allein dadurch ist er schon verletzlich. Besonders verletzlich ist er jedoch aufgrund seines Kindheitstraumas – seine Eltern wurden vor seinen Augen ermordet –, was seine Mission begründet. Er ist misstrauisch und leidet zuweilen an Verfolgungswahn.

Ein weiterer Held namens **SPIDERMAN** aus den 1960er-Jahren verfügt zwar über Superkräfte, die er für Gewaltprävention einsetzen will, ist aber in beständigem Kampf mit seiner doppelten Identität, mit Selbstzweifeln und Zweifeln an seiner Mission und mit den Schwierigkeiten, seine Heldenexistenz mit einer normalen bürgerlichen Existenz in Einklang zu bringen. Daran zerbricht auch seine Beziehung und es macht ihn zu einer tragischen Gestalt. Superman wird bewundert, mit Spiderman hat man Mitleid.

Auch der **SUPERAGENT 007 ALIAS JAMES BOND** hat in den letzten Jahre eine Metamorphose erfahren, die ihn letztlich vor seiner Unzeitgemäßheit gerettet hat. Er darf hart, aber gleichzeitig auch verletzlich sein. Der neue James Bond zeigt Gefühle und Selbstzweifel, ist einsam, müde und verwundbar (vgl. den Film »Skyfall« 2012 zum fünfzigsten Jubiläum der Filmserie). Wir dürfen gespannt sein, wie es weitergeht, ob er in späteren Filmen zu seiner alten Stärke zurückfinden wird oder mit seinen Schwächen umzugehen lernt.

VERLETZLICHE HELDEN IN KRIMIS, POLITIK UND SPORT

DIE AKTUELLE WIEDERENTDECKUNG der männlichen Verwundbarkeit zeigt sich auch in spannender Weise in den Fernsehkrimis. Die Kommissare sind keinesfalls immer heldenhaft, souverän und edel, sondern werden zunehmend als ambivalente Figuren gezeichnet, mit Alkoholproblemen, Launenhaftigkeit und psychischer Labilität, sodass sie zeitweise kaum von ihren Kollegen zu ertragen sind. Trotzdem geben sie die Ermittlung nicht aus der Hand, denn trotz ihrer offen gezeigten Probleme sind sie geprägt von einer starken (mitunter narzisstischen) Leistungs- und Erfolgsorientierung, die dazu führt, dass natürlich sie selbst es sind, die den Fall in letzter Minute noch aufklären.

Männer werden dann zu besonderen Helden, wenn sie Schwächen akzeptieren, insbesondere in einem Kontext, der heldenhafte Dauerhöchstleistungen und fragloses wie rücksichtsloses Funktionieren von ihnen fordert, wie etwa in der Politik, dem Topmanagement oder im Spitzensport. Seelische und körperliche Erschöpfung oder Krankheit, insbesondere psychische Probleme, sind absolute Tabuthemen für Topleute, denn damit würden sie ihren Konkurrenten unfreiwillig Chancen einräumen. Selbst »unverdächtige« Gesundheitseinschränkungen oder medizinisch notwendige Eingriffe werden von Politikern aus Angst vor Imageverlust höchst selten eingestanden, zumindest nicht in ihrer aktiven Amtszeit. Helmut Kohl schildert in seinen Erinnerungen, wie er sich trotz »wahnsinniger Schmerzen« 1989 gezwungen sah, an einem Parteitag teilzunehmen, weil er wusste, dass seine Gegner ihn stürzen wollten, und er sich keine Schwächen meinte leisten zu können. Herzinfarkt und Depressionen bei Willy Brandt wurden ebenso kaschiert wie der Herzinfarkt bei Hans-Dietrich Genscher oder der Schlaganfall bei Peter Struck. Das eindimensionale Heldenbild wird dann von jenen zurechtgerückt, die mutig und selbstverantwortlich der Öffentlichkeit ihre Grenzen beziehungsweise Erkrankungen mitteilen und damit ihren Status zur Disposition stellen. Sie machen sich angreifbar – und zeigen mit ihrer Schwäche ihre eigentliche Stärke. Wie Matthias Platzek, der ehemalige brandenburgische Ministerpräsident, der nach zwei Hörstürzen und einem Nervenzusammenbruch zugegeben hat, seine Kräfte überschätzt zu haben, und vom Amt des SPD-Vorsitzenden nach wenigen Monaten zurückgetreten ist. Wie Gregor Gysi, Oskar Lafontaine, Hans-Christian Ströbele oder Wolfgang Bosbach, die offen mit ihren Erkrankungen umgegangen sind.

Wie in den Medien zu lesen war, wird solche Ehrlichkeit von der Öffentlichkeit geschätzt. Genau das macht diese Männer zu zeitgemäßen Helden der Politik, die trotz offen eingestandener »Achillesferse« imstande sind, Großes zu leisten. Oder Helden des Spitzensports wie der Profifußballer Sebastian Deisler, der seine Karriere wegen schwerer Depressionen, zu denen er sich öffentlich bekannte, aufgeben musste: trotzdem – und gerade deshalb – ein Held.

Die verbreitete Annahme, dass Helden des Spitzensports keine psychischen Störungen haben können aufgrund ihrer herausragenden psychischen Stärke und Frustrationstoleranz, ist falsch. Im Gegenteil: Wie der Kölner Psychiater und ehemalige Profihandballer Valentin Markser, bei dem auch der durch Suizid verstorbene Profitorwart Robert Enke in Behandlung war, vermutet, sind Depressionen im Leistungssport wahrscheinlich noch häufiger als in der übrigen Bevölkerung, werden aber noch seltener von den Betroffenen und ihrem Umfeld erkannt (Markser 2011).

Helden können also auch depressiv werden; es gibt keine Gründe dafür, warum dies nicht der Fall sein sollte. Übrigens: Depressionen müssen nicht immer das Karriere-Aus bedeuten. Auch ein an Depression erkrankter Sportler kann Spitzenleistungen vollbringen wie zum Beispiel der Hürdenläufer Derreck Adkins, der 1996 in Atlanta Olympiasieger im 400m-Hürdenlauf wurde – obwohl er sich wegen seiner Depression in psychiatrisch-psychotherapeutischer Behandlung befand und Antidepressiva nahm. Ein anderes Beispiel ist der Basketballspieler Ron Artest, der mit seiner Mannschaft 2010 die amerikanische Basketballmeisterschaft gewann und sich bei der anschließenden Pressekonferenz für die professionelle Behandlung seiner Angsterkrankung bei seinem Arzt bedankte (Schneider 2013).

DER MANN – DAS UNBEKANNTE WESEN

IN DEN FOLGENDEN KAPITELN VERSUCHEN WIR, uns den Männern und ihrer Psyche anzunähern, auch wenn wir wissen, dass Männer dies gar nicht mögen. Deshalb werden wir behutsam vorgehen und uns an die Fakten halten – und zwar mit großer Wertschätzung und Hochachtung für die anstrengenden Leistungen, die mit dem Mannwerden und Mannsein verbunden sind. Den Prozess der Mannwerdung schauen wir uns sowohl mit Blick auf die neurobiologische als auch die psychosoziale Entwicklung an, die sich gegenseitig vielfältig beeinflussen, genauso wie es Körper und Psyche tun – das ist heute Allgemeinwissen. Zur Definition: Unter Psyche verstehen wir im Allgemeinen das Seelenleben oder Innenleben, das Männern offenbar weniger zugänglich ist als Frauen und das ihnen daher oft unheimlich erscheint. Das Wort Psyche stammt aus dem Altgriechischen, bedeutet »Atem-Hauch« (Seele). Nach den Schöpfungsmythen vieler Völker haucht Gott dem von ihm geschaffenen, aber noch leblosen Körper seinen Atem ein und macht ihn damit lebendig. Im heutigen Sinne umfasst die Seele oder die Psyche alle Gefühlsregungen und geistigen Prozesse, also alles, was wir denken, fühlen, wahrnehmen und wie wir es erleben und verarbeiten.

Der Obertitel der folgenden Kapitel ist von dem bekannten Filmtitel »Dein Mann, das unbekannte Wesen« von Oswald Kolle inspiriert; in dem Film ging es um die Aufklärung über männliche Sexualität. Möglicherweise finden wir uns jetzt besser im Dschungel männlicher Sexualität zurecht, aber hinsichtlich des männlichen Seelenlebens tappen wir oftmals noch im Dunkeln. Da brauchen wir auch etwas, das uns weiterbringt. Vielleicht lohnt es sich, einfach nur weiterzulesen. Denn es wird spannend: Es wird sich zeigen, dass sich sowohl die Hirnentwicklung als auch die Entwicklung der Psyche von Anfang an in einer großen »Werkstatt« vollziehen, deren »Produkte« nie fertig werden und die sich je nach Nutzung beziehungsweise Bearbeitung modifizieren lassen. Alles im Gehirn ist plastisch, aber es gibt natürlich auch eine Hardware …

WARUM SIND MÄNNER SO VERLETZLICH?

DER MANN ALS EMBRYO UND NEUGEBORENER: SCHWIERIGER START INS LEBEN

BEGINNEN WIR MIT DER HARDWARE, der genetischen Ausstattung des Menschen. Die Schwierigkeiten beginnen schon vor der Geburt: Der Embryo ist nicht sofort männlich, sondern muss erst dazu gemacht werden – denn alle Embryos sind zunächst weiblich! Das ist das Standardmodell der Natur! Anders als in der Bibel ist nämlich nicht das männliche, sondern das weibliche Geschlecht das ursprüngliche: Alle Embryonen bleiben weiblich, wenn die Natur nicht ab der siebten Woche energisch dagegen einschreitet. Wird die Eizelle von einem Spermium befruchtet, das ein X- und ein Y-Chromosom besitzt, bewirkt ein kleines Genschnipselchen auf dem Y-Chromosom, dass aus dem Embryo ein Junge werden kann. Das Ganze klappt dann, wenn einerseits Testosteron gebildet wird und andererseits das sogenannte Anti-Müller-Hormon produziert wird, das dafür sorgt, dass aus dem Embryo tatsächlich kein Mädchen mehr werden kann.

DAS MÄNNLICHE GEHIRN ENTWICKELT SICH

DAS TESTOSTERON DES MÄNNLICHEN EMBRYOS wandert nun in sein Gehirn, wird dort in Östrogen umgewandelt und erledigt in dieser »Maskierung« die Umbauarbeiten an den Nervenzellen, das heißt die Organisation und Verschaltung eines männlichen Gehirns: Beispielsweise entwickelt sich eine stärkere Lateralisierung der beiden Hirnhälften, was eine stärkere Spezialisierung der Hirnhälften für bestimmte Funktionen bedeutet und was konkret heißt, dass Männer bestimmte Dinge besser können als Frauen (und umgekehrt).

Ein anderer Unterschied besteht darin, dass ein Teil des Hypothalamus, einer wichtigen Schaltzentrale des Gehirns, beim männlichen Embryo deutlich größer wird und später das Sexualverhalten steuert.

Der Hirnforscher Gerald Hüther vergleicht das männliche Gehirn mit einem Orchester, bei dem die Pauken und Trompeten nach vorn und die harmonischen Instrumente nach hinten gerückt sind. Beim weiblichen Gehirn sei es umgekehrt. Das ist die biologische Hardware, die sich sofort bei männlichen Neugeborenen beobachten lässt: Sie sind impulsiver, schneller aufgeregt und lassen sich schwerer wieder beruhigen als neugeborene Mädchen (Hüther 2009). Aber auch später zeigen sich eine höhere Impulsivität, mehr Antrieb, mehr Motorik, mehr Aggressivität, aber auch größere Schwierigkeiten beim Spracherwerb. Wenn sie die Wahl haben, greifen kleine Jungen spontan zu Autos, Baggern und Bällen, kleine Mädchen dagegen zu Puppen, was deutlich zeigt: Geschlechtsspezifisches Verhalten ist nicht nur eine Sache der Erziehung, sondern auch eine der Biologie (was übrigens lange als »politically incorrect« galt).

Wir wollen hier nicht intensiver in die Hirnforschung einsteigen, das würde nur verwirren, da für die einen das Gehirn quasi ein Geschlechtsorgan ist mit deutlichen Unterschieden zwischen Männern und Frauen, während die anderen nur wenige Unterschiede für ausreichend belegt halten. Wie dem auch sei, es gibt einige hirnanatomische Unterschiede zwischen den Geschlechtern, die bedeutsam sein können für die Verarbeitung von Emotionen. So sind bei Frauen zum Beispiel die beiden Hirnhälften (die rechte ist zuständig für Gefühle, die linke für Verstand) untereinander besser durch neuronale Kommunikation verschaltet, was bewirkt, dass sie eher als Männer gleichzeitig analytisch und intuitiv sein können, sprachlich besser und sozial intelligenter sind und auch ein besseres Gedächtnis haben. Bei Männern dagegen hat sich die Verschaltung auf die einzelnen Hirnhälften konzentriert:

Sie haben bessere räumliche und motorische Fähigkeiten. Wenn Männer reden, ist nur ihre linke Hirnhälfte aktiv. Wenn Frauen reden, ist das ganze Gehirn aktiv.

Wir alle kennen solche Vorwürfe aus eigener Erfahrung: den Männern sind Frauen zu emotional und den Frauen sind Männer zu wenig emotional. Denn alle glauben, das sei eine Sache der freien Entscheidung. Stimmt nicht – kaum jemand weiß, dass Männer und Frauen unterschiedliche Hirnschaltkreise für die Verarbeitung von Emotionen haben.

Emotionen werden im Gehirn wesentlich von einem Teil des limbischen Systems verarbeitet, der sogenannten Amygdala, dem Mandelkern. Die Amygdala ist sozusagen die Alarmanlage des Gehirns. Sie verknüpft eingehende Informationen der Sinnesorgane mit Gefühlen und leitet sie an die anderen Hirnbereiche weiter, erst dann wird das Bewusstsein mit eingeschaltet. Die Amygdala spielt daher bei der Entstehung von Angst und Aggression eine große Rolle. Bei Männern ist sie in Relation zum Gesamtvolumen des Gehirns größer als bei Frauen. Wir werden später noch sehen, warum dieser und andere hirnanatomische Unterschiede für das Verständnis der Depression von Männern eine Rolle spielen könnten. Soweit nur in Kürze zu den geschlechtsspezifischen Unterschieden in den Gehirnen von Männern und Frauen. Nun zurück zu unserem Ausgangspunkt: dem für Männer besonders schwierigen Start ins Leben.

DAS GROSSE X- UND DAS KLEINE Y-CHROMOSOM

NEUROBIOLOGEN SIND SICH EINIG DARÜBER, dass Männer genetisch das schwächere Geschlecht sind, weil sie nicht wie Frauen über zwei stattliche X-Chromosomen verfügen, bei dem eins die »Sicherungskopie« des anderen ist, sondern nur über ein X-Chromosom und ein eher winziges Y-Chromosom, auf dem etwa nur 60 Gene lokalisiert sind gegenüber den jeweils 800 Genen auf jedem X-Chromosom. Damit fehlt den Männern das »Ersatzrad«, was sie in ihrer Entwicklung als kleiner Embryomann (und auch in der langen Zeit danach) viel empfindlicher macht für alle Störungen; zunächst für all diejenigen, die in der Schwangerschaft der Mutter auftreten können.

Deshalb sterben männliche Embryonen auch häufiger unbemerkt ab, sind als Frühgeborene deutlich empfindlicher und sterben bei Komplikationen öfter als weibliche Frühgeborene. Hüther macht klar: Das, was Männer genetisch verletzlicher macht als Frauen, ist nicht das Y-Chromosom, sondern die Tatsache, dass eben kein zweites X-Chromosom vorhanden ist. Die 800 Gene auf einem X-Chromosom werden in jeder embryonalen Zelle gebraucht, und wenn ein Gen einmal nicht so optimal funktioniert, springt das entsprechende Gen auf dem zweiten X-Chromosom ein. Ein toller Mechanismus! Hier sind die Männer wirklich benachteiligt: Ihnen fehlt der »doppelte Boden«, und das macht ihnen den Start ins Leben einfach schwieriger.

Aber kommen wir noch einmal zurück zum Y-Chromosom, das den Männern zwar ihr Geschlecht gibt, aber ansonsten unnütz ist, anders als bisher angenommen. Es soll sich hierbei übrigens um den verstümmelten Rest eines ursprünglich weiblichen X-Chromosoms handeln. Seit ein paar Jahren hat das Y-Chromosom nun eine Rehabilitation erfahren. Es sieht zwar ziemlich mickrig aus, soll aber extrem stabil sein. Denn in den letzten 25 Millionen Jahren soll das männliche Geschlechtschromosom nur ein einziges Gen verloren haben, wie der DNA-Vergleich mit Rhesus-Affen vermuten lässt. Vor einiger Zeit ging man noch davon aus, dass das Y-Chromosom weiter schrumpft und Gene verliert, wie dies in den vorangegangenen 300 Millionen Jahren Evolution der Fall gewesen war. Vor diesem Hintergrund schien der Untergang des Mannes in geschätzten 125 000 Jahren unaufhaltsam, denn dann würde das Y-Chromosom endgültig verschwunden sein. Dies stellte sich als falsch heraus – wir können nun aufatmen! Die neuen Erkenntnisse besagen, dass auf dem Y-Chromosom die 12 Gene, die im Laufe der Evolution erhalten geblieben sind, offenbar sehr wichtig für das Überleben sind, aber was sie konkret bewirken, ist noch unklar. Das interessiert uns hier aber nicht besonders, denn entscheidend ist nur, dass die Männer, und seien sie genetisch auch nicht ganz so robust, uns erhalten bleiben. Und dass das Y-Chromosom, so mickrig es auch aussieht, weiterhin für die Erhaltung der Menschheit gebraucht wird.

WEITERE HÜRDEN: SCHWIERIGER START INS ERWACHSENENLEBEN

FAST NOCH FASZINIERENDER ALS DER BLICK in die vorgeburtliche Hirnentwicklung ist die Tatsache, dass unser Gehirn – zumindest theoretisch – nie zu Ende entwickelt ist, auch nicht im Alter. Wir kommen zwar mit männlichen oder weiblichen Hirnstrukturen als Hardware auf die Welt, aber das ist kein biologischer Determinismus, im Gegenteil: Wie die Leber wächst auch das Gehirn mit seinen Aufgaben (hier im positiven Sinne der Neurogenese). So wie es genutzt wird, so organisiert es sich auch, und das schon recht schnell bei kurzfristigen sich wiederholenden Erfahrungen beziehungsweise Aktivitäten. Wir sind gespannt darauf, wie aus dem kleinen Embryomann mit seinen hirnspezifischen »Pauken und Trompeten« ein richtiger Mann wird und welche weiteren Hürden er überwinden muss.

In diesem Kapitel geht es weder um gestörte Familienverhältnisse, Gewalt, alkoholabhängige Väter oder böse Mütter noch um neurotische Entwicklungsstörungen, sondern um die ganz normalen Konflikte, die ein Mann als kleiner und großer Junge während seiner psychosozialen Entwicklung bewältigen muss.

KINDHEIT

ZUNÄCHST STEHT DIE GENETISCH BEDINGTE VERLETZLICHKEIT, mit der Jungen auf die Welt kommen, in scharfem Kontrast zu den landläufigen Klischees von der angeborenen männlichen Stärke. Dabei leiden Jungen viel häufiger als Mädchen an Krankheiten und Verhaltensauffälligkeiten. Sie sind etwa viermal häufiger von Stottern, Legasthenie, Bettnässen und Autismus betroffen, chronische Krankheiten kommen bei Jungen nahezu doppelt so häufig vor wie bei Mädchen. Die Aufmerksamkeitsdefizit-/Hyperaktivitätsstörung (Zappelphilipp-Syndrom) wird bei Jungen drei- bis viermal häufiger diagnostiziert als bei Mädchen; eine verzögerte oder gestörte Sprachentwicklung, exzessiver Medienkonsum, motorische Entwicklungsstörungen und die Häufigkeit von Verletzungen und tödlichen Unfällen vervollständigen die Liste. Erstaunlich ist, dass dieser deutlich höheren Anfälligkeit von Jungen wenig (fachspezifische) Aufmerksamkeit geschenkt wird. Vielmehr passt dies zu dem überwiegend negativen Image von Jungen: Sie gelten als wild, gefährlich oder dumm, schwer erziehbar, verstockt oder böse. Jungen sorgen in der Regel einfach für mehr Ärger als Mädchen.

Was steckt dahinter? Auf der neurobiologischen Seite das Testosteron mit seinen »Pauken und Trompeten« und dem im Vergleich zu Mädchen viel stärkeren Bewegungsdrang, der oft nicht ausreichend ausgelebt werden kann, eine geringere Verbindung zwischen der sprachorientierten und der sensorischen Hirnhälfte und eine langsamere Hirnentwicklung. Auf der psychologischen

Seite Trennungsangst und ein besonderes Bedürfnis nach emotionaler Sicherheit, auch wenn dies manchmal schwer zu erkennen ist – wie etwa bei Max und Moritz, den beiden Lausbuben von Wilhelm Busch. Noch stärker als Mädchen sind Jungen aufgrund ihrer schwächeren biologischen Konstitution auf feste Bindungen zu ihren Bezugspersonen angewiesen.

WARUM DER (ERSATZ-)VATER SO WICHTIG IST

FÜR KLEINE JUNGEN IST ES SCHWIERIGER, eine eigene männliche Identität zu entwickeln als umgekehrt für Mädchen, da Mädchen sich kontinuierlich an der Mutter als primärer Bezugsperson und gleichgeschlechtlicher Identifikationsfigur orientieren können. Unabhängig davon, ob ein Vater als männliche Identifikation da ist oder nicht, muss ein Junge seine Verschiedenheit vom mütterlichen Körper, die er in der zweiten Hälfte seines ersten Lebensjahres wahrnehmen kann, akzeptieren lernen. Ein Vater, der anwesend ist, hilft bei diesem schwierigen Prozess. Das Dilemma vieler Jungen ist aber, dass sie ohne Vater aufwachsen, sei es, dass die Eltern völlig getrennt sind, dass jeweils nur kurze Kontakte zum Vater bestehen oder dass der Vater physisch (und psychisch) aufgrund seiner beruflichen Belastungen kaum anwesend ist, vielleicht nur am Wochenende, und dann den Clown spielt. Damit haben sie wenig oder keine Möglichkeit der direkten Geschlechtsidentifikation. Die Entwicklungspsychologie geht davon aus, dass Jungen eine »Umweg-Identifikation« bewältigen müssen. Das heißt, dass sie sich von ihrer primären weiblichen Bezugsperson, im Regelfall der Mutter, abgrenzen müssen. Denn sie als Jungen sind ja anders als diese, und da sie genau wissen, wie Mütter und Schwestern, Großmütter und Tanten und die Frauen in Kindergarten oder Kita oder die Lehrerinnen in der Grundschule sind, wissen Jungen auch, wie sie nicht sein wollen und dürfen: nämlich so wie all diese Frauen, die sie im Idealfall liebevoll umgeben. Diese Abgrenzung bedeutet aber: Alle Gefühle, die sie bei Frauen erleben, insbesondere Zärtlichkeit, Traurigkeit, Ängstlichkeit, Schwäche oder das Bedürfnis nach Schutz oder Trost, müssen abgespalten und zurückgehalten werden, denn diese Gefühle müssen ja logischerweise unmännlich sein. Und das passiert nicht einfach so nebenbei, es ist richtige Arbeit an sich selbst – und das schon im dritten bis fünften Lebensjahr! Eine schlimme Beleidigung für einen Dreijährigen ist es, ihn als Mädchen zu bezeichnen. Um richtige Jungen zu sein und richtige Männer zu werden, müssen Jungen also große Bereiche ihres Innenlebens ignorieren.

Nicht nur in der Familie, sondern auch in ihrer näheren Umwelt begegnen Jungen eher wenigen Männern. Und wenn, dann als Funktionsträger: dem Pfarrer, Briefträger, Feuerwehrmann, Mechaniker oder Handwerker. Auch hier fehlt die kontinuierliche und alltagsrelevante Begleitung der Jungen durch Männer. Die privaten Erfahrungen in der Familie werden somit öffentlich bestätigt und bestärkt. So erlernen Jungen ihre Geschlechterrolle weniger durch Miterleben und Nachahmung des Verhaltens realer Männer als durch abstrakte Wünsche und Erwartungen weiblicher Erziehungspersonen. Der Psychoanalytiker Heribert Blass berichtet zum Beispiel von einer Mutter, die über ihren dreijährigen, angeblich unruhigen Sohn sagt: »Er war sechs Monate alt, da hat er schon den Frauen nachgeschaut und ihnen schöne Augen gemacht.«

Jungen suchen aber intensiv nach männlichen Vorbildern. Ein Zivildienstleistender oder ein männlicher Praktikant im Kindergarten oder der Kita kann deshalb für Jungen besonders wichtig sein. Wenn Jungen schon im realen Leben nicht von Männern an die Hand genommen werden und mit ihnen spielerisch kämpfen können, dann müssen sie quasi notgedrungen auf fragwürdige fiktive und fantastische Männerbilder ausweichen. Die Bedeutung des Vaters für den Jungen kann gar nicht überschätzt werden. Neurobiologen wie Gerald Hüther und auf Männer spezialisierte Psychotherapeuten wie Björn Süfke oder in Elternarbeit erfahrende Psychologen wie Richard Fletcher sind sich hier völlig einig. Die beste Voraussetzung für die Entwicklung emotionaler Stabilität von Jungen: ein anwesender guter Vater, denn eine sichere Bindung – zusammen mit der zur Mutter – ist entscheidend für die Hirn- und Persönlichkeitsentwicklung. Fehlt der (Ersatz-)Vater, ist dies ein Risikofaktor für Depressionen.

Eine der weltweit aufwändigsten Langzeituntersuchungen zu Ursachen und Prognosen psychischer Erkrankungen ist die **Mannheimer Kohortenstudie.** 600 Mannheimer der Jahrgänge 1935, 1945 und 1955 wurden über 30 Jahre hinweg begleitet, untersucht und mit den jeweiligen politischen und sozialen Veränderungen in unserer Gesellschaft in Zusammenhang gebracht. Eines der beeindruckendsten Ergebnisse ist, dass bei (kriegsbedingtem) Fehlen des Vaters das Risiko für eine dauerhafte psychische Erkrankung noch nach 50 Jahren um das Zweieinhalbfache erhöht ist!

(Lieberz, Franz, Schepank 2011)

PUBERTÄT UND ADOLESZENZ

PUBERTÄT UND ADOLESZENZ SIND BEI JUNGEN/JUNGEN MÄNNERN durch zwei ganz besondere Phänomene der Hirnentwicklung geprägt: durch einen etwa zwanzigfachen Anstieg des Testosterons ab dem zwölften Lebensjahr und durch eine ungleichzeitige Reifung verschiedener Hirnareale.

Durch den massiven Testosteronschub werden bei den Jungen aggressives Verhalten und Dominanzstreben verstärkt. Sie werden leicht reizbar, ungeduldig, fühlen sich schnell bedroht und lassen sich von den Eltern keine Vorschriften mehr machen. Sie wollen unabhängig sein, die Kontrolle haben. Die Gleichaltrigen sind jetzt die wichtigste Instanz für Orientierung und Anerkennung. Aber das ist noch nicht alles: Wie wissenschaftliche Studien zeigen, nimmt das Risikoverhalten von Jungen im Beisein anderer Jungen stark zu, die Folge: Autounfälle, »Komasaufen«, Drogenmissbrauch und vieles mehr.

Nach Daten aus den USA sind 72 Prozent aller Todesfälle von Kindern und Jugendlichen zwischen zehn und vierundzwanzig Jahren, überwiegend männlichen Geschlechts, auf vier Ursachen zurückzuführen: Unfälle mit Kraftfahrzeugen, andere unbeabsichtigte Verletzungen, Mord und Selbstmord. Das Gefühl, alles unter Kontrolle zu haben, ist natürlich eine Illusion, denn das Gehirn – insbesondere das von Jungen – ist noch nicht vollständig entwickelt. Die Amygdala (die Alarmzentrale, die tief im Hirn sitzt), durch Testosteron zu impulsiver Aggressivität und Kampf aktiviert, kann noch nicht ausreichend vom präfrontalen Cortex (Sitz der Vernunft und Ergebnis von Erziehung und Sozialisation, direkt hinter der Stirn) gehemmt werden, weil dieser sich bei Jungen etwa zwei Jahre später als bei Mädchen entwickelt, das heißt erst nach dem zwanzigsten Lebensjahr (übrigens ist der präfrontale Cortex im weiblichen Gehirn größer). Der präfrontale Cortex sorgt dafür, dass die »Pauken und Trompeten« nicht zu laut werden. Wir haben es hier also mit einem Ungleichgewicht zwischen einer früh entwickelten subkortikalen Gefühlszentrale und dem assoziierten Belohnungssystem (Dopaminausschüttung) und einer deutlich verzögerten Reifung der präfrontalen Kontrollinstanz zu tun, wobei Erstere ganz leicht die Oberhand gewinnt. Das heißt aber nun nicht, dass junge Männer total unfähig sind, vernünftige Entscheidungen zu treffen, sondern dass in bestimmten Situationen (etwa in einer Gruppe) die Wahrscheinlichkeit zunimmt, dass das Kontrollsystem keine Chance hat. Diese von

Neurobiologen so bezeichnete Reorganisation des Gehirns in der Adoleszenz hält möglicherweise bis in das dritte Lebensjahrzehnt an. Es ist durch eine hohe neuronale Plastizität gekennzeichnet, die bewirkt, dass sich in dieser Zeit auch Umwelteinflüsse, positive wie negative, besonders in die Hirnstrukturen eingraben.

Was die entwicklungspsychologische Seite angeht, so müssen junge Männer (wie junge Frauen) in der Adoleszenz eine Vielzahl von Aufgaben bewältigen: die Entwicklung von Identität und beruflichen Zukunftsperspektiven, Selbstsicherheit und soziale Kompetenz, die Ablösung von den Eltern und den Aufbau einer intimen Partnerschaft. Das ist eine große Herausforderung, besonders unter den Bedingungen der männlichen Hardware! Dass es dabei zu Entwicklungskrisen (zum Beispiel in Bezug auf den Selbstwert, das soziale Verhalten oder die sexuelle Identität) kommen kann, ist nicht dramatisch, sondern ganz normal, weil dies zur Entwicklung dazugehört. Aber: Die Jugend ist auch die Lebensphase, in der psychische Störungen beginnen und sich bis ins Erwachsenenalter fortsetzen können. Junge Männer versuchen natürlich, möglichst cool zu bleiben und psychische Probleme nicht zuzugeben. In einer meiner Studien an rund 1000 achtzehnjährigen Männern, die anonym Fragebögen ausfüllten, zeigte sich zum Beispiel, dass unter denjenigen mit einer hohen Depressionswahrscheinlichkeit immerhin 41 Prozent angaben, kein psychisches Problem zu haben (Möller-Leimkühler et al. 2007). Umso wichtiger ist es, mit Einfühlungsvermögen und Verständnis hinter die »Pauken und Trompeten« zu schauen und die Bereitschaft zu fördern, Hilfe anzunehmen. Hinter Risikoverhalten, exzessivem nächtelangem Computerspielen oder regelmäßigen Alkoholvergiftungen, die oft im Krankenhaus enden, kann sich nämlich auch eine Depression verbergen.

DIE KOMPENSIERTE SCHWÄCHE: WANN IST EIN MANN EIN MANN?

DAS IST INZWISCHEN EINE KLASSISCHE FRAGE, die immer wieder gestellt wird, auf die es jedoch kaum eine verbindliche Antwort gibt. Wir wollen uns gar nicht auf den Zeitgeist einlassen, der weniger von klaren Vorstellungen als von Konfusion darüber gekennzeichnet ist, was heute noch männlich ist und was nicht – niemand scheint es so recht zu wissen. Möglich, dass vor lauter Unsicherheiten das klassische, patriarchale Männerbild ein Revival erlebt.

Die Unsicherheit der Frauen bezüglich dieser Frage ist allerdings bei weitem nicht so groß wie die der Männer: Frauen wollen den Mann als beruflich erfolgreichen Ernährer, als präsenten Vater und als tatkräftige Haushaltshilfe. Zu diesen lebenspraktischen Ansprüchen kommen noch weitere Erwartungen an die emotionale Kompetenz der Männer: Sie sollen einfühlsam sein, ihre Gefühle zeigen, dazu selbstbewusst sein, aber auch eine selbstbewusste Partnerin schätzen. Laut einer repräsentativen Studie des Instituts für Demoskopie Allensbach von 2013 »Wie tickt der Mann?« fühlen sich Männer von diesen Supermann-Ansprüchen jedoch überfordert: Für die Mehrzahl der Männer kommt Teilzeitarbeit nicht infrage (weil der Arbeitgeber oft nicht mitspielt) – und überhaupt halten sie die Gleichberechtigung von Männern und Frauen längst für erreicht. Jeder dritte Mann, bei Singles sogar jeder zweite, hat das Gefühl, die weiblichen Erwartungen nicht erfüllen zu können.

Damit sind wir bei einer wichtigen Frage angekommen: Was können Männer und was können sie nicht? Zur Einstimmung in dieses Kapitel setzen wir uns zunächst zu Herrn Süfke in die Männerberatungsstelle und schauen uns die Leiden eines Nicht-Supermannes an:

»Herr Goldmann ist ein attraktiver Mann Mitte vierzig, humorvoll, gebildet und überaus reflektiert … Er kommt in die Männerberatungsstelle wegen ›immer wiederkehrender Depressionen‹. Weil er schon im Erstgespräch, scheinbar völlig aus dem Zusammenhang gerissen, mehrfach seinen Nachbarn, Herrn Knute, erwähnt, werde ich stutzig und bohre an der Stelle nach. Es stellt sich heraus, dass Herr Knute von Herrn Goldmanns Ehefrau immer als leuchtendes Vorbild hervorgehoben wird: ›Das kriege ich ständig zu hören, wie toll Herr Knute das alles hinkriegt, Arbeit und Familie. Erfolgreich ist er und immer gut gelaunt und bringt seiner Frau noch ständig Blumen mit et cetera.‹ Herrn Goldmanns Augen blitzen für einen Moment, der in seinen Sätzen durchscheinende Ärger versackt aber schnell wieder, und er berichtet en detail von seinem ›Versagen‹ als Ehemann, Vater und Erzieher in einer Jugendhilfeeinrichtung.

Nachdem Herr Goldmann mir über zwei, drei weitere Sitzungen verdeutlicht hat, was für ein Held Herr Knute und was für ein Versager er doch sei, sprechen wir intensiver über die Beziehung zu seiner Frau. Es wird deutlich, dass Herr Goldmann mit den Anforderungen und Doppelbotschaften seiner Frau überfordert ist. Einfühlsam und kommunikativ soll er sein, von seinen ›depressiven Gedanken‹ wolle seine Frau aber nichts wissen, die machten ihr Angst. Sie rate stets zu Medikamenten. Im Haushalt soll er sich ›emanzipiert‹ verhalten, was er sowieso tut, wird dann aber zusätzlich noch von seiner Frau aufgefordert, die ›Männerarbeiten‹ zu erledigen. ›Und beim Sex ist es nicht anders‹, wird ihm plötzlich klar, ›ich soll nicht zu forsch sein, aber die Initiative muss immer von mir ausgehen. Ich soll sie verführen!‹ ›Wie Herr Knute wahrscheinlich?‹, frage ich, bemerke aber noch rechtzeitig die Zweideutigkeit und füge hinzu: ›Also wie Herr Knute es bei seiner Frau wahrscheinlich tut, nicht wahr?‹ ›Vermutlich‹, knurrt Herr Goldmann und atmet deutlich hörbar und langgezogen aus. ›Ganz schön anstrengend, was, immer so ein Supermann sein zu wollen?‹, frage ich. Ich will ihm zu erkennen geben, dass er sich ja aktiv in diese Rolle hineinbegibt, es mit sich machen lässt, dass er selbst so ein Alleskönner sein will. Herr Goldmann nickt nur schlapp.

In den nächsten Sitzungen erkennen wir das Thema in vielen anderen Lebensbereichen von Herrn Goldmann wieder. Zum Beispiel bei der Arbeit, wo er ebenfalls nett, sozial und einfühlsam sein soll, aber auch immer von den Kolleginnen gerufen wird, ›um die Drecksarbeit zu machen, also Sanktionen auszusprechen und den harten Kids die Grenzen aufzuzeigen.‹ Ich solidarisiere mich mit der unperfekten Seite von Herrn Goldmann, lästere mit ihm zusammen über ›Super-Knuti‹ und bestärke ihn darin, seine eigenen Gefühle, Bedürfnisse und Grenzen wahrzunehmen und eventuell sogar auszusprechen. Nach und nach wird Herr Goldmann im wahren Sinne des Wortes selbstbewusster, weniger depressiv. Schließlich erlebt er einen ›Durchbruch‹, als er seine Mutter, der er es ebenfalls ›nie recht‹ machen konnte, mutig konfrontiert mit der Unerfüllbarkeit ihrer Erwartungen an ihn. ›Jetzt ist meine Frau dran‹, sagt er fröhlich und blinzelt mir zu. ›Au Backe‹, tue ich erschrocken.«

(Süfke 2010, S. 87ff.)

Nicht jeder schafft es, gleichzeitig die paradoxen Anforderungen eines Action-Superhelden mit denen eines liebevollen Ehemannes und Vaters zu verbinden – noch nicht einmal die Identifikationsfigur James Bond. Er brauchte dies auch gar nicht, denn er durfte ja bekanntlich nie heiraten (in einem Film ist seine Verlobte noch rechtzeitig vor der Hochzeit erschossen worden), sondern konnte seinem Vaterland uneingeschränkt mit körperlicher und psychischer Härte dienen und tut dies noch immer – wenn auch in den neuen Filmen durchaus angeknackst. Frauen gab und gibt es für ihn trotzdem reichlich, doch die Affären sind immer nur kurz und schmerzlos. Aber zurück zu unseren realen Männern. Also: Wann ist der Mann ein Mann? Besser, wir formulieren um: Wann gilt ein Mann als Mann?

MÄNNLICHE IDENTITÄT IST WIDERSPRÜCHLICH

BRAUCHBARE ANTWORTEN FINDEN WIR in der Sozialisationsforschung, Soziologie und Psychologie.

Natürlich gibt es ihn nicht, »den« Mann. Es zeigen sich viele unterschiedliche Facetten bei Männern und diverse »Männertypen« in Befragungsstudien, aber dennoch sind traditionelle Normvorstellungen über die Männerrolle zumindest auf der konkreten Verhaltensebene immer noch deutlich wirksam. Das liegt daran, dass Frauen nach wie vor einen starken Mann als Hauptermährer suchen, dass der Arbeitsmarkt mit seinen strukturellen Barrieren keine großen Veränderungen zulässt und dass es kaum konkrete positive Leitbilder des »neuen« Mannes gibt. Abgesehen von den gegenwärtigen Verunsicherungen im Selbstverständnis von Männern ist damit das traditionelle Bild des Mannes als Haupternährer immer noch tief verankert in den Köpfen von Männern wie von Frauen. Welche Anforderungen sind mit dieser Rolle verknüpft? Wie vorher schon einmal beschrieben, sind dafür instrumentelle, also zweck- und zielgerichtete Eigenschaften von Nutzen: Um Geld und Status (und Macht) zu erwerben, lohnt sich die Investition in Leistung, Autarkie, Aktivität, Konkurrenz, Risikobereitschaft, Durchsetzungsfähigkeit, Ausdauer, Rationalität, Disziplin und Härte gegen sich selbst. Hier schwingen deutliche Anklänge an das Leitbild des Helden, des Beschützers und des Retters mit, die sich noch heute etwa im Sicherheitswesen, bei der Polizei, der Feuerwehr, in der Notfallmedizin, im Katastrophenschutz oder im technischen Hilfswerk widerspiegeln: Auch hier sind typische männliche Tugenden gefragt, die bis zum bedingungslosen Einsatz von Leib und Leben reichen. Bei der Evakuierung von Passagierschiffen gilt seit dem Untergang der Titanic im Jahre 1912 ein ungeschriebenes Gesetz: Frauen und Kinder zuerst! Bei den Rettungsaktionen des Terroranschlags am 11. September 2001 in New York sind ausschließlich männliche Helfer gestorben. Es gehört zu den impliziten Männernormen, dass Männer Hilfsbedürftigen und Schwächeren helfen, ohne selbst jemals als hilfebedürftig zu erscheinen.

Die kritische Männer- und Sozialisationsforschung hat darauf hingewiesen, dass die klassische Männerrolle höchst widersprüchlich ist: Zum einen schafft sie Privilegien in einer männerdominierten Kultur (wenn alles gut läuft, aber auch nur dann), zum anderen erfordert sie eine starke Unterdrückung von Gefühlen und Verhaltensweisen, die als klassisch weiblich gelten – Unsicherheit, Angst, Scham, Schwäche, Traurigkeit, Klagsamkeit, Orientierungslosigkeit, Verzweiflung, Bedürfnis nach Nähe und Kommunikation. Werden solche »unmännlichen« Gefühle eingestanden, ist ein Mann kein Mann mehr, sondern ein Weichei, ein Loser. Weicheier sind aber längst out, und Loser sind alles andere als sexy. Basierend auf den klassischen Wert- und Normvorstellungen von Männlichkeit erlaubt der männliche Gefühlscode vielmehr nach außen gerichtete Gefühle wie Aggressivität, Ärger oder Wut – die übrigens nicht nur negativ sind, sondern durchaus auch positive Seiten haben: Sie treiben an, können in den Dienst instrumenteller Ziele gestellt werden oder wirken als emotionales Ventil. Stichwort: »Pauken und Trompeten«!

EXTERNALISIERUNG ALS SELBSTSCHUTZ

AUF DER PSYCHOLOGISCHEN EBENE BEDEUTET MÄNNLICHKEIT also eine starke Abwehr von »unmännlichen« Gefühlen. Aber wohin mit diesen unterdrückten Gefühlen – sie lösen sich ja nicht auf, wenn sie abgespalten werden. Der psychologische Mechanismus, der jetzt einsetzt, heißt »Externalisierung« und ist eine typisch männliche Form von Problembewältigung und Selbstschutz. Externalisierung meint die Verlagerung von Gefühlen, Bedürfnissen, Empfindungen, Ursachenzuschreibungen oder inneren

Konflikten, die prinzipiell nur dem Einzelnen zugänglich sind, in die Außenwelt. Dazu gehört auch das Ausagieren (die Abfuhr) unangenehmer innerer Spannungen (Angst, Trauer, Überforderung) auf der Verhaltensebene etwa durch Sport, Essen, Alkohol, Sex, Mediennutzung oder durch verstärkte Aggressivität, Reizbarkeit, Impulsivität, antisozialem Verhalten bis hin zu Gewalt und Kriminalität, die unter bestimmten Bedingungen ebenfalls nicht ausgeschlossen sind. Auch der Suizid kann als eine Form der Externalisierung verstanden werden. Durch die Externalisierung sind die ursprünglichen psychischen Auslöser aber kaum noch zu erkennen. Diese verschwinden in einem Dickicht aus Ablehnung, Angst und Abwertung. Und: Externalisierung macht langfristig auch nicht glücklich!

Die Externalisierung erscheint oft als einzige Möglichkeit, sich selbst wieder positiv wahrnehmen zu können, denn das belastende Problem wird quasi aus dem Selbst herausverlagert. Das heißt, das Problem hat dadurch in der Selbstwahrnehmung nichts mehr mit der eigenen Person zu tun. Es handelt sich beim Externalisieren aber kaum um einen bewussten, sondern eher um einen unbewussten Prozess, da Männer als Jungen ja schon früh den Zugang zur eigenen Innenwelt verlernen und sich im Außen stets als männlich erfahren und definieren müssen. Es ist eine Entfremdung vom eigenen Selbst. Die Orientierung an äußeren Maßstäben (zum Beispiel Symbolen von Männlichkeit) und das Streben nach sozialer Anerkennung versperren zunehmend den Kontakt zur eigenen Innenwelt.

Das Prinzip der Gefühlsabwehr und Außenorientierung ist uns bereits bei den kleinen Jungen begegnet, die sich eher und auf andere Weise von der Mutter ablösen müssen als kleine Mädchen und es für sie besonders schwierig ist, wenn ihnen keine reale männliche Identifikationsfigur zur Seite steht. Von Anfang an also haben es Jungen in ihrer störungsanfälligeren Identitätsentwicklung schwerer als Mädchen, ein positives Selbstwert- und Identitätsgefühl zu entwickeln. Nur wenn ihre authentischen Bedürfnisse (zum Beispiel nach Geborgenheit) und Gefühlsregungen von den primären Bezugspersonen gespiegelt und bestärkt werden, können diese psychisch integriert werden. Das ist die Basis dafür, dass es in der weiteren Entwicklung zu einer Übereinstimmung von Fühlen, Denken und Handeln kommt (Selbstkongruenz). Da dies für Jungen schwerer zu erreichen ist als für Mädchen (insbesondere dann, wenn ein emotional präsenter Vater fehlt), bleibt die männliche Identität immer etwas fragil und ist auf kontinuierliche Bestätigung von außen angewiesen.

Im Erwachsenenleben »erleichtert« den Männern zusätzlich, besser gesagt: erzwingt, der gesellschaftliche Anspruch auf ökonomische Verfügbarkeit die Abspaltung »hinderlicher« Gefühle. Berufstätigkeit mit ihren vielfältigen Leistungs- und Anpassungsanforderungen ist der Grundpfeiler der männlichen Identität, sowohl was die materielle Absicherung der Existenz (und der ihrer Familie) anbelangt als auch die psychische Bedeutung hinsichtlich Statusgewinn und Ansehen. Fällt die Berufsrolle weg, bricht das Fundament der Männlichkeit zusammen. Auch in der Marktwirtschaft gibt es übrigens das Prinzip der Externalisierung, nämlich das der unbedingten Wachstumsorientierung, der langfristigen Gewinnmaximierung und unaufhörlichen Beschleunigung – auch hier zeigt ein kritischer Blick, dass Externalisierung selbst zum Problem werden kann.

Spielarten der psychologischen Externalisierung sind beispielsweise Schweigen, rationalisierende Argumentationsmuster, Aktionismus, ein instrumentelles Körperkonzept, instrumentelle Sexualität und gewalttätiges Verhalten. Um es noch einmal zu betonen: Dies ist nicht alles nur Ausdruck freien Willens, sondern ein großer Teil dieser Verhaltensmuster geschieht mehr oder weniger unbewusst. Die Konsequenzen können einerseits erfreulich sein, wenn sie Macht und Status bescheren, andererseits aber auch – insbesondere in kritischen Lebenssituationen – zu Halt- und Hilflosigkeit führen.

DAS SCHWEIGEN DER MÄNNER

WIR KENNEN ALLE DIE KLASSISCHE SITUATION, die garantiert zum Streit führt: Sie redet und redet und will über seine Gefühle sprechen, er schweigt. Sie ist verletzt, weil sie dies persönlich nimmt und sich ignoriert fühlt. Er ist genervt von ihrem Redeschwall und schweigt noch hartnäckiger. Die Situation eskaliert. Sie weiß nicht, dass ihm vielleicht nur die richtigen Worte fehlen, dass es ihm schwerfällt, über seine Gefühle zu sprechen, weil er keinen direkten Zugang zu seinen Gefühlen hat, oder dass er Worte eigentlich nur benutzt, um Probleme zu lösen und nicht, um sich mitzuteilen. Er ist einfach überfordert. Emotionale Sprachlosigkeit ist kaum böse Absicht der Männer, sondern eine logische Folge des komplizierten Entfremdungsprozesses von sich selbst.

»Frau H., Mathematiklehrerin von Beruf, hat den von ihr sehr geliebten Ehemann vor drei Jahren durch eine Krebserkrankung verloren, jetzt hat sie einen neuen Freund. Sie berichtet, ihr verstorbener Mann habe ihr sehr häufig Geschenke gemacht und sie sehr umhegt und verwöhnt, was sie bei ihrem jetzigen Freund sehr vermisse. Nach einer Therapiestunde nimmt Frau H. am Abend allen Mut zusammen und bittet ihren Freund um ein Kompliment: ›Was findest du eigentlich gut an mir?‹ Er versinkt in ein tiefes, langes Schweigen und sagt dann: ›Du kannst gut rechnen.‹«

(Süfke 2010, S. 93)

DIE ARGUMENTE DER MÄNNER

DIE KEHRSEITE DER ABSPALTUNG und Abwertung als weiblich geltender Gefühlsbereiche ist die Überbewertung von analytischem Verstand, Sachlichkeit, Wissenschaftlichkeit oder technischer Machbarkeit. Männer wollen nicht über emotionale Probleme sprechen, nicht über eigene und nicht über die anderer, sie wollen Probleme lösen. Dass sie Probleme lösen wollen, ist toll, und Technik- oder Medizingeschichte zeigt zum Beispiel, wie viele Probleme Männer schon erfolgreich gelöst haben. Wenn es um emotionale Probleme geht, kippt der Hang zur Logik, Sachlichkeit und Machbarkeit jedoch leicht in Rationalisierungen um. Rationalisierungen sind klassische Abwehrmechanismen, die dazu dienen, Situationen so umzuinterpretieren, dass sie weniger bedrohlich erscheinen beziehungsweise dass negative Gefühle besser kontrolliert werden können. Gefühle werden auf reine Logik reduziert, um innere Konflikte zu verringern. Was macht der Fuchs in der Fabel von Aesop, der an die süßen Trauben trotz aller Bemühungen nicht herankommt? Er macht ein hochmütiges Gesicht und sagt verächtlich: »Die Trauben sind mir viel zu sauer!«

DER AKTIONISMUS DER MÄNNER

DASS MÄNNER LIEBER HANDELN ALS REDEN, ist keine neue Erkenntnis. Dabei ein Ziel zu haben, ist sicherlich hilfreich, aber wie kann etwa Hilflosigkeit in Handeln umgesetzt werden? Zunächst kann Hilflosigkeit durch Machen und Tun ganz gut verdrängt werden, weil man sich dann kurzfristig nicht mehr als hilflos erlebt. Wenn aber handlungsorientierte Strategien sich als reiner Aktionismus, also als »heiße Luft« entpuppen, zeigt dies erst recht die Hilflosigkeit. Aktionismus ist ein Abwehrmechanismus, der wie alle Abwehrmechanismen auf Dauer nicht funktioniert. Die Frage, was der Mann tatsächlich will, wird mit dringenden Sachzwängen abgewehrt. Der innere Druck, der emotionale Konflikt wird mit Handlungszwängen beantwortet. Die Folge: Mann stürzt sich noch mehr in die Arbeit, in den Sport, ins Vergnügen, kauft sich ein noch schnelleres Auto, nimmt sich eine noch jüngere Frau et cetera. Er ist zwar stolz auf seine leistungsmäßige, sportliche, finanzielle oder sexuelle Power, aber er bleibt trotzdem unzufrieden. Bloß die Kontrolle behalten, bloß nicht abrutschen in die inneren Abgründe! Kontrollverlust und Einblick in die eigenen inneren Abgründe sind für Männer verständlicherweise besonders schwer auszuhalten.

DER KÖRPER DER MÄNNER

SIGMUND FREUD SAGTE: »Das Ich ist in erster Linie ein körperliches.« Dies ist unmittelbar anschaulich bei Kindern und Frauen, bei Männern wird es schon deutlich schwieriger. Körperferne ist ein Merkmal des männlichen Gesundheitsverständnisses, das zwar in erster Linie auf den Körper (weniger auf die Psyche) fokussiert ist, aber den Körper als Mittel zum Zweck instrumentalisiert: zur harten körperlichen Arbeit oder zum Leistungssport oder zum stundenlangen »körperlosen« Sitzen vor dem Computer. Während Frauen tendenziell mit Begeisterung auf ihre Ernährung, ihre Körperpflege, regelmäßige Arztbesuche und ihren Schlaf achten, zeichnet sich der männliche Bezug zum Körper dadurch aus, dass dieser einfach funktionieren muss, und zwar gänzlich ohne Wartung. Das schafft jedoch noch nicht einmal das teuerste Auto, das regelmäßig zur Inspektion gegeben wird. Aber der eigene Körper?

NICHT ZUM ARZT

DIE INANSPRUCHNAHME VON VORSORGELEISTUNGEN oder überhaupt regelmäßige Check-ups beim Arzt gehören für Männer nicht zu den Lieblingsbeschäftigungen. Im Gegenteil: Viele Studien zeigen, dass Männer oft zu spät professionelle Hilfe aufsuchen, wenn die Symptome schon weit fortgeschritten sind oder gar die Ehefrau mit Scheidung droht. Die Folge: Die Krankheit hat sich möglicherweise schon chronifiziert, und die Prognose ist entsprechend schlecht. Die mangelnde oder verzögerte Suche um Hilfe von Männern ist nachgewiesenermaßen eine wichtige Ursache für ihr vorzeitiges Ableben. Meine Herren: Ein bisschen mehr Aktivismus in dieser Sache würde viel Leid ersparen!

BLOSS NICHT HOMOSEXUELL WIRKEN

DIE MÄNNLICHE KÖRPERFERNE ZEIGT SICH insbesondere bei jungen Männern beispielsweise durch eine schlechtere Ernährung (viel Fleisch, wenig Obst und Gemüse), durch zu wenig Schlaf und durch zu viel Alkohol.

Auch die Vermeidung von Körperkontakt unter Männern (sich umarmen, sich freundschaftlich berühren) aus Angst davor, für homosexuell gehalten zu werden, ist ein Ausdruck dieser Körperferne. Ausnahmen sind das joviale Schulterklopfen und der Fußball: Auf dem Fußballplatz ist jede Art von Emotionsausdruck erlaubt, hier können Männer lachen und weinen, fluchen und schimpfen, sich umarmen, treten, abküssen, streicheln und tätscheln. Und das Ganze noch vor einem Publikum, das mitfiebert. Im Fußball wird der Mythos vom Gefühlsmuffel Mann eindeutig widerlegt.

Widerlegt aber auch der neue Körperkult der Männer in den unzähligen Fitnessstudios das Prinzip der männlichen Körperferne? Nein, im Gegenteil! Dieser Körperkult ist Externalisierung par excellence, weil durch ihn lediglich Kraft und Stärke nach außen demonstriert werden sollen.

Die Sucht nach Muskeln kann aber auch zum Missbrauch anaboler Steroide führen (synthetisch hergestelltes Testosteron), um durch Muskelaufbau Kraft und Schnelligkeit zu erhöhen. In einer US-Studie gaben 84 Prozent der 2000 befragten Nutzer von Fitnessstudios an, regelmäßig 200-1000 mg Testosteron pro Woche einzunehmen. Derart extrem ist es hierzulande noch nicht, aber der Trend ist steigend, leider auch bei Frauen. In Deutschland sind es etwa 25 Prozent der männlichen Fitnessstudiobesucher, die ihrer körperlichen Männlichkeit hormonell nachhelfen. Dabei kann es langfristig zu schweren unerwünschten Nebenwirkungen kommen; es gibt nämlich eine Feedback-Schleife, das heißt durch die orale Zufuhr von Testosteron wird die körpereigene Produktion von Testosteron gehemmt. Dadurch kann es zu einer gestörten Spermienproduktion, zu einer Atrophie der Hoden (Schrumpfhoden) und zu Unfruchtbarkeit kommen. Weitere Folgeschäden sind die Vergrößerung der Brust, der Verlust der Kopfbehaarung, Bluthochdruck, Tumorwachstum. Die Langzeitfolgen eines solchen Testosteronmissbrauchs beinhalten also einen Verlust an Männlichkeit durch körperliche Verweiblichung.

DIE DIGITALE SELBSTVERMESSUNG

DIE ENTFREMDUNG VOM KÖRPER kennt noch eine weitere Variation, die sich ähnlich wie der männliche Körperkult erst auf den zweiten Blick als Körperferne zu erkennen gibt: der Trend zum »quantifizierten Selbst«, der als digitale Selbstvermessung aus den USA nun auch zu uns nach Europa herüberschwappt und hauptsächlich Männer anspricht. Das Motto: Selbsterkenntnis durch Datenanalyse. Der Körper besteht aus Daten, die es zu identifizieren und zu optimieren gilt. Optimiert werden sollen Gesundheit, Fitness und Leistungsfähigkeit, und zwar kontinuierlich und minutiös erfasst durch ständiges Messen und Dokumentieren von Schlafverhalten, Kalorienverbrauch, Bewegung, Blutdruck, Hautwiderstand, Verdauung et cetera mittels spezifischer Smartphone-Apps und Gadgets, durch Lifestyle-Produkte also.

Die Werte werden in Datenbanken eingestellt, um sich mit anderen »Selbstvermessern« auszutauschen beziehungsweise mit ihnen zu konkurrieren. Kompetenz und Kontrolle sollen mit Hilfe digitaler Technologie selbst übernommen, nicht mehr Ärzten oder anderen Experten überlassen werden. Männer lassen sich von solchen Technologien faszinieren, das ist auch in Ordnung, solange sie dabei nicht vergessen, dass sie lebendige Wesen und keine Maschinen sind. In ihrer extremen Form wird die Selbstvermessung aber bedenklich, wenn ein optimierter Körper nur durch zwanghafte Selbstkontrolle zu erreichen ist, wobei körperliche Schwächen und Krankheiten zum Feind erklärt werden, Selbstdisziplin aber zur Charakterstärke hochstilisiert wird – oder ganz einfach nur das Vertrauen in den eigenen Körper verloren geht. Was ist, wenn die App mir sagt, dass ich eine schlechte Nacht gehabt habe, ich mich aber eigentlich ganz gut fühle? Das ist nur eine von vielen Fragen, die sich künftiger sozialwissenschaftlicher Forschung stellen.

DIE POTENZ DER MÄNNER

DIE SEXUELLE POTENZ IST ZENTRAL für die männliche Identität und den Selbstwert. Potenz ist für viele gleichbedeutend mit Männlichkeit. Sexuelle Potenz kann zur nach außen gerichteten Selbstdarstellung und Demonstration des eigenen Status eingesetzt werden, wie es Männer in Machtpositionen immer wieder vorführen. Sexueller Erfolg gehört unweigerlich zum beruflichen oder sportlichen Erfolg dazu. Dies aber nur, wenn der Mann jagen und erobern kann, denn eine sexuell fordernde Frau könnte zur Verunsicherung führen.

Da Sexualität zentral ist für den männlichen Selbstwert, ist sie auch ein absolut sensibler und störanfälliger Bereich – nicht zuletzt aufgrund der eigenen verdrängten Verletzlichkeit. Für Männer, die wenig Zugang zu ihren Gefühlen haben, ist Sex oft die einzige Möglichkeit, einem anderen Menschen emotional näherzukommen oder überhaupt in körperlichen Kontakt zu kommen. Wenn die Partnerin jedoch keine Lust auf Sex hat, fühlen sich Männer oft abgelehnt, nicht nur in ihren sexuellen Forderungen, sondern als Person gedemütigt.

Zudem schaffen die vielen Mythen, die sich um die männliche Potenz ranken, nicht gerade ideale Voraussetzungen für entspannte und lustvolle Begegnungen, sondern fördern einseitiges Sexualverhalten im Sinne der Externalisierung:

- **Männer können immer und wollen immer.**
- **Beim Sex zeigt sich, was ein Mann kann.**
- **Sex ist Geschlechtsverkehr.**
- **Sex wird nur durch einen Orgasmus gut.**
- **Sex muss spontan sein, ist nicht planbar.**
- **Über Sex muss man nicht reden.**
- **Echte Männer haben keine sexuellen Probleme.**

Also, meine Herren, ist das nicht ziemlich antiquiert? Aber es ist etwas dran an diesen Mythen, denn sie stecken in unseren Köpfen und bilden Maßstäbe und Vorgaben für den »erfolgreichen« Liebhaber: War ich gut? Bist du gekommen? Männerzeitschriften wie *Men's Health* bieten endlose Tipps für bessere Erektionen, längeren Sex, enthüllen geheime weibliche Wünsche und zeigen Wege zum weiblichen Orgasmus auf. Wenn Sex aber auf Geschlechtsverkehr und Orgasmus reduziert wird, bleibt dem Mann schließlich nur die Wahl zwischen der Rolle als notorischem Anmacher oder als harmlosem Seelenfreund.

Was ist mit den vielen anderen Spielarten von Sex und Erotik? Die setzen voraus, dass der Mann Zugang zu seinen Gefühlen entwickelt und sich Bindungsbedürfnisse eingesteht. Sonst bleibt es bei einer rein instrumentellen Nutzung der Geschlechtsorgane zur Bestätigung des männlichen Egos, entweder als technische Leistungsschau oder als schnelles Zur-Sache-Kommen, um danach entspannt einzuschlafen.

Externalisierende Einstellungen zur Sexualität haben nicht nur mit dem Bedürfnis nach Selbstdarstellung, Selbstbestätigung und Machtdemonstration zu tun, sondern auch mit Leistungsdruck und Angst. Sexualwissenschaftler nehmen an, dass etwa zwei Drittel aller Viagra-Nutzer gesunde Männer unter vierzig Jahren sind, nicht etwa alternde Diabetiker oder Herzpatienten. Erektionsstörungen und sonstige sexuelle Probleme können viele Ursachen haben; Leistungsdruck und Versagensangst gehören dazu und sind offenbar verbreiteter als vermutet, und zwar in allen Altersgruppen: Schätzungsweise jeder fünfte Mann ist davon betroffen.

»Thomas, 52 Jahre, kommt mit seiner Partnerin in die Paartherapie. Er leidet seit Jahren an einer erektilen Dysfunktion und hat seither wenig sexuelles Verlangen. Seine Partnerin fühlt sich nicht mehr begehrt und in ihren sexuellen Bedürfnissen nicht ernst genommen, da sie von ihm auch keine Zärtlichkeiten mehr bekommt. Was sie besonders verletzt, ist, dass er stundenlang Pornofilme schaut.

Sie glaubt, für ihn nicht mehr attraktiv zu sein. Thomas wirkt sehr unsicher, fühlt sich minderwertig und tut sich überhaupt schwer, über Sexualität zu reden.«

(Waidhofer 2015, S. 127)

Meine Herren, finden Sie nicht auch, dass die Kompensation über Pornokonsum das Problem nicht löst? Sex ist mehr als Erektion, Penetration und Orgasmus, sondern auch Ausdruck von Zärtlichkeit, Entspannung, Beruhigung, Angenommensein, Verbundenheit. Also seien Sie mutig und trauen Sie sich, auch einfach einmal zuzugeben, wenn Sie nur kuscheln wollen.

DIE GEWALT DER MÄNNER

VON SEX ZU GEWALT IST ES NICHT WEIT, wenn Sexualität als Medium zur Gewaltausübung genutzt wird. Das Gefühl der inneren Hilflosigkeit, das sich hinter der Fassade der Gewalt versteckt, ist vermutlich das schlimmste aller (scheinbar) unerträglichen und »unmännlichen« Gefühle. Es verweist auf massive Selbstwert- und Anerkennungsprobleme, die gewalttätig abgespalten werden. Nahezu alle Befunde zur Gewalttätigkeit von Männern belegen, dass Hilflosigkeit, Angst und Minderwertigkeitsgefühle über Aggression und Gewalt externalisiert und kompensiert werden sollen. Schließlich sind Aggression und Gewalt wichtige Indikatoren für traditionelle Männlichkeit, nicht zuletzt gesellschaftlich legitimiert/erwünscht zur Ausübung von Kontrolle und Macht auf verschiedensten Handlungsebenen. Physische Gewalt ist ein überwiegend männliches Phänomen. Abgesehen von einzelnen pathologischen Gewalttätern, findet Gewalt zu 90 Prozent in

Gruppen gleichaltriger junger Männer statt. Gewalt »eignet« sich insofern »gut« zur Externalisierung innerer Konflikte, da sie ein Gefühl von Macht über andere vermittelt und eigene Minderwertigkeitsgefühle kompensiert. Durch die Gruppe wird Gewalt als Demonstration von Männlichkeit quasi normalisiert, durch die Gruppe fühlt man sich stark, überlegen, sozial zugehörig und bekommt Anerkennung, die man sonst nicht bekommt. In Studien wurde nachgewiesen, dass etwa bei der Selektion junger Männer in gewaltaffine Gruppen das Motiv der Machtausübung ausschlaggebend ist, um eigene Traumatisierungen in der Familie und soziale Benachteiligungen zu kompensieren.

Zusammengefasst suggeriert das traditionelle Männlichkeitsideal die Existenz einer absoluten Autonomie, die völlig ohne das Bedürfnis nach zwischenmenschlicher Fürsorge und persönlichen Beziehungen auskommt (abgesehen von der Beziehung zur Partnerin, die oftmals die einzige Vertrauensperson für einen Mann darstellt). Die Vorstellung absoluter Autonomie ist allerdings eine Illusion: Was wir von uns selbst halten, ist nicht unabhängig davon, was andere von uns halten. Größtmögliche Autonomie ist nur über den Preis der Externalisierung von Bedürfnissen nach Bindung und persönlicher Nähe sowie einer ausgeprägten emotionalen Kontrolle erreichbar. Wenn wir uns die historische Entwicklung von Männlichkeitsidealen, insbesondere die Militarisierung von Männlichkeit anschauen, dann wird mehr als deutlich, wie solche Männlichkeitsbilder zur Idealisierung von Härte und Pflichtbewusstsein geführt haben, während gleichzeitig weiche, authentische und emotionale Seiten tabuisiert wurden.

KLEINER HISTORISCHER EXKURS: DIE MILITARISIERUNG VON MÄNNLICHKEIT

IN KEINER ANDEREN EPOCHE DER WELTGESCHICHTE wurden in so kurzer Zeit so viele Menschen von Menschen getötet wie in den ersten drei Jahrzehnten des 20. Jahrhunderts. Diese Zeit wird von Historikern auch als der »zweite Dreißigjährige Krieg« bezeichnet.

Wir finden im 20. Jahrhundert eine außerordentliche Gewalt, Gewaltbereitschaft und Gewaltfaszination vor, sozusagen eine tiefgreifende »Vergesellschaftung der Gewalt«, und zwar ab dem Deutschen Kaiserreich und besonders als Folge der Erfahrungen des Ersten Weltkrieges. Diese waren gleichzeitig auch eine der Voraussetzungen für die Machtergreifung der Nationalsozialisten. Parallel zur Gewaltverherrlichung findet eine Ästhetisierung von Gewalt statt anhand der Idealisierung und Monumentalisierung des männlichen Körpers – als Träger von Gewalt, der Stilisierung des Mannes als kampfbereiten Helden, auf den die damals herrschenden gesellschaftlichen Wertvorstellungen projiziert wurden.

Die Gewaltherrschaft des Nationalsozialismus im »Dritten Reich« ist eine historisch beispiellose Zeit der »Normalisierung« von Gewaltexzessen. Staatlich legitimiert durch einen aggressiven Nationalismus, fundamentalistischen Rassismus und Antisemitismus, organisiert durch eine Führerdiktatur, die sich einer gigantischen Propagandamaschinerie bediente und zunehmend eine Militarisierung der ganzen Gesellschaft betrieb. Täter waren nicht nur die NS-Führung, Polizei und SS, sondern auch die Besatzungsverwaltungen und die Wehrmacht, die die Verantwortung für das Massensterben der sowjetischen Kriegsgefangenen und für Verbrechen der exzessiven Widerstandsbekämpfung im besetzten Europa trug. Ganz normale Männer mutierten zu »Tötungsmaschinen«.

Dass dies so funktionieren konnte, hat nicht nur mit der NS-Ideologie zu tun, sondern mit der Propagierung des radikalsten Männerbildes, das wir je in der deutschen Geschichte hatten: Männer sollten »zäh wie Leder, flink wie Wiesel und hart wie Kruppstahl« sein – und zwar völlig losgelöst von psychischen Bedingungen. Dieser Männermythos nahm mit der Einführung der allgemeinen Wehrpflicht Ende des 18. Jahrhunderts seinen Anfang und erreichte seinen Höhepunkt im Nationalsozialismus.

Der Kampf wird als das zentrale Erlebnis stilisiert, das die Gemeinschaft mit »Blut und Schweiß« zusammenfügt, »wahre Freundschaft« hervorbringt und jeden Einzelnen zum Helden macht. Das Militär konditioniert als Gewaltinstanz und Männlichkeitsmaschine junge Männer mit noch instabiler männlicher Identität zu »richtigen« Männern, deren individuelle Tötungshemmung durch Brutalisierung und Desensibilisierung abgebaut wird. Leitbild ist das des Kriegers, dessen männliche Tugenden wie Härte, Rücksichtslosigkeit, Willenskraft, Mut, Kameradschaft, Durchhaltevermögen, Disziplin und Selbstverleugnung nur im Kampf unter Beweis gestellt werden können – als die eigentliche Existenzbedingung des Mannes. Befehlsverweigerung, Mitgefühl und Mitleid mit den Opfern wurden als unmännlich und »weibisch« denunziert und oft mit Erschießung bestraft. Indem militärische Anforderungen mit männlichen Tugenden wie Härte, Mut, Willenskraft gleichgesetzt wurden, wurden sie legitimiert und normalisiert. Damit gewannen die militärischen Diktate ihre identitätsstiftende Qualität. Nach Analysen von Feldpostbriefen beteiligten sich Soldaten auch deshalb an Vernichtungsfeldzügen, um explizit ihre Männlichkeit zu beweisen – eines der typischen Motive von Soldaten, selbst heute noch.

Die Kehrseite dieses ebenso martialischen wie gnadenlosen Männlichkeitsideals waren Versagensängste, den extremen Anforderungen nach Selbstkontrolle angesichts des täglichen Grauens nicht entsprechen zu können, und schließlich massive psychische Leiden. Die sogenannte »Kriegsneurose«, »Kriegshysterie« und der »Granatenschock« im Ersten Weltkrieg in Form von Tics, Zittern, Lähmungen, unkontrollierbarem Schütteln, Albträumen oder sonstigen Symptomen wird von Medizinhistorikern heute als die Körpersprache des getarnten männlichen Protestes gegen den Krieg und gegen die Auffassung von Männlichkeit verstanden. Damalige Mediziner allerdings sahen in den Männern, die unter solchen Störungen litten, nichts anderes als verweiblichte Hysteriker, die angesichts von äußersten Herausforderungen zusammengebrochen waren. In der Behandlung ging es logischerweise darum, die Disziplin wiederherzustellen.

Die Schauplätze des Kampfes haben sich heute für den normalen Mann (den modernen Krieger) verändert, Relikte des historischen Leitbilds von kämpferischer Männlichkeit sind aber erstaunlich änderungsresistent. Ohne einen hohen Preis ist das Leitbild des immer leistungsbereiten und erfolgreichen Mannes auch heute nicht zu erreichen, vielmehr wird es oft mit großen Versagens- und Konkurrenzängsten oder einem ausbeuterischen Verhältnis zu Körper und Seele erkauft. Dieser komplizierte Zusammenhang steckt hinter der einfachen Männerformel: »Konkurrenz – Karriere – Kollaps.« Wobei der Kollaps sogar ein Suizid sein kann.

DAS DILEMMA ERFOLGREICHER MANAGER

AUFFALLEND IST, WIE HÄUFIG SICH MANAGER das Leben nehmen. Traurige Beispiele sind in den letzten zwei Jahren:

- **Heinz-Joachim Neubürger, früherer Finanzchef von Siemens, stürzte sich am 5.2.2015 aus 31 m Höhe von einer Eisenbahnbrücke in München-Harlaching.**
- **William Boeksmith, ehemaliger Manager der Deutschen Bank, erhängte sich am 26.1.2014 in seiner Wohnung in London.**

- Karl Slym, Tata-Motor-Chef, stürzte sich am 26.1.2014 aus dem 22. Stock eines Luxushotels in Bangkok.
- Pierre Wauthier, Finanzchef der Zürich-Versicherung, erhängte sich im August 2013 in seinem Haus in der Schweiz.
- Carsten Schloter, Chef des Telekommunikationskonzerns Swisscom, wurde im Juli 2013 zu Hause tot aufgefunden.

(Angaben aus DIE ZEIT: »Tod eines Managers«, 3.6.2015)

Im folgenden Fallbeispiel aus der gleichen Quelle geht es um den Suizid des früheren Siemens-Chefs Heinz-Joachim Neubürger:

»Neubürger (62 Jahre) hatte sich aus 31 Metern Höhe von einer Eisenbahnbrücke unweit seines Wohnhauses in den Tod gestürzt, nach einem gemeinsamen Abendessen mit einem Freund.

Dieser gab später an, dass N. etwas fahrig gewirkt habe, aber ansonsten ganz normal.

Der Hintergrund: Siemens gerät Ende 2006 in einen Riesenkorruptionsskandal, in der der Finanzvorstand N. und andere beschuldigt werden, davon gewusst und diesen Skandal gedeckt zu haben. N. kämpft bis zuletzt für seine Unschuld. Die Ermittlungen gegen N. werden eingestellt, er spendet 400.000 Euro für gemeinnützige Zwecke. Nachdem er vom Landgericht München zur Zahlung der von Siemens geforderten 15 Millionen Euro Schadensersatz verurteilt wurde, das Urteil aber dann nicht rechtskräftig wird, kommt es zu einem Vergleich mit N.: Er muss 2,5 Millionen Euro zahlen, aber ohne eine rechtliche Schuld auf sich nehmen zu müssen. Kaum ist der Streit mit Siemens beendet, kommen neue Vorwürfe. Diesmal von Griechenland, das u.a. Siemens beschuldigt, 70 Millionen Euro Schmiergeld bezahlt zu haben, um einen Auftrag zu bekommen. Auch der Name N. ist dabei. Wenige Tage später nimmt er sich das Leben.

Warum? Er wird als Vorzeigemanager beschrieben, akkurat, integer, prinzipientreu, ordnungsfanatisch. Er habe für seine Arbeit gelebt, keine Freizeit gekannt, habe alles tapfer ertragen und alles mit sich allein ausgemacht. Der Preis, den er dafür zahlte: eine gescheiterte Ehe und zwei Töchter, die er kaum aufwachsen sah. Zum Schluss sei er ganz allein gewesen. Er habe sich selbst als gradlinig und ehrlich gesehen – diese Ideale waren ihm nun öffentlich abgesprochen worden, seine Ehre und sein Ruf damit öffentlich ruiniert, seine glanzvolle Karriere zerstört. In seinem Abschiedsbrief habe es geheißen, dass er keine Kraft mehr gehabt habe, da der Streit mit Siemens ihn aufgezehrt habe. Auf seiner Beerdigung tragen seine Töchter drei Bitten an die Trauergemeinde vor:

- ›Nehmen Sie sich Zeit für Ihre Kinder, auch wenn Ihre Kinder diese Zeit nicht einfordern.‹
- ›Sagen Sie Ihren Kindern, dass Sie sie liebhaben und stolz auf sie sind.‹
- ›Sprechen Sie mit Ihren Kindern über Ihre Gefühle.‹ «

Dem ist nichts mehr hinzuzufügen.

MÄNNER IM STRESS: WAS IST ANDERS ALS BEI FRAUEN?

JEDER HAT STRESS

WAS IST EIGENTLICH STRESS? Das fragte sich schon 1936 der Mediziner Hans Selye, der Vater der Stressforschung: »Everybody has it, everybody talks about it.« Jeder hat Stress und jeder spricht über Stress, aber keiner weiß genau, was Stress ist. Ist Stress die Kehrseite der modernen Gesellschaft? Schauen wir beispielsweise zurück in die beeindruckende Wiederaufbauphase nach dem Zweiten Weltkrieg: Der Zusammenhang von technisch-ökonomischem Fortschritt und der sogenannten »Managerkrankheit« ist unübersehbar: Wie sozialmedizinische Studien und Statistiken von Versicherungsgesellschaften zeigten, waren vor allem Männer zwischen 45 und 60 Jahren überdurchschnittlich häufig von Herz-Kreislauf-Erkrankungen betroffen und starben einen plötzlichen Herztod (Managerkrankheit). Besonders galt dies für Männer in leitenden Positionen in Wirtschaft, Politik und Industrie (Hofer 2006).

Jahrzehnte nach dem Wirtschaftswunder leben wir heute in einer Gesellschaft, in der das Leben immer stressvoller zu werden scheint, obwohl die Deutschen immer älter werden und sich über stabilen Wohlstand freuen können. Das Wirtschaftsprinzip des kontinuierlichen Wachstums, der stetigen Beschleunigung und des ständigen Wettbewerbs scheint in sämtliche Lebensbereiche eingedrungen zu sein und auch den Einzelnen diese Prinzipien abzufordern: Alles muss immer schneller gehen, alles muss effizient sein, optimiert werden, bloß keine Zeit verlieren, mehr leisten in immer kürzerer Zeit, mehr haben, mehr machen und mehr erleben als die anderen. Kein Wunder: Soziologen, Psychologen und Philosophen bezeichnen unsere Gesellschaft als eine »Gesellschaft der Angst« (Heinz Bude), als eine »erschöpfte Gesellschaft« (Stefan

Grünewald) oder als eine »Ermüdungsgesellschaft« (Byung-Chul Han), gleichzeitig findet man auch Bezeichnungen wie »Burn-out-Gesellschaft«, »Stressgesellschaft« oder »depressive Gesellschaft«.

Stress ist nicht nur ein Lebensgefühl geworden, sondern fast auch zum Statussymbol avanciert: Wer Stress hat, ist mitten drin im Geschehen. Die Frage, ob mit zunehmender Individualisierung und Globalisierung sich nicht nur die Gesellschaft und die Arbeit verändert haben, sondern auch der Stress objektiv zugenommen hat – oder ob wir einfach nur lieber und anders klagen als früher – damals waren eher die eigenen schwachen Nerven schuld, heute ist es die Umwelt –, lässt sich wissenschaftlich nicht klar beantworten. Jedenfalls haben sich Wertvorstellungen, etwa in Bezug auf Freizeit und Arbeit, fast umgekehrt: Früher war die Freizeit ein Statussymbol, heute ist es die Arbeit. Ein 14-Stunden-Arbeitstag ist zum Statussymbol derjenigen geworden, die etwas auf sich halten. Der Begriff Stress ist allerdings ziemlich ungenau und kann für jeden Menschen etwas anderes bedeuten, das macht ihn nicht zuletzt zum inflationär gebrauchten Modewort.

Bis zu den 1930er-Jahren gab es den Begriff Stress im heutigen Sinne noch gar nicht. Ursprünglich stammt er aus der Werkstoffkunde und bezeichnet den Zustand eines unter Druck stehenden Materials, bis der Begriff 1936 von dem österreichisch-kanadischen Mediziner Hans Selye auf den Menschen übertragen wurde, was den Beginn einer expandierenden Stressforschung markierte.

Seither versteht man unter Stress psychische und körperliche Reaktionen bei Mensch und Tier auf äußere/innere Reize oder Belastungen, die den Organismus in einen Zustand der Alarmbereitschaft versetzen, um ein höheres Leistungsniveau zu erreichen. Selye unterschied zwischen positivem Stress (Eustress) als einer notwendigen und positiv erlebten Aktivierung des Organismus und dem negativen, chronischen Stress (Distress) als Folge belastender und krank machender Reaktionen auf ein Übermaß an Anforderungen.

Heute wird der Stressbegriff überwiegend im letzteren Sinne verwendet, wenn also die Gesundheit gefährdet ist, weil sich zwischen Anspannung und Entspannung ein dauerhaftes Missverhältnis verselbstständigt hat, aus dem nur schwer wieder herauszukommen ist. Dauerstress verändert Körper und Gehirn. Wie reagiert etwa ein gestresster Arbeitnehmer auf weitere Anforderungen? Einfach mit noch mehr Arbeiten bis zum Zusammenbruch?

Das heißt aber nicht, dass wir den Stress ganz abschaffen wollen! Stress ist lebensnotwendig und bringt uns weiter, aber er darf ein bestimmtes subjektives Level nicht überschreiten. Hans Selye hat sich selbst danach gerichtet. »No stress is death«, hat er gesagt – oder anders formuliert: Die Dosis macht das Gift.

MÄNNER HABEN STÄRKERE BIOLOGISCHE STRESSREAKTIONEN ALS FRAUEN

UNS INTERESSIERT DIE FRAGE, ob Männer sich in ihrer Stresswahrnehmung der Aktivierung ihres Stresssystems, und ihren Stressreaktionen von Frauen unterscheiden. Wir werden sehen, dass es einen engen (kausalen) Zusammenhang zwischen chronischem Stress und Depression gibt, und wollen nach männerspezifischen Aspekten beim Stressprozess fragen, auch im Hinblick auf das Erleben und den Umgang von Männern mit einer Depression.

Grundsätzlich ist die Sensitivität der Stressachsen individuell sehr unterschiedlich ausgeprägt, was weniger von den Genen als von frühkindlichen Bindungserfahrungen abhängt. Je weniger ein Baby verlässliche Zuwendung erfahren hat, desto stärker und häufiger wird es sich in seinem weiteren Leben gestresst fühlen. Deutliche Geschlechterunterschiede zeigen sich in den physiologischen Stressreaktionen, und zwar auf allen Ebenen der Stressachsenaktivität, welche im Wesentlichen durch Geschlechtshormone bedingt sind.

WAS BEI STRESS IM KÖRPER PASSIERT

- Der Körper kommt in Sekundenschnelle auf Hochtouren durch die Aktivierung des autonomen Nervensystems (Sympathicus aktiviert, Parasympathicus deaktiviert). Der Botenstoff Noradrenalin (Neurotransmitter) wird in die Blutbahn ausgeschüttet.
- Die Nebennieren schütten gleichzeitig Adrenalin (ebenfalls ein Botenstoff) aus, beide Botenstoffe bewirken, dass alle körperlichen Vorgänge beschleunigt werden (Herzschlag, Blutdruck, Atmung et cetera).
- Die Stresshormonachse (HPA-Achse) wird aktiviert, es kommt zur Ausschüttung des Corticotropin Releasing-Hormons (CRH) durch den Hypothalamus im Zwischenhirn, der Steuerzentrale für lebenswichtige Stressreaktionen. Gleichzeitig wird durch den Botenstoff Vasopressin die Stressantwort vorangetrieben.
- Das CRH stimuliert die Hirnanhangsdrüse (Hypophyse), das Hormonzentrum des Körpers, welches nun ein weiteres Hormon ins Blut abgibt, das Adrenocorticotrope Hormon (ACTH).
- Dieses erreicht über die Blutbahn die Nebennieren, die mit der Freisetzung des Stresshormons Cortisol reagieren, das unter anderem die Schmerzempfindlichkeit und das Immunsystem unterdrückt. Cortisol

schützt den Körper vor den ungünstigen Folgen einer zu langen Hochaktivierung durch Adrenalin und sorgt für eine erhöhte und kontinuierliche Alarmbereitschaft auf einem niedrigeren Niveau. Bei einer länger andauernden Stimulierung der Nebennieren durch ACTH wird die Cortisol-Produktion enorm hochgefahren, wobei sich der Prozess als »Daueralarm« auch verselbstständigen kann, was zu diffuser Angst führt und krank macht. Das Immunsystem wird geschwächt, die Knochen werden dünner, der Schlaf ist gestört, der Stoffwechsel verändert sich, Diabetes oder Herz-Kreislauf-Erkrankungen können entstehen.

Welches sind nun die geschlechterspezifischen Unterschiede im biologischen Stressprozess (Moir, Jessel 1991; Kuldielka, Kirschbaum 2005)?

Bei Frauen

- löst die Adrenalinausschüttung die Freisetzung von Oxytocin aus, dem sogenannten »Schmusehormon«, das soziale Bindungen stärkt (und insbesondere beim Stillen ausgeschüttet wird),
- das weibliche Geschlechtshormon Östrogen verstärkt die Wirkung von Oxytocin,
- dadurch wird der Cortisolspiegel heruntergefahren
- und der Stress wird reduziert.

Bei Männern laufen andere Mikroprozesse ab:

- Die Ausschüttung von Adrenalin triggert die Freisetzung von Vasopressin (Steuerung von Stresshormonen, Gedächtnis, Emotion und Sozialverhalten).

- Vasopressin ist bei Männern mit Aggression, mit Revier- und Verteidigungsverhalten assoziiert.
- Das männliche Geschlechtshormon Testosteron hemmt die Ausschüttung von Oxytocin und steigert die Effekte von Vasopressin.

Zusammengefasst können wir also sagen, dass Frauen, zumindest von der Pubertät bis zur Menopause, im Allgemeinen niedrigere Stresslevel haben als Männer, die sie der Wirkung von Östrogen und Oxytocin zu verdanken haben. Mit nachlassender Östrogenproduktion nach der Menopause erhöht sich allerdings auch bei Frauen die Stresssensitivität, wenn dies nicht durch eine Hormonersatztherapie ausgeglichen wird. Umgekehrt heißt das: Männer sind nicht in der glücklichen Lage wie Frauen, einen gewissen Stressschutz durch Östrogen und Oxycotin zu haben; im Gegenteil, sie sind offensichtlich aufgrund ihrer hormonellen Besonderheiten von stärkeren psychobiologischen Stressreaktionen betroffen. Diese Hypothese ist in einer Reihe von Laborstudien, in denen Männer und Frauen experimentellem psychosozialem Stress ausgesetzt wurden, bestätigt worden, die wiederum durch bildgebende Verfahren gestützt werden konnten.

MÄNNER HABEN ANDERE STRESSOREN ALS FRAUEN

GESCHLECHTSSPEZIFISCHE UNTERSCHIEDE LASSEN SICH nicht nur in den physiologischen Stressreaktionen, sondern auch bei der Sensitivität gegenüber bestimmten Stressoren beobachten: Während das Stresssystem bei Männern in vielen Situationen, die mit Leistung und Status zu tun haben, aktiviert wird, fühlen sich

Frauen am meisten gestresst, wenn es um emotional herausfordernde Situationen geht. Das ergibt insofern Sinn, als sich hier das evolutionsbiologische Erbe erkennen lässt mit den auf geschlechtsspezifischen biologischen Unterschieden basierenden traditionellen Geschlechterrollen. Dass es sich bei diesen weiblichen und männlichen biologischen Dispositionen um ein evolutionäres Erbe handelt, zeigt ein Blick auf unsere nächsten Verwandten aus dem Tierreich, die Primaten. Schließlich unterscheiden wir uns von diesen genetisch nur um 1,6 Prozent!

FRAUEN SIND BINDUNGSORIENTIERT

FRAUEN (UND SCHIMPANSENWEIBCHEN) kümmern sich primär um den Nachwuchs und sind auf enge soziale Beziehungen ausgerichtet. Deshalb leiden sie stärker unter emotionalen Belastungen, die mit engen sozialen Beziehungen einhergehen. Offensichtlich sind sie auch biologisch für die Bewältigung von Bedrohungssituationen derart ausgestattet, dass sie sich selbst, ihre Kinder und Familienangehörige nicht durch eigenes aggressives Kampf- oder egoistisches Fluchtverhalten gefährden. Die typischen weiblichen Stressreaktionen sind als »tend and befriend« charakterisiert worden, was so viel bedeutet wie: Kommunikation, Hilfesuche, sich Zusammenfinden, sich anderen anvertrauen, Fürsorge, kurz: prosoziale Verhaltensweisen. Unter Stress und Oxytocinausschüttung werden Frauen noch empathischer. Sie besprechen sich ausführlich mit Freundinnen, wenn sie Probleme mit ihnen nahestehenden Menschen haben; dabei können sie – anders als Männer – besser zuhören.

Allerdings neigen Frauen eher als Männer zum Grübeln, was die Sache nicht einfacher macht. Bedenklich wird es, wenn Frauen ihr Selbstwertgefühl nur über die Beziehung zu anderen definieren, weil sie sich damit in eine Abhängigkeit begeben, die Autonomie verhindert und zusätzlich Stress produziert, der schließlich in eine Sackgasse der Hilflosigkeit und Depression führen kann.

MÄNNER SIND STATUSORIENTIERT

MÄNNER SIND EVOLUTIONSTHEORETISCH (wie männliche Primaten) anders disponiert. Bei ihnen geht es nicht nur darum, Feinde von außen durch Aggression und Kampf abzuwehren, um die eigene Bezugsgruppe zu schützen – auch innerhalb der Gruppe geht es um Konkurrenz und Kampf, um den höchsten Status, das beste Futter, den besten Schlafplatz und darum, die meisten Weibchen zu erobern und schließlich für eine stabile Sozialstruktur zu sorgen.

Status und Macht sind nicht angeboren, sondern müssen hart erkämpft werden. Deshalb ist das typisch männliche Muster bei Statuserwerb oder Statusbedrohung die klassische Stressreaktion des »fight or flight« (Kampf oder Flucht). Nicht nur Kampf, sondern auch das sogenannte Imponierverhalten spielt eine große Rolle bei der Machtdemonstration. Ein Alpha-Affe etwa reagiert auf jeden Reiz, den er als Bedrohung der Gruppe oder der eigenen Position wahrnimmt: Er brüllt, trommelt sich auf die Brust, fletscht die Zähne, reißt Sträucher aus und schlägt damit auf den Boden; wenn das noch nicht reicht, stürmt er mit gesträubtem Fell, stechendem Blick und offenem Maul auf den Gegner zu. Wenn dieser dann endlich eingeschüchtert ist, ist auch die ganze Affengruppe zufrieden, und die Sozialstruktur ist wiederhergestellt. Erst wenn der Alpha-Affe oder Alpha-Mann von anderen anerkannt wird, kann er sich (vorübergehend) sicher sein, in der Rangordnung der Größte zu sein (van Veen 2011). Man sieht: Auch hier ist ein hoher Stresshormonlevel garantiert.

Affen in Alpha-Position haben nicht weniger Stress als ihre nachrangigen Artgenossen – nur einen anderen. An der Spitze stellen sich Herausforderungen durch ständige Sicherung der Position (zumindest in einer instabilen Hierarchie durch Angriff rangniedrigerer Rivalen) und ständige Paarungsaktivitäten. Der untergeordnete Affe hat dagegen kaum Chancen auf eine gute Ernährung und Fortpflanzung, was zu einem schlechteren Gesundheitszustand und einer geringeren Lebenserwartung führt.

Vorstellbar ist, dass sich diese Erkenntnisse auch auf menschliche Artgenossen übertragen lassen. Zumindest mit Blick auf untere Rangpositionen zeigen Daten zur Häufigkeit von Krankheiten und vorzeitiger Sterblichkeit eine deutliche Parallele zu unseren Affen: Krankheiten und vorzeitige Sterblichkeit nehmen mit sinkendem Sozialstatus zu. Dieser Zusammenhang zeigt sich bei Männern ausgeprägter als bei Frauen. Sozialer Abstieg bis in die untersten Ränge beziehungsweise mangelnde Chancen für sozialen Aufstieg sind purer Stress für männliche Primaten und wahrscheinlich auch für Männer, denn für beide wird so die Wahrscheinlichkeit erhöht, auf Dauer krank zu werden und vorzeitig zu sterben.

TYPISCH MÄNNLICHE STRESSREAKTIONEN: AGGRESSIVITÄT UND RISIKOVERHALTEN

ABER NICHT NUR DIE FOLGEN VON DAUERSTRESS, auch die typisch männlichen Stressreaktionen selbst können gefährlich sein. Das ist unmittelbar sichtbar bei Schlägereien, doch auch bei »zivilisierteren« Formen des Kampfes setzen sich Männer großen körperlichen und psychischen Risiken aus, darunter auch dem Risiko, sich selbst und andere zu schädigen, wenn Grenzen nicht mehr erkannt werden. Oliver Kahn, Profifußballer und mehrfacher Welttorwart, sagte in einem Interview mit dem FOCUS (49/2014): »Ich war voll von Adrenalin, was in manchen Momenten auf dem Rasen dazu führt, dass man nicht mehr ganz zurechnungsfähig ist. Da hätte ich in den ganz großen Spielen wie einem WM-Finale nicht mal bemerkt, wenn mir einer einen Arm abgeschlagen hätte.« Männer werden unter Stress aggressiver und gehen mit ihren »Pauken und Trompeten« (Gerald Hüther) nachweisbar höhere Risiken ein.

Die biologisch angelegte Disposition für Aggressivität und Impulsivität wird offensichtlich durch Stress hochgefahren. Dies geschieht aber nicht nur durch äußere Stressoren, sondern auch durch einen Mangel des Glückshormons Serotonin. In einem Laborexperiment wurde Männern und Frauen Tryptophan (eine Vorstufe von Serotonin) entzogen und eine Stresssituation hergestellt. Die Frauen reagierten mit einer signifikanten Verschlechterung ihrer Stimmung, mit höherer Ängstlichkeit und Vorsicht. Bei den Männern war dagegen kein Einfluss auf ihre Stimmung zu beobachten, vielmehr reagierten sie mit signifikant mehr Aggressivität und Impulsivität (Walderhaug et al. 2007).

In einem anderen Experiment bestätigte sich, dass Frauen unter Stress vorsichtiger werden, Männer jedoch unverhältnismäßig risikofreudiger reagieren. Bei einem Ballon-Test mussten Luftballons aufgepumpt werden, für jeden Pumpstoß durfte man fünf Cent berechnen. Wenn der Luftballon allerdings platzte, war auch der Gewinn verloren. Während des Spiels mussten die Teilnehmer eine Hand in eiskaltes Wasser halten, wodurch der Körper gestresst und der Cortisolspiegel in die Höhe getrieben wurde. Eine Kontrollgruppe sollte nur pumpen, und zwar ohne die Stressbedingung. Wie nicht anders erwartet, pumpten die Frauen die Ballons wesentlich vorsichtiger auf mit nur 32 Stößen, die Männer dagegen mit 48 und die Kontrollgruppe mit 40 Pumpstößen. Männer gehen offensichtlich bei Stress noch mehr Risiken ein als ohne Stress, was sich nicht nur auf den Finanzbereich, sondern auch auf viele andere Bereiche bezieht (Lighthall et al. 2009).

Auch was die Hirnanatomie angeht, haben wir schon strukturelle Unterschiede zwischen den Geschlechtern kennengelernt, deren Effekte sich unter Stress besonders bemerkbar machen, indem sich die »Pauken und Trompeten« in die ersten Reihen des Orchesters vordrängeln und eine Kontrolle von Aggressivität und Impulsivität bei Männern deutlich schwieriger wird.

Bei allen neurobiologischen und hirnanatomischen Faktoren müssen wir aber berücksichtigen, dass sie im wirklichen Leben nicht allein und diktatorisch unser Verhalten bestimmen, sondern von zahlreichen psychosozialen, situativen und Umweltfaktoren überlagert und modelliert werden. Sie sind Dispositionen, nicht mehr. Hinzu kommt, dass die Unterschiede innerhalb eines Geschlechts manchmal größer sein können als die zwischen den Geschlechtern.

MÄNNER GEHEN ANDERS MIT STRESS UM ALS FRAUEN

PSYCHOBIOLOGISCHE STRESSREAKTIONSMUSTER BEI MÄNNERN und Frauen gehen auch mit unterschiedlichen Bewältigungsmustern einher. Nun, sie sind uns bestens bekannt: Frauen reden, Männer schweigen; Frauen grübeln, Männer lenken sich ab; Frauen essen, Männer trinken; Frauen gehen shoppen, Männer gehen ins Internet; Frauen lesen, Männer machen Sport; Frauen warten ab, Männern handeln.

Ziel von Stressbewältigung ist es, das emotionale Gleichgewicht zu sichern, ein positives Selbstbild aufrechtzuerhalten, eine aversive Situation zu verändern, negative Konsequenzen zu vermeiden oder sich an eine veränderte Lebenssituation anzupassen. Männer verfolgen mehr oder weniger bewusst Strategien, die ihrem gewohnten Kampf- oder Fluchtverhalten entsprechen. Dem Kampfverhalten zugeordnet werden können problemzentrierte Strategien, die aktiv und handlungsorientiert den Stressor selbst angehen:

etwa das Problem rational analysieren, Informationen suchen, die Stressbedingungen ändern (Zerstören, Entfernen, Verringern der Bedrohung). Dem Fluchtverhalten entsprechen Strategien, die die Beziehung zum Stressor verändern, nicht aber den Stressor selbst: sich distanzieren durch Abwehr, Verleugnung oder Bagatellisierung. Weitere Strategien, die kurzfristig wirken können, sind Ablenkung durch Aktivitäten, Rauchen, Alkoholkonsum, Medienkonsum et cetera. Die Entwicklung einer Sucht kann vorprogrammiert sein, wenn es sich um chronischen Stress handelt.

In Problemsituationen Hilfe zu suchen, was Frauen gut beherrschen, fällt Männern eher schwer, weil sie sich dadurch scheinbar in eine Abhängigkeit begeben, die an ihrer Identität kratzt. Hierzu die Geschichte des Kommunikationswissenschaftlers Paul Watzlawick mit dem Titel »Der Mann mit dem Hammer« (2009) aus dem berühmten Buch »Anleitung zum Unglücklichsein«:

»Ein Mann will ein Bild aufhängen. Den Nagel hat er, nicht aber den Hammer. Der Nachbar hat einen. Also beschließt unser Mann, hinüberzugehen und ihn auszuborgen. Doch da kommt ihm ein Zweifel: Was, wenn der Nachbar mir den Hammer nicht leihen will? Gestern schon grüßte er mich nur so flüchtig. Vielleicht war er in Eile. Aber vielleicht war die Eile nur vorgeschützt, und er hat etwas gegen mich. Und was? Ich habe ihm nichts angetan; der bildet sich da etwas ein. Wenn jemand von mir ein Werkzeug borgen wollte, ich gäbe es ihm sofort. Und warum er nicht? Wie kann man einem Mitmenschen einen so einfachen Gefallen abschlagen? Leute wie dieser Kerl vergiften einem das Leben. Und dann bildet er sich noch ein, ich sei auf ihn angewiesen. Bloß weil er einen Hammer hat. Jetzt reicht's mir wirklich. – Und so stürmt er hinüber, läutet, der Nachbar öffnet, doch bevor er ›Guten Tag‹ sagen kann, schreit ihn unser Mann an: ›Behalten Sie Ihren Hammer, Sie Rüpel!‹«

Manchmal steht der Mann sich selbst im Weg. Aber auch Frauen machen bei Stress nicht alles richtig, auch wenn einige Stressexperimente es so aussehen lassen. Im Unterschied zu Männern neigen Frauen eher zu emotionszentrierten Bewältigungsstrategien, womit sie zwar ihre Gefühle und Gedanken beeinflussen können, nicht aber die Ursache ihrer Stressbelastung: Grübeln, Selbstbeschuldigung, Katastrophisierung, Wunschdenken, wodurch alles emotional noch schlimmer erscheint. Entspannungsstrategien, die die physische und psychische Befindlichkeit verbessern, wie etwa leichter Ausdauersport, Yoga und Meditation, können die eigene Stressresistenz auf Dauer möglicherweise positiv beeinflussen. Zu den emotionsbezogenen Strategien, die längerfristig keine positiven Effekte haben, gehört sicherlich der Konsum von Beruhigungsmitteln (Medikamentenmissbrauch), der bei Frauen seit langem ein sozialmedizinisches Problem darstellt, ähnlich wie der Alkoholmissbrauch bei Männern.

Auf die Frage, welche Strategien denn nun effektiv sind und welche nicht, gibt die Wissenschaft keine eindeutige Antwort. Es kommt unter anderem darauf an, ob der Stressor prinzipiell verändert werden kann oder nicht. Können wir ihn nicht verändern, dann nützen den Männern weder kampf- noch fluchtbezogene Bewältigungsstrategien. Frauen sind unter dieser Bedingung mit emotionszentrierten Strategien im Vorteil. Die Unterscheidung, welche Belastungen sich verändern lassen und welche nicht, wird oft als schwierig und problematisch empfunden und in dem bekannten »Gebet der Gelassenheit« zum Ausdruck gebracht: »Gott gebe mir die Gelassenheit, Dinge hinzunehmen, die ich nicht ändern kann, den Mut, Dinge zu ändern, die ich ändern kann, und die Weisheit, das eine vom anderen zu unterscheiden.« (Reinhold Niebuhr in Shapiro 2006)

Bei allem verfügen Männer, falls sie verheiratet sind, im Vergleich zu Frauen über eine enorme Ressource für die Bewältigung von Stress: ihre Ehefrau. Wenn es gut läuft, ist sie ein Garant für bedingungslose Unterstützung, für bessere Gesundheit und ein längeres Leben, was von zahlreichen Studien belegt wird. Im umgekehrten Fall können Frauen davon nur träumen …

DAS GROSSE GESCHLECHTERPARADOX BEI STRESS

BEI BEFRAGUNGEN GEBEN FRAUEN SIGNIFIKANT HÄUFIGER mehr belastende Lebensereignisse, mehr chronische Alltagsbelastungen, eine überdurchschnittlich hohe Stressbelastung und mehr gesundheitliche Beschwerden an als Männer, obwohl sie im Vergleich zu Männern geringere Stresshormonlevel aufweisen. Umgekehrt zeigen Männer die stärkeren psychobiologischen Stressreaktionen, geben aber an, weniger unter Stress zu leiden als Frauen. Wie ist dieses paradoxe Phänomen zu erklären? Es gibt zwei Erklärungen.

TROTZ SCHUTZSCHILD ÖSTROGEN FÜHLEN SICH FRAUEN GESTRESSTER ALS MÄNNER

ERSTENS KÖNNTEN DIE ANGABEN NICHT STIMMEN – »women cry, men deny«: Frauen übertreiben, Männer untertreiben. Dies ist nicht von der Hand zu weisen, schließt aber eine zweite Erklärung nicht aus.

Diese geht davon aus, dass Frauen sich in allen Lebensbereichen stets mehr Sorgen machen als Männer, was sich als Traurigkeit oder Ängstlichkeit äußert, was aber a) unabhängig von einer objektiven Stressbelastung und b) unabhängig vom Stresshormonlevel (Schulz et al. 2002) ist.

Frauen erleben Stress aufgrund einer ausgeprägteren Neigung zu Besorgnis intensiver als Männer und geben bei Befragungen deshalb auch häufigeren Stress an, weil sie tatsächlich mehr Stress *empfinden*. Eine subjektiv stärkere Stressbelastung geht bei Frauen möglicherweise auf ihre stärkere Neigung zur Besorgnis zurück und ist völlig unabhängig von ihren objektiven Stressbelastungen, ihrem objektiven Gesundheitszustand und ihren physiologischen Stressreaktionen. Die verbreitete Vorstellung, dass Frauen im Vergleich zu Männern mehr Stress und einen schlechteren Gesundheitszustand haben, könnte also ein Mythos sein (Schulz et al. 2002).

Richtig ist, dass Frauen unter gleichen Bedingungen subjektiv eher Stress empfinden (fürchten, ein Problem nicht bewältigen zu können, nicht gut genug oder attraktiv genug zu sein, sich zu blamieren et cetera) und sensibler auf körperliche Veränderungen reagieren und deshalb auch häufiger über Beschwerden klagen. Aber die durch ihre Besorgnisneigung bedingte subjektive Stresssensitivität geht nicht – wie man erwarten könnte – mit intensiveren und länger andauernden physiologischen Stressreaktionen einher; im Gegenteil, sie ist eher unabhängig davon. Auch ein Zusammenhang mit objektiven Gesundheitsparametern konnte nicht gefunden werden. Möglicherweise hat die Besorgnis der Frauen einen hemmenden Effekt auf die physiologische Erregung, etwa dadurch, dass eine angstbedingte Anspannung bewusst wird und etwas dagegen unternommen werden kann. So wäre auch zu erklären, dass Männer, die angeben, sich weniger Sorgen zu machen als Frauen, physiologisch trotzdem stärker auf Stress reagieren, und zwar deshalb, weil sie dazu neigen, Symptome eher zu unterdrücken.

Alles in allem sind Frauen offenbar – auch wenn ihnen selbst diese Schlussfolgerung wenig plausibel erscheinen mag – psychologisch (Besorgnis als Alarmsignal) und biologisch (Östrogen) besser vor Stress geschützt als Männer. Das bedeutet nicht, dass Frauen nicht auch unter ihrer Stresssensitivität leiden, aber diese könnte gesundheitsschädigendem Verhalten entgegenwirken. Nicht zuletzt sind die tatsächlich eintretenden körperlichen Stressreaktionen für den Gesundheitszustand langfristig relevant. Möglicherweise leben Frauen deshalb länger, möglicherweise sterben Männer deshalb früher.

TROTZ STÄRKERER NEUROBIOLOGISCHER STRESSANFÄLLIGKEIT FÜHLEN SICH MÄNNER WENIGER GESTRESST ALS FRAUEN, ABER …

FÜR MÄNNER GILT, DASS SIE KÖRPERLICH INTENSIVER auf Stress reagieren als Frauen, obwohl sie insgesamt keine höheren Stressbelastungen aufweisen als diese. Daraus folgt, dass die stärkeren physiologischen Stressreaktionen (zum Beispiel erhöhter Cortisolspiegel, erhöhter Blutdruck, erhöhter Adrenalinspiegel im Urin) auch schon bei einer geringfügig erhöhten Stressdosis gefährlich werden könnten, wobei Männer die körperlichen Symptome möglicherweise selbst gar nicht wahrnehmen oder aber unterdrücken, wodurch etwa der Blutdruck weiter steigen kann. Damit nehmen sich Männer die Möglichkeit, den Stress und seine Auslöser konstruktiv zu bearbeiten – etwa nach dem Motto: »Was ich nicht ernst nehme, das gibt es auch gar nicht.« Oder: »Der Stress geht schon wieder vorbei.«

Möglicherweise endet er sogar mit einem tödlichen Herzinfarkt, denn Herz-Kreislauf-Erkrankungen gehören zu den männertypischen Stresserkrankungen und häufigsten Todesursachen.

Eine groß angelegte, sich über einen 22 Jahre dauernden Beobachtungszeitraum erstreckende Studie aus Dänemark mit über 12 000 Männern und Frauen (Nielsen et al. 2008) bestätigt eindrucksvoll, dass die größere Belastbarkeit von Männern ein Mythos ist, wie die oben aufgeführten Befunde aus der neurobiologischen Stressforschung schon nahegelegt haben. In dieser

Studie sagte ein hohes Maß an subjektiv wahrgenommenem Stress bei Männern eine 30 Prozent höhere Sterblichkeit voraus im Vergleich zu Männern, die nur eine geringe Stressbelastung angegeben hatten. Alle Todesursachen waren bei den gestressten Männern signifikant häufiger vertreten, insbesondere Erkrankungen der Atemwege, Herzinfarkt und Suizid. Der Zusammenhang zwischen Stresslevel und Sterberisiko war bei den gesunden Männern am stärksten ausgeprägt. Bei Frauen konnte ein solcher Zusammenhang nicht gefunden werden.

Natürlich darf man solche Befunde nicht zu einseitig interpretieren. Es geht um komplexe Zusammenhänge, bei denen neben biologischen Dispositionen (beispielsweise angeborene Neigung zu hohem Blutdruck) und Lebensstilfaktoren (beispielsweise Rauchen, mangelnde Bewegung) auch stressassoziierte Persönlichkeitsfaktoren eine Rolle spielen. Sehr plastisch wird dies an der sogenannten Typ-A-Persönlichkeit, die vor einiger Zeit in der psychosomatischen Kardiologie wichtig war. Es wurde angenommen, dass typische Verhaltensmuster dieses Persönlichkeitstyps das Risiko für Herzkrankheiten erhöhen: Ungeduld, permanenter Zeitdruck, verbissener Ehrgeiz, Feindseligkeit, Aggressivität, Ärger, Perfektionismus, Neigung, sich selbst unter Druck zu setzen – alles typisch für den Manager, der ständig »unter Strom« steht, bis er vorzeitig von einem Herzinfarkt dahingerafft wird.

Wie sich ein solcher Typus Mann bei der Arbeit oder gar als Chef verhält, können wir uns vermutlich vorstellen. Wie verhält er sich wohl im Urlaub? Ein karikierendes Beispiel:

»Herr D. macht Urlaub in einem südlichen Land. Während seine Familie badet, liest er eine deutsche Tageszeitung und ärgert sich über die schlechte Lage an der Börse. Dann beobachtet er den nahegelegenen Parkplatz. Er erkennt nach kurzer Zeit, dass die Parkplätze am Strand nicht optimal genutzt werden. Zunächst teilt er diese Tatsache auf-

gebracht seinen Liegestuhlnachbarn mit. Am dritten Tag hält es ihn nicht mehr am Strand, er springt auf und dirigiert schwitzend und mit hochrotem Kopf die Autofahrer und denkt dabei: ›Höchste Zeit, dass hier einer was tut, so kann das nicht weitergehen.‹«

(Techniker Krankenkasse 2013)

Inzwischen geht die Forschung davon aus, dass nicht komplette Persönlichkeitstypen wie der oben beschriebene, sondern einzelne Facetten wie Feindseligkeit oder Ärger einen engeren Zusammenhang mit Herzkrankheiten aufweisen. Trotzdem, ob einzelne Facetten oder in Kombination – diese selbstschädigenden Einstellungs- und Verhaltensmuster sind so wichtig, dass es beispielsweise in New York zahlreiche psychologische Praxen gibt, die sich ausschließlich auf die Behandlung solcher Probleme konzentrieren.

Ein anderer stressbestimmter Typus, der in der kardiologischen Forschung zurzeit untersucht wird, ist die Typ-D-Persönlichkeit, D wie Distress (negativer Stress, Kummer), den herzkranke Männer häufig aufweisen. In diesem Fall leidet man unter negativen Gefühlen wie Ärger, Irritabilität, Angst, Feindseligkeit und depressiver Stimmung, die man aber bewusst unterdrückt, um nicht von anderen abgewertet zu werden. Da das auf Dauer anstrengend ist, vermeidet man soziale Kontakte und verliert damit auch an Selbstvertrauen. Auch bei diesem Persönlichkeitstyp spielen Ärger, der nach innen, aber auch nach außen gekehrt wird, Zynismus und indirekte Aggression eine Rolle. Studien zur Typ-D-Persönlichkeit deuten nicht nur auf ein erhöhtes Risiko für verschiedene Herzkrankheiten hin, sondern auch für Depressionen.

MÄNNER WIRFT SO SCHNELL NICHTS UM – ABER WAS MACHT SIE DEPRESSIV?

WIE BEREITS GESCHILDERT, HABEN MÄNNER unter experimentellen Stressbedingungen stärkere physiologische Stressreaktionen als Frauen, insbesondere dann, wenn sie status- und leistungsbezogenen Stressoren ausgesetzt wurden. Da das Stresserleben von der subjektiven Bewertung der Stressoren abhängt, ist die höhere Stressvulnerabilität von Männern in Bezug auf Status und Leistung deshalb plausibel, weil der durch Leistung erworbene soziale Status und die damit verbundene soziale Anerkennung eine zentrale Rolle für die männliche Identität spielen. Nicht zuletzt beim weiblichen Geschlecht verschaffen sie ihnen Vorteile: Frauen wollen, auch wenn sie emanzipiert und finanziell unabhängig sind, meist einen Mann mit höherem sozialen Status – theoretisch könnten sie sich heutzutage auch einen attraktiven, muskulösen Arbeiter leisten. Wenn sie selbst Karriere machen, finden sie häufig keinen passenden Partner, der alles noch besser kann, als sie selbst. Und wenn der Mann plötzlich von der Karriereleiter stürzt, dauert es oft nicht lange, bis die Frau ihn verlässt.

Was hat es nun mit der männlichen Stressbelastung im realen Leben auf sich, in dem allgemein so viel über Stress geklagt wird? Im Folgenden geht es um verschiedene Arten von chronischem Stress und belastenden Lebensereignissen, die Männer eher depressiv machen als Frauen: psychosoziale Belastungen am Arbeitsplatz, Arbeitslosigkeit, Pensionierung, Scheidung/Trennung/Verwitwung, Alleinleben und chronische körperliche Erkrankungen. Dies sind allesamt Risikofaktoren, die um den sozialen Status kreisen und die Erfüllung damit verbundener psychischer Grundbedürfnisse erschweren: das Bedürfnis nach Autonomie, positivem Selbsterleben, sozialer Anerkennung, Sicherheit und sozialer Integration. Da stillschweigendes Erdulden von Härte und psychischem Druck ein Hauptmerkmal der klassischen Männerrolle darstellt, können wir davon ausgehen, dass psychisches Leiden bei Männern oftmals im Verborgenen bleibt und von außen kaum als solches erkannt wird.

STRESS AM ARBEITSPLATZ

MÄNNER SIND WESENTLICH HÄUFIGER ALS FRAUEN in Vollzeit berufstätig und haben in der Regel kontinuierlichere Arbeitsverläufe. Deshalb sind sie den unterschiedlichsten Arbeitsbelastungen meist stärker ausgesetzt, unter anderem Lärm, Schmutz, Hitze oder Asbest. Entsprechend sind Männer von Berufskrankheiten dreimal häufiger betroffen als Frauen. Zudem sind sie auch höheren Unfallrisiken ausgesetzt, da sie häufiger in gefährlicheren Branchen arbeiten, wie etwa im Baugewerbe, in der Forstwirtschaft, bei der Feuerwehr. Weitere Gesundheitsgefährdungen sind dann gegeben, wenn Männer über Jahre hinweg mehr als 60 Stunden pro Woche arbeiten. Wenn man seinen Achtstundentag kontinuierlich um drei oder mehr Stunden verlängert, muss man damit rechnen, langfristig entweder einen akuten Herzinfarkt zu erleiden oder an einer Depression zu erkranken (Siegrist 2014). Waren früher bei Arbeitsunfällen körperliche Verletzungen die Regel, so hat heute die Depression diese Rolle als »Arbeitsunfall der Postmoderne« übernommen, insbesondere bei jüngeren Berufstätigen.

Etwa die Hälfte der Arbeitnehmer gibt an, psychosoziale Belastungen am Arbeitsplatz zu erleben, Männer häufiger als Frauen. Beispiele sind Arbeitsverdichtung, Zeitdruck, geringe

Handlungsspielräume, geringe Partizipation, Arbeitsplatzunsicherheit, betriebliche Umstrukturierungen oder Mobbing. Diese Belastungen spielen in der heutigen Arbeitswelt eine zunehmende Rolle bei der Entstehung von Herz-Kreislauf-Krankheiten oder psychischen Erkrankungen, wie sich nicht zuletzt an den seit etwa 1990 steigenden Arbeitsunfähigkeits- und Frühberentungsraten aufgrund von Depressionen erkennen lässt.

Insofern ist es auch kaum verwunderlich, wenn am Arbeitsplatz immer öfter mit Medikamenten nachgeholfen (»gedopt«) wird, wie die DAK kürzlich in einer Erwerbstätigenbefragung (2014) herausgefunden hat. War Medikamentenmissbrauch früher vielleicht eher typisch für die Chefetagen, greifen heute auch Beschäftigte der mittleren und unteren Hierarchie zur Pille. Das sogenannte »Pharmakologische Neuroenhancement« (Hirndoping) ist in den letzten Jahren von fünf auf sieben Prozent gestiegen, wobei die Dunkelziffer noch deutlich höher geschätzt wird. Auch bei den Motiven des Hirndopings scheint es typische Geschlechterunterschiede zu geben: Männer wollen ihre Leistung verbessern, Frauen ihre Stimmung. Am häufigsten werden Medikamente gegen Angst, Nervosität und innere Unruhe genommen (dies geben 61 Prozent der 333 Befragten an, die jemals Hirndoping betrieben haben), gefolgt von Antidepressiva (34 Prozent der Befragten). Gründe dafür sind hoher Leistungsdruck, das Gefühl, keine Fehler machen zu dürfen, immer freundlich zu Kunden sein zu müssen, einen unsicheren Arbeitsplatz zu haben, immer top sein zu müssen.

GRATIFIKATIONSKRISEN: UNGLEICHGEWICHT ZWISCHEN ENGAGEMENT UND BELOHNUNG

PSYCHOSOZIALER ARBEITSSTRESS IST IM WESENTLICHEN anhand von zwei Modellen untersucht worden: dem Anforderungs-Kontroll-Modell und dem Modell beruflicher Gratifikationskrisen. Beide

Modelle gehen davon aus, dass mangelnde Möglichkeiten, die eigenen Arbeitsanforderungen oder -abläufe selbst kontrollieren zu können, oder aber unzureichende Belohnung oder Anerkennung Merkmale sind, die berufliche Herausforderungen auf Dauer zu Stressbelastungen machen. In zahlreichen internationalen Studien wurden diese Zusammenhänge nachgewiesen. Das von dem renommierten Medizinsoziologen Johannes Siegrist entwickelte Modell der Gratifikationskrisen, das das Anforderungs-Kontroll-Modell erweitert, beschreibt Folgendes: Eine Gratifikationskrise entsteht dann, wenn wir ein Ungleichgewicht zwischen unserem eigenen Arbeitsengagement (Anforderungen, eigene Ansprüche, Verausgabungsbereitschaft) und unserer Belohnung wahrnehmen, sei es in Form von zu wenig Lohn oder Gehalt, mangelnder sozialer Anerkennung und Arbeitsplatzsicherheit oder ausbleibender Beförderung (Siegrist 2015).

Das Modell der Gratifikationskrisen basiert auf dem Prinzip des sozialen Austausches. Erbringe ich die erforderte Leistung für meinen Arbeitgeber, dann kann ich erwarten, dass ich im Sinne der ausgleichenden Gerechtigkeit dafür eine angemessene Gegenleistung erhalte. Im Idealfall ist dieser Austausch fair, das heißt, es ist kein Ungleichgewicht zwischen Leistung und Belohnung vorhanden. Wird das Gleichgewicht von Leistung und Gegenleistung aber auf Dauer verletzt, kann dies massive Stressreaktionen hervorrufen. Die Wahrscheinlichkeit, infolge einer Gratifikationskrise längerfristig an einer Depression zu erkranken, steigt insbesondere für Männer, die eine überdurchschnittlich hohe Leistungs- und Verausgabungsbereitschaft zeigen, aber aus ihrer Sicht auf Dauer nicht angemessen entschädigt werden. Das folgende Beispiel eines Projektleiters in einer Behörde beschreibt ein solches Dilemma:

»Am Arbeitsplatz läuft es nicht, wie es sein soll. Mit seiner Frau redet er nur noch selten. Kaum kommt Baumann nach Hause, schläft

er schon vor der Glotze ein. Schlafstörungen peinigen ihn. Er hat Angstzustände.

Verantwortlich für ein Millionen-Budget, arbeitet Baumann an internationalen Projekten. Alles scheint perfekt: Der 39-Jährige steht kurz vor der Beförderung. Dann kommen die Panikattacken. Mitten in der Nacht schreckt er wie vom Blitz getroffen plötzlich auf, kriegt keine Luft mehr. Verzweifelt ringt Baumann nach Atem. Er ist sich sicher: Das war's.

Dabei war Baumann doch stets jeder Belastung gewachsen gewesen: 70-Stunden-Wochen waren für ihn eine Kleinigkeit, auch die Dienstreisen am Wochenende machten ihm nichts aus. Nur die dauernden Erkältungen nerven. Und die Rückenschmerzen. Baumann will auf Nummer sicher gehen, sucht einen Arzt auf. Der gibt Entwarnung: ›Kein Grund zur Panik, Sie sind kerngesund.‹

Baumann fährt mit der Familie in Urlaub, erholt sich prächtig. Er fühlt sich wieder richtig fit. Doch kaum aus dem Urlaub zurück, beginnt schon wieder der alte Trott: 15-Stunden-Tage, zu Hause das Schweigen. Dann der Tag X: ein Zusammenbruch vor dem Dienstcomputer. Der zu Hilfe gerufene Notarzt findet keinerlei Anzeichen einer körperlichen Schwäche. Er rät zum Psychiater.

Es geschieht das Undenkbare – Baumann willigt ein, obwohl er doch immer über ›Seelenklempner‹ gelästert hat. Der Facharzt stellt zum ersten Mal die richtige Diagnose: Depression. Erst jetzt wird sichtbar, dass Baumann der Arbeit schon seit langem nicht mehr gewachsen ist. Und dass die Beförderung wackelt – egal wie viele Stunden sich der Projektleiter im Büro abrackert.

Schon nach den ersten Sitzungen fühlt sich Baumann spürbar besser. Ihm wird klar, dass er die Kontrolle über seinen Job zurückgewinnen muss. Er legt kurzfristig eine Arbeitspause ein und bekommt vorübergehend Antidepressiva verordnet, um endlich wieder schlafen zu können. Dann beginnt die eigentliche Therapie.

In den folgenden Monaten lernt Baumann in Gruppensitzungen,

sich Freiräume zu schaffen. Er gibt Projekte ab, nimmt sich Zeit für Sport und Familie. Arbeitet auch nicht mehr jedes Wochenende durch. Dabei hat er sich beileibe nicht vom Leistungsprinzip verabschiedet: ›Für mich war und ist die Arbeit eine Möglichkeit der Selbstverwirklichung‹, betont Baumann. Aber anders als früher fühlt er sich nicht mehr so gehetzt. ›Im Dauerarbeitsstress hatte ich alles andere aus den Augen verloren.‹«

(Spiegel Special 6/2007)

Von beruflichen Gratifikationskrisen sind nicht nur Beschäftigte in höheren Positionen betroffen. Als besondere Risikogruppe gelten gering qualifizierte Personen am unteren Ende der Statusleiter. Sie sind sogar in doppelter Hinsicht von Depressionen betroffen: Erstens haben sie als Angehörige unterer Sozialschichten ohnehin ein etwa doppelt so hohes Risiko als Angehörige höherer Schichten, an einer Depression zu erkranken, und zweitens leiden sie häufiger als andere unter psychosozialem Arbeitsstress.

Gratifikationskrisen sind nicht selten, womit auch arbeitsbedingte Depressionen zunehmen dürften. Schätzungen zufolge liegt der Anteil psychosozialer Arbeitsbelastungen am Zustandekommen einer Depression, die ja von vielen Faktoren abhängt, mindestens bei 20 Prozent. Das bedeutet, dass jede fünfte depressive Erkrankung (aus statistischer Sicht) dem Einfluss psychosozialer Arbeitsbelastungen zugerechnet werden kann. Wenn man bedenkt, dass in vielen Studien etwa 20 bis 30 Prozent der Vollzeitbeschäftigten Gratifikationskrisen angeben und sich dadurch ihr Depressionsrisiko um das Doppelte erhöht, dann ergibt sich daraus eine bedeutsame Steigerung des Depressionsrisikos insgesamt. Dies zeigt, dass arbeitsplatzbezogener Prävention ein hoher Stellenwert zukommen muss.

Dabei ist im Auge zu behalten, dass Arbeitsstress zwei Seiten hat: eine objektive Seite der faktischen Arbeitsanforderungen und -bedingungen sowie eine subjektive Seite der Verausgabungsbereitschaft. Die Bedeutung der psychischen Gesundheit von Arbeitnehmern wird von den Unternehmen erst seit Kurzem erkannt; diverse Maßnahmen zur betrieblichen Gesundheitsförderung werden ansatzweise angeboten. Der Schwerpunkt liegt dabei allerdings eher auf individuellen Ansätzen, etwa auf der Stärkung der Stressresistenz und der Kommunikationsfähigkeit der Mitarbeiter. Dabei wird übersehen, dass ebenfalls strukturelle Maßnahmen durchgeführt werden müssten, um psychosoziale Risiken am Arbeitsplatz zu reduzieren, indem beispielsweise die Möglichkeiten der Mitbestimmung und sozialen Gratifikation erhöht würden.

DEN JOB VERLIEREN

EINE FRAGE, MEINE HERREN: Was würden Sie bevorzugen, schlechte Arbeit oder Arbeitslosigkeit? Wahrscheinlich keines von beiden, denn beides schlägt auf die Psyche, besonders auf die männliche. Eine australische Studie untersuchte über sieben Jahre eine repräsentative Stichprobe von Erwerbstätigen hinsichtlich Gesundheitszustand und Arbeitsstress im Vergleich zu Arbeitslosen. Es zeigte sich, dass sich der Gesundheitszustand derjenigen am unteren Ende der betrieblichen Hierarchie, die durch Gratifikationskrisen besonders belastet waren, im Vergleich zu den besser gestellten Gruppen im Lauf der Zeit zunehmend verschlechterte. Der Effekt war, dass nach sieben Jahren die psychische und körperliche Gesundheit der Schlechtergestellten sogar noch schlechter waren als die der Arbeitslosen (Butterworth et al. 2011).

Die Vorstellung, dass man bei Arbeitslosigkeit wenigstens in keine berufliche Gratifikationskrise geraten kann, ist also kein wirklicher Trost. Wie wichtig die Arbeit ist, merkt man oft erst dann, wenn man keine mehr hat. Durch die Erwerbsarbeit wird nicht nur die materielle Existenz gesichert. Arbeit schafft auch soziale Integration, Anerkennung, Strukturierung der Zeit, vermittelt das Gefühl sinnvollen und nützlichen Tuns und stärkt das Selbstwertgefühl. Welchem Arbeitslosen gelingt es schon, insbesondere dann, wenn er langzeitarbeitslos ist, all dies durch Ersatzaktivitäten zu kompensieren? Zunächst muss erst einmal die neue Lebenslage verarbeitet werden:

- **Man muss mit weniger Geld auskommen, hat aber mehr Zeit, Geld auszugeben.**
- **Arbeitslosigkeit, im Sinne von Untätigkeit, ist nicht dasselbe wie Freizeit, sie ist unbegrenzte freie Zeit.**
- **Man kann nicht monatelang entspannen, das wird zum Stress eigener Art.**
- **Man weiß bald nicht mehr, was man überhaupt noch tun soll.**
- **Man verliert an Selbstachtung und fühlt sich stigmatisiert; die Beziehung zu Freunden, Nachbarn, ehemaligen Arbeitskollegen verändert sich.**

Männer sind häufiger arbeitslos als Frauen, vor allem junge Männer, und sie finden im Vergleich zum gesellschaftlichen Durchschnitt schwerer einen neuen Job als Frauen. Damit sind viele Probleme verbunden, die zu Armut, Isolation, Hoffnungslosigkeit oder sogar Gewalt führen können, auf die wir hier aber nicht weiter eingehen können.

Gerade für Männer, deren Identität wesentlich von ihrer beruflichen Tätigkeit abhängt, ist der Arbeitsplatzverlust ein einschneidendes Ereignis und die anschließende Arbeitslosigkeit eine krisenanfällige Lebensphase mit drohender Verarmung und vielfältigen negativen Auswirkungen auf Körper und Seele. Beim Zusammenhang von Arbeitslosigkeit und Krankheit muss man natürlich berücksichtigen, dass es Wechselwirkungen zwischen beiden gibt: Arbeitslosigkeit macht krank, aber Krankheit kann auch zur Arbeitslosigkeit führen. Männer, die bereits durch Krankheit nicht mehr voll leistungsfähig, das heißt häufig krankgeschrieben sind, verlieren ihren Arbeitsplatz leider oftmals sehr schnell.

Die Folgen von Arbeitslosigkeit werden in der Regel etwa nach einem Jahr sichtbar. Trotz einer in Deutschland zurzeit niedrigen Arbeitslosenrate sind etwa eine Million Menschen länger als ein Jahr arbeitslos. Dann folgt oft eine negative Veränderung des Lebensstils (wenig Bewegung, ungesunde Ernährung, mehr Alkohol und Zigaretten) mit den entsprechenden Auswirkungen, und der soziale Rückzug. Aus der Forschung liegen zahlreiche Befunde vor, dass Arbeitslose einen signifikant schlechteren Gesundheitszustand haben als Erwerbstätige und sogar vorzeitig sterben. Unter den psychischen Folgen nimmt die Depression einen Spitzenplatz ein. Wie neuere Daten des Robert-Koch-Instituts belegen, ist das Depressionsrisiko für arbeitslose Männer im Vergleich zu Vollzeit erwerbstätigen Männern dreimal so hoch, für arbeitslose Frauen »nur« doppelt so hoch (Müters et al. 2013). Verschiedene internationale Studien belegen darüber hinaus auch ein vorzeitiges Sterberisiko bei Arbeitslosen, wobei in dieser Hinsicht Männer stärker betroffen sind als Frauen. Todesursachen sind häufig Herz-Kreislauf-Erkrankungen, Leberzirrhose, Lungenkrebs und Suizid.

Nach all den schlechten Nachrichten nun eine weniger schlechte: Männer haben zwar ein höheres Risiko als Frauen, arbeitslos zu werden (weil sie häufiger in konjunkturabhängigen Branchen arbeiten), sie haben aber bessere Chancen als Frauen, schneller wieder in den Arbeitsmarkt eingegliedert zu werden. Und: Die psychische Gesundheit verbessert sich mit einer neuen Arbeitsstelle.

EINE VERGNÜGLICHE EINSTIMMUNG AUF DIESE LETZTE schwierige Phase im Leben eines Mannes, die mit der Pensionierung einsetzt, bietet Loriots Filmkomödie »Pappa ante Portas« von 1991, ausgezeichnet mit der Goldenen Leinwand. Die Story:

»Heinrich Lohse, Einkaufsdirektor bei der Deutsche Röhren AG, wird nach einer übertriebenen Sparmaßnahme, Ankauf von Schreibmaschinenpapier für die nächsten 40 Jahre, in den Vorruhestand versetzt. An besagtem Tag steht er mittags vor der Haustür und verkündet die ›freudige‹ Überraschung, die nicht so recht ankommt: ›Ich wohne hier!‹ ›Aber nicht jetzt!‹, kontert seine Frau Renate. Heinrich kündigt an, ab sofort sein in 37 Berufsjahren erworbenes Organisationstalent ganz dem Haushalt und der Familie zur Verfügung zu stellen. Mit dem Ergebnis, dass er palettenweise Senf einkauft und der Putzfrau erklärt, wie sie effektiver arbeiten könne. Doch als Heinrich mangels häuslicher Beschäftigung seine Frau Renate zu Kaffeekränzchen und Dichterlesung begleitet und sie beim Einkaufsbummel ungeduldig zur Eile drängt, hängt bald der Haussegen schief. Auf der Suche nach Freiräumen nimmt Renate schließlich eine Nebentätigkeit beim Schokoriegelhersteller Ernst Drögel an, der jedoch eher an einer Affäre interessiert scheint.

Schließlich organisiert Heinrich für Renate eine Überraschung, die dummerweise nach hinten losgeht: Von einem Bekannten aus der Werbebranche lässt er sich überreden, den Schlussteil einer Fernsehserie in seinem Haus drehen zu lassen. Renate sollte eigentlich von den Dreharbeiten nichts mitbekommen, kommt jedoch früher als geplant nach Hause und findet ein totales Chaos vor – das Filmteam hat das ganze Haus auf den Kopf gestellt. Nun ist die Beziehung am Ende, die beiden kommunizieren nur noch über ihren Sohn Dieter miteinander. Gott sei Dank: große Versöhnung am 80. Geburtstag der Schwiegermutter. Heinrich und Renate nehmen sich vor, in Zukunft

gemeinsam ›etwas Sinnvolles‹ zu unternehmen. Schlussszene: ein kleines dilettantisches Blöckflötenständchen für Sohn und Haushälterin.«

(modifiziert nach Wikipedia)

Pensionierung – das ist nicht nur der endgültige und unwiderrufliche Ausschluss aus der Arbeitswelt, der eigentlichen Welt des Mannes, sondern auch der unfreiwillige formale Eintritt ins Alter. Auch wenn die Medien die neuen Alten »feiern«. Pensionierung bedeutet zwar Freiheitsgewinn, aber auch, wie Langzeitarbeitslosigkeit, Rollenverlust, Statusverlust, Kontrollverlust, Männlichkeitsverlust (nur ohne Geldsorgen). Und das für den Rest des Lebens, falls keine neuen Orientierungen gefunden werden. Das ist besonders schwierig für ehemalige Alpha-Männer.

Nach dem Renteneintritt gibt es im Wesentlichen zwei Krisen: die Ehekrise und die Statuskrise.

DIE EHEKRISE

DIE EHEKRISE KANN ENTSTEHEN, insbesondere bei ehemaligen Managern, die viel unterwegs waren, sodass die Frau ihr Leben quasi ohne Mann gelebt und eingerichtet hat, wenn dieser nun plötzlich rund um die Uhr zu Hause ist und in die weiblich organisierte Welt eindringt – womöglich noch mit guten Ratschlägen. Das funktioniert nicht, auch für den Mann nicht, denn der, wenn er sich nicht neue außerhäusliche Bereiche erschließt, ist im Haus, im Familienleben und im Kreis der Freundinnen seiner Frau gefangen. So schreibt die Schriftstellerin Hannelore Schlaffer in ihrem Buch »Die City« treffend:

»Das ältere Ehepaar tritt, obwohl nur aus zwei Mitgliedern bestehend, gern im Gänsemarsch auf: Die Frau leitet die Entdeckungsreise in die City, der Mann folgt, entspannt und ein wenig verlegen. Denn nun wer-

den die Territorien aufgesucht, in denen die Frau seit je Fachmann war: Kleidergeschäfte, Lebensmittel- und Delikatessenläden, Haushaltswarenabteilungen. Die Prüfung der Konsumgüter obliegt den Frauen, der Mann darf sie mit einem Nicken oder Kopfschütteln bestätigen oder ablehnen. Was der Prüfung standhält und mitgenommen wird, darf er nach Hause tragen. Vom Kaufhaus sieht man die Gattin unbeschwert, den Gatten mit Plastiktüten bepackt zum Parkhaus schreiten.«

(Schlaffer 2013, S. 77f.)

Das klingt noch ziemlich friedlich, aber der Schein kann trügen. Eine aufwändige soziologische Studie, in der 840 Interviews mit Japanerinnen zu ihrem Stresserleben nach der Pensionierung ihrer Männer ausgewertet wurden, kommt zu dem Ergebnis, dass es tatsächlich ein »Retired Husband Syndrome« (Ehemann-Pensionierungs-Syndrom) bei Ehefrauen gibt, das sogar mit zunehmender Dauer des Ruhestands schlimmer wird. Es ist gekennzeichnet durch höheren subjektiven Stress, Schlafstörungen und Depressivität. Aber nicht nur den Ehefrauen dieser Ruheständler ging es schlechter, auch den Ruheständlern selbst (Bertoni, Brunello 2014). Deshalb wundert es nicht, dass die Scheidungsraten unter Rentnerehepaaren in den letzten Jahren signifikant gestiegen sind, nicht nur in Japan, einem Land mit stark traditionellen Geschlechterrollen, sondern auch in Deutschland.

DIE STATUSKRISE

NICHT WENIGER SCHWERWIEGEND als die oben beschriebene Ehekrise ist die Statuskrise des Mannes, mit der gleichzeitig eine Krise seines Alterns und seiner Männlichkeit einhergeht. Männlichkeit, durch Erwerbsarbeit und Leistungsfähigkeit definiert, lässt sich im Ruhestand kaum noch beweisen, geschweige denn kompensieren. Nicht mehr erwerbstätig sein zu können bedeutet, abhängig zu werden von der Versorgung anderer. Abhängig sein – das möchte kein Mann. Was unsere gesellschaftlichen Altersbilder angeht, kommen alternde Männer in der Regel zwar besser weg als alternde Frauen (»Ein Mann wird durch Erfahrungen klüger, eine Frau wird durch Erfahrungen älter«, Henri de Montherlant), vielleicht werden sie aber auch nur subtiler diskriminiert. Im Bergbau etwa werden als »alter Mann« (auch Altermann oder Toter Mann, Mehrzahl: Altmänner) aufgegebene Stollen, nicht mehr benutzte Strecken sowie ausgeräumte Abbaue bezeichnet. Ein alter Mann ist zu nichts mehr zu gebrauchen? Woody Allen, der es ja wissen sollte, hat einmal gesagt: »Alt werden ist ein schlechtes Geschäft. Wenn Sie es irgendwie vermeiden können, lassen Sie es.«

Besonders für Männer markiert die Pensionierung den Eintritt ins Alter und damit in einen sozialen und biologischen Prozess des Statusverlustes, der letztlich auch die Angst vor Abhängigkeit einschließt. Dieser Prozess ist gekennzeichnet durch die Erfahrung einer sozialen Degradierung infolge der Entberuflichung, wie die Soziologen sagen, durch die Erfahrung der Dissonanz zwischen verinnerlichten Männlichkeitsnormen und reduzierten Möglichkeiten, diese zu erfüllen oder zu kompensieren, durch den allmählichen körperlichen und geistigen Abbau und schließlich durch die Erfahrung, als »Minderheit« in einer von Frauen dominierten Umwelt zu (über)leben. Psychoanalytiker sprechen vom Alter auch als einer narzisstischen Krise des Mannes.

Die Angst davor lässt sich vielleicht verdrängen, indem Mann nach Möglichkeiten sucht, die Illusion von zeitloser Männlichkeit aufrechtzuerhalten. Prominente Beispiele:

Volksmusiksänger Heino hat der Bildzeitung vor Jahren verraten, dass er noch mit 69 Jahren jede Woche dreimal mit seiner Frau schläft, und das ohne Viagra.

(BILD vom 9.12.2008)

Der ehemalige Fernsehmoderator Jean Pütz ist mit 74 Jahren noch einmal Vater geworden. Damit liegt er ganz vorn im Trend zur späten Vaterschaft, nur noch getoppt vom inzwischen verstorbenen US-Schauspieler Anthony Hopkins, der es mit 81 noch schaffte.

GESUNDHEITLICHE FOLGEN DER PENSIONIERUNG

NACH DIESEN KLEINEN ABSCHWEIFUNGEN nun zurück zu wissenschaftlichen Befunden und unserer Frage: Erhöht sich nach der Pensionierung das Depressionsrisiko für Männer? Die Medien berichten zwar darüber, aber es gibt kaum Daten dazu. Insgesamt fällt auf, dass in der Wissenschaft das Thema »Männer und Alter« kein Thema ist – was möglicherweise den Eindruck bestätigt, dass ältere Männer jenseits von Politik und Entertainment keinen hohen gesellschaftlichen Stellenwert haben.

Der Zusammenhang zwischen Pensionierung und Depressionsrisiko ist sehr komplex und wäre am besten durch Langzeitstudien zu untersuchen, die möglichst viele Einflussfaktoren kontrollieren. Die wenigen empirischen Befunde, die es bisher dazu gibt, sind kaum nach Geschlecht differenziert und nicht eindeutig. Die Pensionierung kann sowohl positive als auch negative Effekte auf die psychische Gesundheit haben, wobei dies abhängig ist von Belastungen, die schon lange vor der Pensionierung bestanden haben. Wer 20 Jahre vor seiner Berentung eine niedrige Position inne hatte, sowie einen geringen Lebensstandard, hohe Arbeitsbelastungen bei geringen Handlungsspielräumen und nur wenig soziale Beziehungen, hat ein erhöhtes Depressionsrisiko nach seiner Berentung (Virtanen et al. 2015).

Weitere Forschungsergebnisse deuten eher auf eine Verbesserung der psychischen Gesundheit nach Berentung bei Männern und Frauen, was gut zu der Tatsache passt, dass Depressionen im Alter zurückgehen, aber relevant bleiben. Dieser allgemeine positive Trend schließt aber nicht aus, dass Männer, die ausschließlich für ihren Beruf gelebt hatten, nicht doch anschließend ein höheres Depressionsrisiko haben, das aber möglicherweise erst nach kurzzeitigen positiven Effekten (»holiday effect«) auftritt. Eine Studie des Institute of Economic Affairs in England (Sahlgren 2013) hat einen großen europäischen Paneldatenpool (Daten, die in zeitlichen Abständen wiederholt erhoben wurden) mit ausgefeilter Methodik ausgewertet und kommt zu klaren Ergebnissen: Kurz nach der Berentung verbessert sich die körperliche und psychische Gesundheit kurzfristig, um sich mit zunehmender sozialer Isolation und Inaktivität im weiteren Verlauf drastisch zu verschlechtern, und zwar nicht nur bei Männern, sondern auch bei Frauen. Das Risiko für eine klinische Depression erhöhte sich um 40 Prozent, das Risiko, mindestens eine körperliche Erkrankung zu bekommen, um 60 Prozent. Die weiteren alters- und bildungskorrigierten Analysen zeigen, je länger der Ruhestand dauerte, umso schlechter wurde die psychische Gesundheit: Das Depressionsrisiko stieg nochmals um 17 Prozent, das Risiko für eine körperliche Krankheit um 22 Prozent. Meine Herren, das Fazit aus diesen Befunden: länger arbeiten oder aktiv bleiben und soziale Kontakte pflegen!

Was uns aber auch noch in diesem Zusammenhang interessiert: Was passiert eigentlich mit Alpha-Affen, die ihren sozialen Status verlieren, weil sie nicht mehr stark genug sind, diesen zu behaupten? Sie werden von ihrer Gruppe ausgestoßen, ihre vorher hellen Gesichter werden innerhalb weniger Tage dunkel, sie magern ab, sie verlieren die Haare, sie haben kaum eine Überlebenschance, wenn sie nicht zu einer anderen Gruppe wechseln, an deren Randzone sie ein unbeachtetes, aber friedliches Leben im Alter fristen können. Der amerikanische Stressforscher Robert Sapolsky, der zwanzig Jahre mit einer wilden Pavianhorde in Kenia lebte, konnte beobachten, wie Ex-Alpha-Männchen es schafften, nicht ausgestoßen zu werden: Sie kümmerten sich ausschließlich um den Nachwuchs ihrer Gruppe (https://www.allianzdeutschland.de/soziales-verhalten...tieren.../index).

Ist eine solche »Metamorphose« nicht auch für Männer denkbar? Im 19. Jahrhundert jedenfalls wurde der Mann als Großvater verklärt. »Auf den Boulevards erscheint er mit den Enkeln, bleibt aber immer noch Herr. Herren wollen sie nicht mehr sein, die älteren Männer, die heute in der Stadt an der Seite ihrer Frau erscheinen, und ihre Funktion als Großvater stellen sie öffentlich erst am Nachmittag zur Schau« (Schlaffer 2013, S. 78). Wer sich im Alter sozial engagiert, sei es als Großvater oder in einem Ehrenamt, tut nicht nur den anderen Gutes, sondern auch sich selbst.

DIE FRAU IST WEG – PLÖTZLICH ALLEIN

JAHRZEHNTELANG GING DIE SCHEIDUNGSRATE AUFWÄRTS, zurzeit sinkt sie leicht. Es wird nicht mehr jede zweite, sondern »nur« noch jede dritte Ehe geschieden, und die Paare sind länger verheiratet als noch vor zwanzig Jahren. Das bedeutet aber nicht, dass Ehen und Familien stabiler geworden sind. Denn: Da weniger geheiratet wird, gibt es auch weniger Ehen, die geschieden werden können. Laut Statistischem Bundesamt werden die meisten Scheidungsanträge von Frauen eingereicht. Ein großes Unglück für die Männer! Diese sind zwar eher für Seitensprünge zu haben, stellen aber in der Regel dadurch ihre Ehe nicht infrage.

Das Klischee, dass die Frau wegen einer anderen (Jüngeren) verlassen wird, ist also nicht der übliche Scheidungsgrund, wie oft vermutet wird. Auch ist es eine weit verbreitete Vorstellung, dass Frauen mehr leiden, wenn der Mann sich trennt.

Die Forschung hingegen belegt: Männer haben bei Trennung oder Scheidung ein deutlich höheres Risiko, an einer Depression zu erkranken oder Suizid zu begehen, besonders in den ersten zwei Jahren nach dem Ereignis. Wie wir bereits wissen, sind Männer weniger krank und leben länger, wenn sie verheiratet sind/eine feste Partnerschaft haben. Also scheint es nur logisch, dass es ihnen schlechter geht, wenn sie plötzlich allein dastehen – und nach gängigem Klischee auch noch schuld daran sind, dass es mit der Partnerschaft nicht geklappt hat.

Trennung und Scheidung sind noch weit davon entfernt, von der Öffentlichkeit als Gesundheitsrisiko für Männer anerkannt zu werden. Nach Erfahrungen von Familienberatungsstellen trauen sich zunehmend mehr Männer, Hilfe zu suchen, weil sie verlassen wurden und nicht mit der Trennung zurechtkommen. Die Trennung trifft sie oft überraschend, weil sie Signale ihrer Frauen nicht rechtzeitig bemerkten, um doch noch gegensteuern zu können. Frauen suchen meist früher professionelle Hilfe und versuchen, die Beziehung zu retten. Aber es scheint so, als sei die Schwelle, sich in Beratung zu begeben, in den letzten Jahren für Männer niedriger geworden, denn die Folgewirkungen einer Trennung können vielfältig und gravierend sein: dramatischer Rückgang der Leistungsfähigkeit und Aktivitäten, Arbeitsplatzprobleme, Alkohol- und Drogenmissbrauch, Ernährung durch Fast Food, Vereinsamung, Hilflosigkeit, Depression. Eine Scheidungsanwältin berichtet:

»Der Mann war Gymnasiallehrer, Mitte 30, und mit einer Lehrerin (in einer anderen Schule) neun Jahre verheiratet. Nach seiner eigenen Darstellung gab es keine gravierenden Probleme in der Beziehung. Kinder wollten beide nicht, auch wenn die Frau manchmal sagte, vielleicht sollten sie es doch noch mal versuchen. Auch von einer Adoption war nach seiner Aussage öfter die Rede. Er habe das aber

nicht sehr ernst genommen. Schließlich hätten sie ›dauernd genug Bälger um sich herum‹.

Der Mann war wie ›vom Blitz gerührt‹, als ihm eines Tages seine Ehefrau gestand, sie hätte seit einiger Zeit ein außereheliches Liebesverhältnis. Er konnte das nicht akzeptieren, wollte auch keine Einzelheiten wissen und kam zu mir, um die Scheidung zu besprechen. Die Ehefrau würde die Trennung akzeptieren.

Bis zu diesem Zeitpunkt hätte der Mann keine gesundheitlichen Beeinträchtigungen gehabt, sagte er mir. Auf Nachfrage gestand er aber, dass die beiden Ehepartner vor etwa zwei Jahren eine Paartherapie in Anspruch genommen hatten. Die sexuelle Lust war ›beidseitig verschüttet‹ gewesen, auch gab es Erektionsstörungen. Aber das wäre ja normal in einer langjährigen Beziehung. Auch andere Männer im Bekanntenkreis ließen durchblicken, dass es bei ihnen zu Hause ähnlich aussah. Die Paartherapie brachte aus seiner Sicht keine Erfolge.

Sobald das Scheidungsverfahren eingeleitet war, ging es gesundheitlich mit meinem Mandanten bergab. Er klagte über Schlafstörungen, Appetitlosigkeit und Niedergeschlagenheit. Es stellte sich über einen längeren Zeitraum heraus, dass er jetzt auch mehr und regelmäßig Alkohol in beträchtlichen Mengen konsumierte. Er habe das erst spät selbst bemerkt, da sich die Alkoholsucht unter einer Änderung des Lebensstils versteckt hatte. Er lebte jetzt von seiner Ehefrau getrennt und allein, sodass er aus einem ›ehelichen Rhythmus‹ geriet, ohne das bewusst wahrzunehmen. Auch in der Schule hätten sie nichts bemerkt. Eine Psychotherapie lehnte er rundweg ab, so etwas wäre nicht nötig. Ihm ginge es ›medizinisch gut, nur gesundheitlich schlecht‹. Auch der Hausarzt hätte ihm bestätigt, dass mit ihm alles in Ordnung ist.

Direkt nach der Scheidung, die im Wesentlichen glatt und im gegenseitigen Einvernehmen verlief, ging es gesundheitlich mit meinem ehemaligen Mandanten abwärts. Er bekämpfte, wie er mir gestand, seine Depression nicht mit Pillen, sondern mit Alkohol. Eine Selbsthilfegruppe aufzusuchen, hielt er nicht für nötig.

Da er wieder eine Partnerschaft eingehen wollte, versuchte er, als Kursleiter in der Volkshochschule Frauenbekanntschaften zu machen, was – nach seinen Aussagen – gelang. Die Beziehungen hielten aber nicht lange. Es ist zu vermuten, dass auch sein erheblicher Alkoholkonsum dabei eine Rolle spielte. Jedenfalls fielen ihm nach seiner Meinung die Trennungen nun nicht mehr so schwer wie bei seiner Scheidung.

›Rettung‹ brachte ihm der Sport in einer Mannschaftssportart (Hallenfußball). Er hatte nun zweimal in der Woche ein abendliches Ziel ohne Alkohol. Der psychische Druck sei weniger geworden, ›aber nicht weg.‹ Die Sehnsucht nach einer ›echten‹ Partnerschaft sei groß. Er sagte zu mir: ›Ich weiß nicht, ob ich depressiv bin. Ich habe meine Libido ja nicht wirklich verloren, nur ist das alles sehr belastend.‹ Eine neue Beziehung, so sagte er, solle auf keinen Fall je wieder zu einer gesetzlichen Ehe führen.«

(Bittner-Capelle 2014, S. 83f.)

PROBLEME VON SCHEIDUNGSVÄTERN

FÜR VIELE MÄNNER BRICHT MIT DER SCHEIDUNG UND, wenn Kinder da sind, mit dem Verlust der Familie ihr Lebensmittelpunkt zusammen. Zu den emotionalen Problemen kommen finanzielle Probleme hinzu, oft werden aus Vätern reine »Zahlväter«, denen der Kontakt zu den Kindern erschwert wird. Etwa 90 Prozent der Kinder leben bei ihrer Mutter. Für Männer ist dies oftmals der Beginn einer existenziellen Lebenskrise, die sich jedoch meist im Verborgenen abspielt. Denn in der Öffentlichkeit wird fast ausschließlich das Schicksal von geschiedenen alleinerziehenden Müttern und das Schicksal von Scheidungskindern thematisiert; sie gelten als Scheidungsopfer – das Schicksal von geschiedenen Vätern existiert in der öffentlichen Wahrnehmung nicht, vielmehr werden sie auch hier als »Täter« abgestempelt, die an allem schuld sind. Für Mütter und Kinder gibt es zahlreiche private und staatliche Hilfen, Väter stehen oft allein da und werden nicht selten vom Jugendamt und Familiengericht im Sorge- und Umgangsrechtsverfahren hingehalten und als Väter entwertet, indem ihre Rechte weniger berücksichtigt werden als die der Mütter.

Und die Kinder? Auch sie haben Rechte, etwa das Recht auf regelmäßigen Kontakt zu ihrem Vater. Gerade die US-amerikanische Vater-Kind-Forschung hat gezeigt, wie wichtig Väter für eine gesunde Entwicklung ihrer Kinder sind, besonders für Jungen. Diese scheinen unter der Trennung ihrer Eltern besonders zu leiden, was sich häufig durch Verhaltensauffälligkeiten, Lernstörungen und Drogenmissbrauch äußert.

Die klischeehafte Vorstellung, dass geschiedene Männer ein neues Leben in Saus und Braus führen, während die Ex unter Armut, Isolation und Sorge für die Kinder leidet, ist eher ein Mythos, der von einschlägigen internationalen Studien entlarvt wird.

Eine soziologische Studie, in der 3600 Scheidungsväter befragt wurden, kommt zu folgenden unerwarteten Ergebnissen (Amendt 2006):

- Fast drei Viertel der Befragten gaben an, dass sich die Trennung auf ihre Gesundheit und auf ihren beruflichen Alltag ausgewirkt hat,
- 37 Prozent berichteten von vorübergehenden körperlichen und psychischen Gesundheitsproblemen,
- 31 Prozent berichteten von ständigen körperlichen und psychischen Gesundheitsproblemen, unter denen sie fünf Jahre und länger gelitten hatten,
- 7 Prozent berichteten von einer Kündigung ihres Arbeitsplatzes,
- 17 Prozent berichteten, das Interesse an ihrer Arbeit verloren zu haben,

- **11 Prozent wechselten den Arbeitsplatz,**
- **19 Prozent stürzten sich nach der Trennung in ihre Arbeit.**

Eine repräsentative kanadische Langzeitstudie bestätigt ebenfalls, dass Männer im Vergleich zu Frauen von einem höheren Depressionsrisiko nach Trennung/Scheidung betroffen sind. Scheidungsmänner haben ein sechsmal höheres, Scheidungsfrauen ein dreieinhalbmal höheres Depressionsrisiko verglichen mit verheirateten Geschlechtsgenossen/-innen innerhalb von zwei Jahren nach der Scheidung. Werden Einflussfaktoren wie Veränderung des Einkommens, soziale Unterstützung, Kinderzahl, Beschäftigungsstatus, Bildung, Alter und vorgängige depressive Episoden herausgerechnet, so bleibt noch immer ein höheres Depressionsrisiko für Männer bestehen (Rotermann 2007).

Geradezu tödliche Konsequenzen kann die Kombination von Scheidungsstress und chronischem Stress am Arbeitsplatz haben. Das ist das Ergebnis einer über sieben Jahre durchgeführten US-Studie mit 12000 Männern (Matthews, Gump 2002). Während verheiratete Männer besser mit Arbeitsstress umgehen können, sterben geschiedene Männer, die chronischen Arbeitsstress haben – unabhängig von Risikofaktoren wie Rauchen oder Alkoholkonsum – vorzeitig und doppelt so häufig an Herzinfarkt oder anderen Ursachen.

Also, meine Herren, denken Sie an den Spruch: »Happy wife, happy life.« Seien Sie achtsam und machen Sie Ihre Frau glücklich, solange sie noch nicht die Scheidung eingereicht hat. Das ist ganz eindeutig eine Win-win-Strategie – Und wissenschaftlich bewiesen (Carr et al. 2014).

TOD DER LEBENSPARTNERIN

NICHT NUR TRENNUNG UND SCHEIDUNG, sondern auch der Tod der Lebensgefährtin ist für Männer ein dramatisches Lebensereignis. Der Verlust des Partners ist wohl einer der schwersten Schicksalsschläge überhaupt, der uns treffen kann. Dabei sind Männer aufgrund ihrer geringeren Lebenserwartung rein statistisch in der glücklichen Lage, diese nicht so häufig erleben zu müssen wie ältere Frauen; der Tod ihres Mannes stellt für sie fast ein zu erwartendes Lebensereignis dar, sozusagen etwas Verbindendes, kollektiv Geteiltes. Der Tod der Ehefrau erscheint Männern dagegen eher als ihr persönliches Schicksal, das allein deshalb möglicherweise schon gravierendere Folgen hat. Sowohl geschiedene als auch verwitwete Männer weisen die höchsten Depressions- und Suizidraten auf. In den meisten Studien, die den Zusammenhang zwischen Verwitwung und Depression untersucht haben, zeigt sich übereinstimmend, dass bei verwitweten Männern im Vergleich zu verheirateten Männern das Depressionsrisiko um ein Vielfaches höher liegt als bei Frauen (im Vergleich zu verheirateten Frauen).

Im weiteren Zeitverlauf zeigen sich diese Geschlechterunterschiede sogar noch deutlicher. Frauen können auf Dauer offenbar besser mit dem Verlust ihres Mannes umgehen als Männer mit dem Verlust ihrer Frau. Auch was körperliche Erkrankungen oder die Sterblichkeit nach Verwitwung angeht, sind Männer einem höheren relativen Risiko ausgesetzt, das die ohnehin höhere vorzeitige Sterbewahrscheinlichkeit von Männern noch weiter erhöht. Eine finnische Studie (Martikainen, Valkonen 1996) dokumentiert dies fast erschreckend an einer Stichprobe von 1,58 Millionen verheirateter Männer und Frauen im Alter von 34 bis 84 Jahren. Während das Sterberisiko verwitweter Frauen gegenüber dem verheirateter Frauen um 9 Prozent erhöht war, betrug dieses bei verwitweten gegenüber verheirateten Männern 21 Prozent.

Besonders hoch, nämlich bei 66 Prozent, liegt das Sterberisiko für Männer im Alter von 35 bis 64 Jahren, einem Alter, in dem die Sterblichkeitsrate allgemein eher niedrig ist und somit der Verlust umso tragischer erlebt wird. Bei den verwitweten Frauen waren es »nur« 25 Prozent, die nach dem Tod ihres Mannes vorzeitig starben.

Woran sterben Männer nach dem Tod ihrer Frau? Im Vergleich zu verheirateten Männern sterben sie dreimal so häufig an Suizid, dreimal so häufig an den Folgen chronischen Alkoholmissbrauchs, deutlich häufiger an Herz-Kreislauf-Erkrankungen, bestimmten Krebsarten und Verkehrsunfällen.

Für die enorme körperliche und psychische Verletzlichkeit verwitweter Männer gibt es verschiedene Erklärungen:

- **Männer verlieren mit ihrer Frau die einzige Vertrauensperson und Quelle emotionaler und sozialer Unterstützung, das heißt, sie verlieren mehr als Frauen, die meist schon vor dem Tod ihres Mannes ein größeres Netzwerk enger Beziehungen haben.**
- **Männer verlieren damit auch die gesundheitsfördernde Wirkung der Ehe.**
- **Männer suchen und erhalten weniger soziale Unterstützung durch andere.**
- **Männer haben weniger emotionale Ressourcen, um ihre Trauer zu verarbeiten.**
- **Männer tendieren eher zu selbstschädigendem Alkohol- und Nikotinmissbrauch.**
- **Männer sind auf den Verlust weniger vorbereitet als Frauen, weil sie meist davon ausgehen, eher zu sterben als ihre Frau.**

Zwei Dinge sollen nicht unerwähnt bleiben:

ERSTENS: DAS, WAS GERN ALS das »Lustige-Witwen-Phänomen« beschrieben wird, hat mit der besseren sozialen Einbettung und mit einer möglicherweise höheren Anpassungsfähigkeit von Frauen zu tun – und mit der Tatsache, dass insbesondere ältere Frauen sich auf Dauer befreit fühlen könnten von den langjährigen Verpflichtungen rund um den Ehemann. Deshalb heiraten sie in den meisten Fällen auch nicht wieder, sondern genießen ihre Freiheit und ein geselliges Leben.

Zweitens: Die Wahrscheinlichkeit, dass ältere verwitwete Männer eine neue Partnerschaft eingehen (auch wieder heiraten), ist im Vergleich zu Frauen höher. Schließlich finden sie einen Pool jüngerer potenzieller Partnerinnen vor und haben besonders gute Chancen, wenn sie über einen höheren Bildungsstand verfügen. Wir müssen allerdings zugeben, dass eine bald nach dem Tod der Ehefrau eingegangene neue Partnerschaft etwas Irritierendes hat: Wollen Männer versorgt werden? Nicht mehr einsam sein? Wollen sie ihre Rolle als beschützender Partner einer Frau nicht verlieren? Wollen sie einer drohenden Depression entgehen?

Möglicherweise stellt das rasche Eingehen einer neuen Partnerschaft hierbei eine pragmatische und problemzentrierte Bewältigungsstrategie dar, mit der die Männer große Vorteile erlangen: Sie werden versorgt, als Mann bestätigt, tun indirekt etwas für ihre Gesundheit und sie investieren in ihre Lebensverlängerung – zumindest dann, wenn die neue Partnerin deutlich jünger ist als sie.

Was das Klischee »alter Mann, junge Frau« betrifft, scheinen Ergebnisse einer demografischen Studie an 2 Millionen dänischen Paaren dies zu bestätigen (Drefahl 2010). So haben Männer mit einer sieben bis neun Jahre jüngeren Partnerin ein um 11 Prozent geringeres relatives Sterberisiko als Männer mit einer gleichaltrigen Partnerin. Für Frauen ist es umgekehrt: Ein junger Liebhaber bringt sie eher ins Grab. Über mögliche Gründe können wir an dieser Stelle leider nicht weiter nachdenken.

ALLEIN LEBEND, MÄNNLICH …

WAS BEDEUTET DAS SINGLE-LEBEN: Erfolgsmodell einer sich mehr und mehr individualisierenden Gesellschaft? Indikator für Bindungslosigkeit, für lange Karrierephasen, für zunehmende Unverträglichkeiten zwischen Männern und Frauen, für soziale Desintegration, gesteigerten Narzissmus und für den Verlust traditioneller Lebensformen? Oder ist es ein Verweigerungsmodell junger Männer in einer männerfeindlichen Gesellschaft? Vielleicht hat das Singleleben von all dem ein wenig. So heterogen wie die vielen Facetten des Singlelebens sind auch die Singles in ihren unterschiedlichen Lebensphasen: die 20- bis 30-Jährigen vor der Familiengründung, die getrennt und geschieden Lebenden um die 50, die älteren verwitweten Frauen, die zuweilen ein angenehmes Leben führen. Allein leben kann heißen, allein in einer Wohnung zu leben (das ist die Definition des Statistischen Bundesamtes), dabei eine feste Partnerschaft zu haben – oder aber ohne Partner zu sein. Allein zu leben bedeutet also nicht zwingend, einsam zu sein.

Tatsache ist, dass noch nie so viele Deutsche allein gelebt haben wie heute: 2011 waren 21 Prozent der Frauen und 19 Prozent der Männer allein lebend (der höhere Anteil der Frauen ergibt sich durch die allein lebenden Frauen ab 60 Jahren beziehungsweise durch die geringere Lebenserwartung der Männer). Aber: Der Anteil der allein Lebenden ist von 1991 bis 2011 bei den Männern sprunghaft um 81 Prozent auf 7,4 Millionen angestiegen, bei den Frauen lediglich um 16 Prozent auf 8,5 Millionen. Vor allem junge Männer im Alter von 18 bis 34 Jahren sind Singles, nämlich 27 Prozent. Auch im mittleren Alter, ab 35 Jahren, übertreffen die Männer die Frauen im Alleinleben, wobei 60 Prozent der Männer in diesem Alter noch nie verheiratet waren und vom Statistischen Bundesamt als »echte Junggesellen« bezeichnet werden.

Interessant ist, dass allein lebende Frauen einen höheren beruflichen Status aufweisen als nicht allein lebende – die Single-Frau repräsentiert also in dieser Hinsicht ein Erfolgsmodell. Bei Männern ist leider das Gegenteil der Fall: Allein lebende Männer haben einen eher niedrigen Status inne und sind zu 20 Prozent von staatlicher Unterstützung abhängig. Auch was das psychische Wohlbefinden angeht, zeigen sich deutliche Geschlechterunterschiede.

Die höhere Zufriedenheit der Singlefrauen steigt noch mit zunehmendem Alter und zeigt, dass Frauen aufgrund ihrer höheren Sozialkompetenz auch eine bessere Singlekompetenz haben könnten. Im Unterschied zu Frauen sind Männer, was psychisches Wohlbefinden, soziale Unterstützung und die Bewältigung von Lebenskrisen angeht, stärker auf eine Partnerin angewiesen. Insofern wundert es nicht, dass allein lebende Männer häufiger krank und depressiv sind und früher sterben als verheiratete oder in Partnerschaft lebende Männer. Das größte Problem sind Einsamkeit und Isolation, die mit dem Singleleben einhergehen können und das Depressions- und Suizidrisiko erhöhen, ganz besonders für alleinstehende alte Männer. Ab dem Alter von fünfundsechzig Jahren steigt die Suizidrate bei den Männern noch einmal exzessiv an, dann beenden fünfmal mehr Männer ihr Leben als Frauen.

Auch wenn das Singledasein heute als eine gängige Lebensform mehr oder weniger freiwillig praktiziert wird – in den 70er-Jahren des letzten Jahrhunderts wurde es noch als Vision von Freiheit und Unabhängigkeit verherrlicht –, zeigen sich nun auch deutlicher die Schattenseiten: für junge Männer in prekären Arbeitsverhältnissen oder Arbeitslosigkeit ohne Aussicht auf Familiengründung, für geschiedene oder verwitwete Männer in mittlerem Alter mit niedrigem Sozialstatus, die kaum eine neue Partnerin finden, und für alte verwitwete Männer, die oft meinen, nur noch durch Suizid ihre trostlose Lebenssituation beenden zu können.

LEBEN MIT EINER CHRONISCHEN KÖRPERLICHEN KRANKHEIT

HERZERKRANKUNGEN, DIABETES, SCHLAGANFALL, KREBS und chronische Atemwegserkrankungen – das sind die häufigsten chronischen Krankheiten. Es handelt sich um lang andauernde Erkrankungen, die ständiger Behandlung und Kontrolle bedürfen und die Lebensführung stark beeinträchtigen können.

Nach Daten des Robert-Koch-Instituts gaben 43 Prozent der befragten Frauen und 38 Prozent der Männer im Jahr 2012 an, von mindestens einer chronischen Krankheit betroffen zu sein (GEDA 2012). Im Vergleich zu vorherigen Befragungen in 2009 ist die Häufigkeit bei den Frauen gleichgeblieben, bei den Männern tendenziell gestiegen. Risikofaktoren für die oben genannten Erkrankungen sind: ungesunde Ernährung, mangelnde körperliche Bewegung, Rauchen und exzessiver Alkoholkonsum. Also Faktoren, die wir mehr oder weniger selbst kontrollieren können. Kontrolle ist in diesem Fall gut, meine Herren!

Sollte es zu einer chronischen Erkrankung gekommen sein, ist einiges zu bewältigen:

- **Der Schock, dass die körperliche Unversehrtheit nicht mehr gegeben ist: Ich bin nicht mehr Herr** über meinen Körper, kann mich nicht mehr auf ihn verlassen.

- Die Tatsache, dass man nicht mehr so leistungsfähig ist wie vor der Erkrankung: Ich baue körperlich und geistig ab.
- Die Folgen für das eigene Selbstbild: Ich bin nicht mehr zu gebrauchen, bin nichts mehr wert, bin überflüssig.
- Berufliche Probleme aufgrund der geringeren Leistungsfähigkeit und häufigerer Krankschreibung: Wird mein Arbeitsplatz dadurch gefährdet?
- Der empfundene Statusverlust: Ich gehöre nicht mehr zu den Gesunden und Fitten.
- Mögliche sexuelle Probleme wie Erektionsstörungen und Verlust des sexuellen Interesses: Ich bin kein ganzer Mann mehr. Wie kommt meine Frau damit zurecht?
- Der fortschreitende Krankheitsverlauf und die Tatsache, dass dieser nicht aufgehalten oder rückgängig gemacht werden kann: Ich fühle mich der Erkrankung hilflos ausgeliefert.
- Die chronischen Schmerzen: Ich werde immer empfindlicher und kann mich auf anderes schlecht konzentrieren, mein Körper wird zum Feind.
- Der Verlust der Autonomie: Ich werde immer abhängiger von anderen, kann meine Probleme nicht mehr selbst lösen, werde wieder zum Kind.
- Die Selbststigmatisierung und die Angst vor Stigmatisierung durch andere: Ich bin durch die Krankheit anders als andere, nicht mehr vollwertig, bin nicht mehr mitten drin im Geschehen; besser, ich ziehe mich zurück.

ANHALTENDE PROBLEME BEI DER BEWÄLTIGUNG EINER CHRONISCHEN KRANKHEIT ERHÖHEN DAS DEPRESSIONSRISIKO

BISHERIGE FORSCHUNGSERGEBNISSE ZUR FRAGE, wie Männer und Frauen eine chronische Krankheit bewältigen (es gibt nicht viele), deuten darauf hin, dass Frauen besser damit zurechtkommen als Männer. Warum? Es handelt sich bei einer chronischen Erkrankung ja grundsätzlich um eine Situation, die nicht verändert werden kann – was besonders für Männer bedauerlich ist, da sie stets handeln, aktiv etwas verändern wollen. Nun sind aber zunächst einmal Anpassungsstrategien erforderlich, die das Akzeptieren einer chronischen Krankheit erleichtern. Da Frauen zu emotionalen Bewältigungsformen neigen, fällt es ihnen leichter und wird ihnen eher zugestanden, über die damit verbundenen Gefühle der Bestürzung, Trauer und psychischen Belastung zu sprechen und emotionale Unterstützung zu suchen, diese zu erhalten und sich so mit der neuen Situation auseinanderzusetzen und anzupassen. Falls sie nicht mehr erwerbsfähig sein sollten, steht ihnen immer noch die Haushaltsführung als traditionell weibliche Domäne zur Verfügung sowie die Rolle als Mutter und/oder als Partnerin ihres Mannes.

Männer tun sich, wenn sie sehr stark an der traditionellen Männerrolle orientiert sind, mit der Bewältigung schwerer. Denn die Krankheit ist eine Bedrohung ihres sozialen Status, sie rüttelt an den Grundfesten des Mannseins. Die typischen, dem Kampfverhalten zugeordneten Strategien, die die Männer so gut beherrschen, greifen hier leider nicht. Schon eher die dem Fluchtverhalten zugeordneten Strategien, die aber nur kurzfristig effektiv sind: Die Krankheit wird verleugnet oder bagatellisiert, Entspannung wird durch Alkoholkonsum herbeigeführt, die zunehmend wahrgenommene Hilflosigkeit führt zu Aggressivität, Feindseligkeit und sozialem Rückzug. Trotzdem haben Männer mit ihrer Handlungsorientierung auch eine besondere Ressource, die zu problemzentrierter Bewältigung beiträgt: aktive Informationssuche über Krankheit und Behandlungsmöglichkeiten oder aktive zielorientierte Verhaltensanpassungen, was das Gefühl von Hilflosigkeit reduzieren kann. Außerdem ist – im Idealfall – die Ehefrau als »Superressource« zur Stelle.

Ein wesentlicher Punkt für Männer ist, dass eine chronische Erkrankung eine existenzielle Bedrohung des männlichen Status, der männlichen Identität und des männlichen Selbstwertgefühls sein kann. Tritt dies ein, so kann man sich leicht vorstellen, dass es zu einer schweren Depression kommt. In der Tat wird ein solcher Zusammenhang von chronischer Krankheit und Depression bei Männern von mehreren Studien bestätigt.

Schauen wir uns dazu etwas konkreter einige Forschungsergebnisse an (nach Möller-Leimkühler 2013), zunächst zu Herzerkrankungen, die bei Männern in jüngeren Jahren zwei- bis viermal häufiger vorkommen als bei Frauen (wobei Frauen ab dem fünfzigsten Lebensjahr sogar häufiger als Männer davon betroffen sind). Wir wissen, dass Depression ein eigenständiger Risikofaktor für Herzkrankheiten ist wie etwa Rauchen. Umgekehrt erhöht eine Herzkrankheit das Risiko, dass innerhalb des ersten Jahres nach Herzinfarkt zum ersten Mal eine Depression auftritt, um das Eineinhalbfache. Etwa jeder dritte Herzpatient erlebt leichte bis mittelschwere depressive Symptome, bei jedem sechsten treten schwere Depressionen auf, bei Männern sogar signifikant häufiger als bei Frauen. Insbesondere allein lebende Männer haben hierbei ein größeres Depressionsrisiko und ein größeres Suizidrisiko. Nach den Ergebnissen einer repräsentativen dänischen Bevölkerungsstudie (Fall-Kontroll-Studie) war Letzteres in den ersten vier Wochen nach Herzinfarkt am höchsten und auch fünf Jahre später noch erhöht, insbesondere dann, wenn die Depression nicht erkannt und behandelt wurde (Larsen et al. 2010). Laut klinischer

Erfahrung profitieren Männer meist mehr von der kardiologischen Rehabilitation, schaffen es aber kaum, die notwendigen Verhaltensänderungen in ihren Alltag umzusetzen, vor allem, ihre Arbeitsbelastungen zu reduzieren. Oft setzen sie sich erneut demselben Arbeitsstress aus, der sie vorher krank gemacht hat.

Krebserkrankungen nehmen weiter zu, bedingt durch das Älterwerden der Bevölkerung. Prostatakrebs ist die häufigste Tumorerkrankung bei Männern, aber noch ein Tabuthema. 20 Prozent bis 40 Prozent der Krebspatienten leiden dauerhaft unter erhöhtem emotionalen Stress. In den ersten ein bis zwei Jahren nach Diagnosestellung kommt es bei 38 Prozent zu behandlungsbedürftigen psychischen Störungen: 19 Prozent leiden unter Anpassungsstörungen, 16 Prozent unter Depressionen und 10 Prozent unter Angststörungen. Das Problem ist auch hier, dass dies von den behandelnden Ärzten oft nicht erkannt wird, und von Männern aus Angst vor Stigmatisierung (der Krebs ist ja nur psychisch bedingt!) verschwiegen wird. Aber es gibt keine Krebspersönlichkeit, ebensowenig, wie es eine Suchtpersönlichkeit gibt. Wenn körperliche Beschwerden sehr stark sind und eine Erwerbsfähigkeit nicht mehr möglich ist, leiden Männer noch stärker als Frauen an Depressionen. Vor allem den Prostatakrebs erleben Männer als einen Verlust ihrer Männlichkeit, wenn sie unter Erektionsstörungen, Impotenz und Harninkontinenz leiden. Eine Depression erscheint ihnen in diesem Zusammenhang als eine normale Reaktion, eine normale Alterserscheinung, nicht aber als ein medizinisches Problem. Die Bewältigungskapazitäten sind in diesem Alter der kumulierten Verlusterfahrungen ohnehin extrem strapaziert.

Diabetes mellitus ist eine chronische Stoffwechselerkrankung des mittleren Alters, sie tritt zunehmend auch in jüngeren Jahren auf und steigt rasant. Einer der Gründe ist die Zunahme von Übergewicht, insbesondere bei Männern. Männer sind im Alter von 55 bis 70 Jahren doppelt so häufig von Diabetes betroffen wie Frauen. Risikofaktoren sind hoher Alkoholkonsum, dicker Bauch, hoher Blutdruck, Rauchen, Alleinleben und emotionaler Stress. Bei der Behandlung und Kontrolle von Diabetes muss der Patient selbst aktiv werden, was viele als Belastung erleben. Es finden sich Hinweise darauf, dass Männer diesbezüglich häufiger als Frauen negative Einstellungen haben, was den Nutzen des Selbstmanagements angeht (Kontrolle des Blutzuckerspiegels, selbstständige Insulindosisanpassung et cetera). Ob dies die Ursache dafür ist, dass sie auch häufiger an mehreren Folgeerkrankungen leiden, ist unklar. Das Depressionsrisiko von Diabetikern ist im Vergleich zur nicht-diabetischen Bevölkerung etwa doppelt so hoch; Männer mit Diabetes leiden sogar noch häufiger als Frauen mit Diabetes an Depressionen im Vergleich zu ihren nicht-diabetischen Geschlechtsgenossen(-innen). Dabei scheint die Ehequalität von Männern einen stärkeren Einfluss auf das Depressionsrisiko zu haben als diabetesbezogene Belastungsfaktoren.

Zusammengefasst können wir Folgendes festhalten: Soweit es die Datenlage hergibt, haben Männer ein höheres Risiko als Frauen, infolge einer chronischen körperlichen Erkrankung depressiv zu werden – besonders dann, wenn sie allein leben; wenn es ihnen nicht gelingt, notwendige Veränderungen des Lebensstils oder der Arbeitssituation vorzunehmen; wenn sie ihren emotionalen Stress mit sich selbst ausmachen oder wenn die Qualität ihrer Ehe nicht als gut empfunden wird. Das Problem ist, dass Depressionen bei körperlich kranken Männern noch schlechter erkannt werden als bei Frauen. Die Folgen sind eine Verschlechterung des Krankheitsverlaufs und ein vorzeitiger Tod durch Folgeerkrankungen oder Suizid. Meine Herren – falls Sie sich angesprochen fühlen: Lassen Sie es soweit nicht kommen!

DEPRESSION – DIE UNBEKANNTE KRANKHEIT

NUR SCHLECHT DRAUF ODER SCHON DEPRESSIV? TYPISCHE SYMPTOME DER DEPRESSION

JEDER KENNT MEHR ODER WENIGER aus eigener Erfahrung typisch depressive Gefühle wie Lustlosigkeit, Antriebslosigkeit, Interessenlosigkeit, Erschöpfung, Traurigkeit, Niedergeschlagenheit, die sich manchmal ohne Anlass, manchmal bei Belastungen, Misserfolgen, Kränkungen oder schweren Lebensereignissen wie etwa dem Tod einer nahestehenden Person einstellen. Normal ist, dass solche Befindlichkeitsstörungen wieder vergehen. Vergehen sie nicht, sondern halten sie sich hartnäckig über Wochen und Monate, kann man nicht mehr von einer Befindlichkeitsstörung sprechen, sondern muss eine behandlungsbedürftige Depression annehmen. Deshalb muss auch das Burn-out-Syndrom, das selbst keine eigenständige Erkrankung ist, sondern ein überlastungsbedingter Erschöpfungszustand, immer im Zusammenhang mit einer Depression gesehen werden, da es sozusagen eine Vorstufe der Depression darstellt. Diese entwickelt sich dabei nicht über Nacht, sondern schleichend, beispielsweise auch über einen Burn-out: Man fühlt sich immer weniger vital, kaum noch leistungsfähig, hat Schlaf- und Appetitstörungen, keine Lust mehr auf Sex, zieht sich von anderen zurück, hat an nichts mehr Interesse. Je schwerer die Depression, desto schwerer wird es auch, den normalen Alltag zu bewältigen; ohne Therapie findet man kaum mehr ins private und berufliche Leben zurück. Während es bei einer leichten Depression noch gelingt, trotz der Belastung den beruflichen Anforderungen nachzukommen, ist bei einer mittelschweren Depression die Konzentrations- und Leistungsfähigkeit schon deutlich beeinträchtigt und der soziale Rückzug von Familie und Freundeskreis deutlich ausgeprägter.

Bei einer schweren Depression kann man kaum noch das Bett oder die Wohnung verlassen, der normalen Körperhygiene nachkommen und sich ausreichend ernähren. Oft klagen Betroffene über Angst und quälende innere Unruhe, über Entscheidungsunfähigkeit, Hilflosigkeit und Hoffnungslosigkeit. Alles erscheint grau in grau, man rechnet mit dem Schlimmsten, und der Gedanke, man tauge zu gar nichts mehr und sei selbst an allem schuld, kann vorherrschend sein. Manche haben das Gefühl, kaum noch emotional reagieren zu können, haben unangemessene Schuldgefühle oder das Gefühl, zu überhaupt keinen Gefühlen mehr fähig zu sein. Zu den depressionstypischen Symptomen kommen meistens noch eine ganze Reihe körperlicher Beschwerden hinzu wie Kopfschmerzen, Schwindelgefühle, Rückenschmerzen, Atem- und Herzbeschwerden sowie Magen-, Darm- und Unterleibsbeschwerden. Für diese Beschwerden findet sich aber kaum eine organische Ursache.

Ein Top-Manager, der sich schließlich per Notarzt in eine psychiatrische Klinik einweisen ließ, beschreibt den Tiefpunkt seiner Krise folgendermaßen:

»Als mir klar war, dass es für meine Symptome keine organische Ursache gibt, habe ich mir öfter mal freigenommen, bin früher nach Hause gegangen, war nachmittags in der Sauna. Lauter Dinge, die man generell häufiger tun sollte, die aber in meiner Situation komplett nutzlos waren. Denn meine Gedanken habe ich mitgenommen in den Feierabend. Aus Schwindelgefühlen und Kopfdruck entstand eine allgemeine Unruhe. Und schließlich Angst – bis hin zur Panik. Die Angst war immer da. Das ist es ja, was einen zuletzt buchstäblich in den Wahnsinn treibt: Dass dieses Gefühl rational nicht zu begründen ist. Ich hatte einfach Angst! Jede Nacht wachte ich auf, den Puls auf 180. Das war eine spür- und messbare Panikattacke. In der letzten Nacht, bevor ich ›raus‹ bin (in die Psychiatrische Klinik, Anm. der Autorin), saß ich in meinem Bett und habe nur noch gezittert. Ich schaffte es gerade noch, den Notarzt zu rufen. Natürlich wusste ich, dass man nicht an einer Panikattacke stirbt. Aber das können Sie sich in dem Moment zehnmal sagen – es nützt nichts. Die Vernunft ist völlig ausgeschaltet.«

(FOCUS 14/2015)

Als Nichtbetroffener kann man sich diesen extremen Leidensdruck kaum vorstellen. Suizidgedanken sind daher ebenfalls häufig: lieber tot sein, als so weiterleben zu müssen. Gutgemeinte Ratschläge von Angehörigen und Freunden helfen nicht weiter (»Reiß dich doch mal zusammen«; »Du schaffst das schon«; »Mach doch mal Urlaub«; »Geh mal schön essen«; »Komm, wir unternehmen mal wieder etwas«), sondern machen alles nur schlimmer, weil Schuld- und Versagensgefühle verstärkt werden. Jeder kann eine Depression unterschiedlich erleben. Wie fühlt sich eine schwere Depression an? Hier noch einmal zwei weitere Selbstschilderungen, zunächst die eines betroffenen Hautarztes:

»Die Niedergeschlagenheit – psychische Lähmung –, die von einer Depression ausgeht, lässt sich nicht beschreiben – lediglich grob andeuten, skizzieren.

Ich erlebte sie als eine totale Unordnung des Fühlens und Denkens – eine chaotische Verwirbelung, die sich immer mehr in sich zusammenzog, sich verengte. Alles wirkte wie ein gesteigerter nächtlicher Albtraum, alles erschien negativ – schwarz, schreckenerregend – bedrohlich – bodenlos – schwindelerregend – hoffnungslos – zukunftslos. Angstgefühle gegenüber allem und jedem – eine Addition von Urängsten, gegen die es keine Hilfe, Befreiung gab. Mein Gehirn suchte in fieberhafter Eile nach Auswegen – die Gedanken überschlugen sich – ein rasender Leerlauf, im Körper bleierne Schwere, Unwohlsein, Brechreiz und Schmerzen überall. Das innere Chaos, die Untergangsgefühle galoppierten wild in zu- und abnehmendem Rhythmus. Auch nachts im Bett keine Erleichterung, Entspannung – marternde Schlaflosigkeit – die Sekunden, Minuten, Stunden wurden zu einer Ewigkeit. Inneres Ächzen, Verzweiflung – die Seele will aus dem Körper ausbrechen – fliehen – Körper und Geist zögern, aber lassen sie nicht frei. Es ist eine höllische Zerreißprobe.«

(Wölfle, o.J. S. 18)

Im nächsten Zitat gibt der ehemalige DFB-Schiedsrichter Babak Rafati, dessen Karriere mit seinem Suizidversuch beendet war, Einblick in das Entstehen seiner Depression:

»Ich hatte seit Monaten mit meinem Schicksal gehadert und meine Umgebung zunehmend als Bedrohung gesehen. Überall witterte ich Intrigen und Heckenschützen, Konkurrenten, die mir schaden oder mich ausbooten wollten. Hinter jedem sorglos dahingesagten Satz vermutete ich eine hintergründige Botschaft, über deren verborgenen Sinn ich stundenlang nachgrübeln konnte. Jedes Wort legte ich auf die Goldwaage.

Auch körperlich war ich massiv angeschlagen. Ich hatte unter der Woche das Training mehrfach abbrechen müssen, weil die vielen negativen Gedankenschleifen mich körperlich regelrecht lähmten. Du willst laufen, du sagst: ›lauf los!‹ – aber mein Körper spielte nicht mehr mit. Er weigerte sich einfach zu funktionieren. Krämpfe, Gefühllosigkeit in den Beinen, eine totale Laufblockade – das waren Alarmzeichen, auf die ich hätte achten müssen. Aber längst hatte ich vergessen, meinen Körper wie einen Freund zu behandeln. Ich war jemand, der ihn ständig nur forderte, ausbeutete, verschliss, ohne zu hören, was in mir vorging. Für meine Fitness lief ich jeden zweiten Tag 13 Kilometer auf Zeit. Plötzlich hatte ich keine Kondition mehr. Blieb stehen. Atemlos, unfähig, einen Schritt weiterzulaufen.

›Halt ein! Komm zu dir! Was machst du mit dir?‹, schienen mir Körper und Seele zuzurufen. Ich schrie nur vor Wut über mein Versagen.«

(Rafati 2014, S. 11f.)

Depressionen verlaufen meistens in Phasen (Episoden) mit manchmal mehr oder weniger ausgeprägten Symptomen. Die einzelnen Episoden können Wochen, Monate oder manchmal sogar Jahre andauern. Es gibt auch chronisch verlaufende, das heißt dauerhaft über einen Zeitraum von mindestens zwei Jahren bestehende Depressionen.

Eine Depression ist also ein äußerst komplexes Krankheitsbild, dessen möglichst eindeutige Diagnose durch die Orientierung an international einheitlich entwickelten Haupt- und Zusatzsymptomen erleichtert wird:

Hauptsymptome

- Depressive Stimmung
- Interesse- und Freudlosigkeit
- Antriebslosigkeit

Zusatzsymptome

- Verminderte Konzentration und Aufmerksamkeit
- Vermindertes Selbstwertgefühl und Selbstvertrauen
- Gefühle von Schuld und Wertlosigkeit
- Pessimistische Zukunftsperspektiven
- Selbstschädigung/Suizidgedanken
- Schlafstörungen
- Verminderter Appetit

Körperliche Symptome

- Schlaflosigkeit
- Müdigkeit
- Nachlassen der Libido
- Schmerzen (Kopf-, Rücken-, Gelenk- und Muskelschmerz)
- Herzschmerzen
- Verdauungsprobleme
- Kreislaufprobleme
- Atemnot

Diagnosekriterien zur Einteilung der Schweregrade

- Leichte Depression: mindestens zwei Haupt- und mindestens zwei Zusatzsymptome
- Mittelgradige Depression: mindestens zwei Haupt- und mindestens drei bis vier Zusatzsymptome
- Schwere Depression: alle drei Hauptsymptome und mindestens zwei Zusatzsymptome

Die meisten Menschen kennen aus eigener Erfahrung verschiedene Depressionssymptome, wobei sie nicht unter der gesamten Anzahl der oben aufgeführten Symptome leiden und auch nicht die Kombination und den Schweregrad aufweisen, die für die Diagnose einer klinischen Depression erforderlich sind. Das heißt, dass sie unter dem Schwellenwert für eine voll ausgeprägte Depression bleiben, was in der medizinischen Fachsprache als »subsyndromal« bezeichnet wird. Solche leichten, unterschwelligen Depressionen können dem Vollbild einer depressiven Störung vorausgehen oder als Restsymptomatik einer weitgehend abgeklungenen Depression erscheinen. Häufig bleibt es aber für kürzere oder längere Zeit bei der subsyndromalen Ausprägung, ohne dass sich diese weiter verschlechtert. Trotzdem sollte eine leichte Depression als möglicher Vorläufer einer voll ausgeprägten Depression wahrgenommen werden, auch wenn eine Therapie noch nicht unbedingt notwendig ist. Häufig gelingt es, allein durch eine Reduktion von Stress und psychischen Belastungen, die Symptome zum Abklingen zu bringen. Auf keinen Fall dürfen Sie, liebe Leser, Depressionssymptome, auch wenn sie leichter sind, bagatellisieren, denn sie können mit erheblichem Leid und eventuell auch negativen Konsequenzen für das Alltagsleben (Beruf, Familie, Interessen) verbunden sein.

Noch etwas soll an dieser Stelle erwähnt werden: Depressive Symptome gehen oft mit übertriebenen, unrealistischen Ängsten einher, die sich gleichzeitig auf unterschiedliche alltägliche Lebensbereiche, Ereignisse und Probleme beziehen. Das ständige Gefühl der Besorgnis und Anspannung erzeugt Dauerstress und kann bei starker Ausprägung kaum noch kontrolliert werden (man spricht dann von einer »generalisierten Angststörung«, eine der häufigsten Angststörungen). Folgende Symptome sind charakteristisch (nach DSM-5):

- **Übermäßige Angst und Sorge (furchtsame Erwartung) bezüglich mehrerer Ereignisse oder Tätigkeiten (wie etwa Arbeit oder Schulleistungen), die während mindestens sechs Monaten an der Mehrzahl der Tage auftreten.**

- Schwierigkeiten, Sorgen kontrollieren zu können.
- Die Angst und Sorge sind mit mindestens drei der folgenden sechs Symptome verbunden:
  a) Ruhelosigkeit oder ständiges ›Auf-dem-Sprung-sein‹
  b) leichte Ermüdbarkeit
  c) Konzentrationsstörungen oder Leere im Kopf
  d) Reizbarkeit
  e) Muskelspannung
  f) Schlafstörungen
- Angst, Sorge oder körperliche Symptome verursachen in klinisch bedeutsamer Weise Leiden oder Beeinträchtigungen in sozialen, beruflichen oder anderen Funktionsbereichen.

Bei dem gemeinsamen Auftreten von Depressions- und Angstsymptomen handelt es sich um eine kombinierte Depressions-Angst-Störung. Oft tritt die Angststörung zuerst auf und vermischt sich dann im weiteren Verlauf mit der Depression. Auch bei dieser kombinierten Störung sind subsyndromale Erscheinungsbilder häufiger als die schweren (prototypischen) Formen.

WARUM GERADE ICH? URSACHEN DER DEPRESSION

FÜR EINE DEPRESSION GIBT ES MEHR ALS EINE einzige Ursache. Schon gar nicht ist sie auf persönliche Schwäche, mangelnde Selbstkontrolle oder sonstiges Versagen zurückzuführen – dies sind Vorurteile und Fehlwahrnehmungen, die trotz zunehmender Informationen über Depressionen in den Medien leider nach wie vor bestehen.

DAS STRESS-VULNERABILITÄTS-MODELL

TATSACHE IST, DASS DIE WISSENSCHAFT HEUTE von einem sogenannten »Stress-Vulnerabilitäts-Modell« ausgeht, in dem verschiedene biologische und ungünstige lebensgeschichtliche Faktoren zusammenwirken, die die Vulnerabilität oder Disposition, das heißt, das persönliche Risiko für eine Depression erhöhen. So kann bei Personen mit einer höheren Stressvulnerabilität in aktuellen Stresssituationen wie kritischen Lebensereignissen (meist Verlustereignisse) oder bei chronischen Belastungen eine Depression ausgelöst werden. Das Modell versucht zu erklären, warum gerade ich depressiv werde, obwohl ich nicht mehr Stress habe als du. Dass Menschen offensichtlich »von Haus aus« beziehungsweise aufgrund von Lernerfahrungen unterschiedlich empfindlich auf Stress reagieren, kann also dazu beitragen, dass Stress, etwa chronische Partnerschaftskonflikte oder chronische Arbeitsbelastungen, eine Depression auslöst. Also: biologisch gegebene oder lebensgeschichtlich erworbene/erlernte Vulnerabilität + aktueller Stress = höheres Depressionsrisiko. Aber: Wenn genügend Schutzfaktoren vorhanden sind (zum Beispiel soziale Unterstützung, eine vertrauensvolle Beziehung, ausreichendes Einkommen) kann das Entstehen einer Depression verhindert werden!

Ein höheres Depressionsrisiko haben auch Personen mit genetischer Vorbelastung: Bei einem an Depression erkrankten Elternteil beträgt das Erkrankungsrisiko der Kinder zwischen 10 und 20 Prozent, sind beide Eltern betroffen, steigt das Risiko auf bis zu 60 Prozent an. Allerdings ist unklar, welche Gene daran beteiligt sein können. Auch Personen mit Stresserfahrungen in der frühen Kindheit können anfällig für Depressionen werden: Haben sie Gewalt oder Missbrauch in der Familie oder einen Mangel an emotionaler Bindung und Anerkennung erleben müssen, leiden sie später an einem mangelnden Selbstwertgefühl (ich kann nichts, bin nichts wert) oder an einem negativen Selbstbild mit der Folge, sich selbst abzuwerten und andere überzubewerten. Diese Denkstile funktionieren quasi automatisch und überlagern positive Gedanken (kognitive Störung bei der Depression).

Wie bereits erwähnt, ist der Zusammenhang von Stress und Stressvulnerabilität entscheidend für die Entwicklung einer Depression, und zwar funktioniert dies über biochemische Prozesse im Gehirn. Wichtig ist vorab, noch einmal zu betonen, dass häufig nicht der objektive Stress selbst krank macht, sondern erst eine negative Bewertung die Depression fördert. Wie man den Stress bewertet, ob man ihn als Bedrohung oder als Herausforderung erlebt, hängt natürlich von der individuellen Prädisposition ab. Und wie funktioniert die biochemische Bahnung der Depression?

Es gibt gegenwärtig zwei neurobiologische Haupttheorien zur Erklärung der biologischen Ursachen der Depression, die sich aber nicht gegenseitig ausschließen, da man bei der Komplexität der Erkrankung Depression annehmen muss, dass nicht nur ein einziges neurobiologisches System gestört ist: die Theorie des gestörten Hirnstoffwechsels und die Theorie des gestörten Stresshormonsystems.

JEDE UNSERER SINNLICHEN WAHRNEHMUNGEN, jeder unserer Gedanken und jeder Prozess, der im Körper abläuft, ist mit Aktivitäten unserer Nervenzellen im Gehirn (Neuronen) gekoppelt, die sehr kommunikativ arbeiten und mit 100 000 anderen Neuronen in Kontakt stehen. Über Ausläufer der Nervenzelle (Dentriden) werden Signale empfangen und – wenn diese einen bestimmten Schwellenwert übersteigen – ein Aktionspotenzial (Impuls) gebildet, das über die Nervenfortsätze (Axone) an die Kontaktstellen (Synapsen) der anderen Neurone elektrisch weitergegeben wird: Die Nervenzelle »feuert«, wie Neurowissenschaftler sagen.

Zwischen den Nervenendigungen und der nachgeschalteten Nervenzelle befindet sich ein Spalt (synaptischer Spalt), den ein elektrischer Impuls nicht überspringen kann. Deshalb müssen die Synapsen diesen elektrischen Impuls erst einmal chemisch übersetzen, denn den synaptischen Spalt können nur chemische Botenstoffe überbrücken: die Neurotransmitter, zum Beispiel Serotonin, Noradrenalin und Dopamin. Diese wandern durch den Spalt zur nachgeschalteten Zelle und lagern sich an bestimmten Andockstellen (Rezeptoren) an. Über diese Rezeptoren lösen sie dann bei der nächsten Nervenzelle wieder einen elektrischen Impuls aus und geben so die Aktivität, also das Feuerungsverhalten, weiter. Neurotransmitter sind also die Garanten dafür, dass die Kommunikation zwischen den Nervenzellen funktioniert und damit Körperprozesse, Fühlen und Denken richtig ablaufen. Es ist kaum vorstellbar, aber es müssen um die 86 Milliarden Neurone dafür in Millisekunden elektrisch und chemisch miteinander kommunizieren. Und noch weniger vorstellbar ist, dass dies meist mit Erfolg geschieht! An der reibungslosen und zielorientierten Kommunikation unserer Nervenzellen, die ja permanent in einer Informationsflut ersticken müssten, können wir uns nur ein Beispiel nehmen. Vielleicht hilft dabei auch der Schlaf, denn der sorgt nach den Erkenntnissen einer neuen Studie der Universität Rochester in den USA beim Abbau von schädlichen Hirnstoffwechselprodukten über den Blutkreislauf, indem sich die Zellzwischenräume im Schlaf um etwa 60 Prozent ausdehnen und damit einen Hohlraum für den Abtransport schaffen: ein großartiger Mechanismus!

Viele Depressionsforscher gehen davon aus, dass bei der Depression der Hirnstoffwechsel gestört ist, genauer gesagt, dass die Kommunikation der Nervenzellen gestört ist. Dabei gibt es zwei Möglichkeiten: Entweder sind die Neurotransmitter Serotonin und Noradrenalin (wichtig für Stimmung und Schmerzempfinden) mengenmäßig nicht ausreichend vorhanden oder aber die Übertragung funktioniert nicht richtig.

Serotonin, das sogenannte Glückshormon, steuert neben zahlreichen Körperfunktionen auch unsere Stimmung, unseren Antrieb, unseren Schlaf und unser Wohlbefinden insgesamt; ein Mangel kann sich als Depression bemerkbar machen. Noradrenalin ist mitverantwortlich für Leistungsfähigkeit, Gedächtnis und Konzentrationsvermögen. Durch den Mangel an Serotonin kann es zu Niedergeschlagenheit, Antriebsschwäche und Schlafstörungen kommen. Eine zu niedrige Konzentration von Noradrenalin kann dazu führen, dass Konzentrationsschwierigkeiten und körperliche Beschwerden auftreten, für die es keine organische Ursache gibt. Schmerzempfindungen werden offenbar auch durch eine gestörte Balance der beiden Neurotransmitter bedingt. An dieser Stelle setzen übrigens Antidepressiva an, die die gestörte Balance wieder ins Gleichgewicht bringen beziehungsweise den Hirnstoffwechsel ankurbeln sollen. Funktioniert aber die Übertragung problemlos – wie es bei Nicht-Depressiven der Fall ist –, so sind Antidepressiva nahezu wirkungslos. Sie machen weder »high« noch abhängig, wie irrtümlich immer wieder angenommen wird. Wenn unsere Stimmung kurzfristig wieder einmal etwas schlechter sein sollte als gewöhnlich, wir aber noch lange nicht depressiv sind, dann können wir uns auf jeden Fall ein bisschen glücklicher essen: etwa mit dunkler Schokolade, Datteln, Feigen, die Tryptophan (Vorstufe von Serotonin) und wenig Protein enthalten oder mit Lachs, Makrele und Walnüssen, die durch viel Omega-3-Fettsäuren punkten, die wichtig sind für den Hirnstoffwechsel. Und das Ganze können wir noch toppen mit Sport! Seine antidepressiven Wirkungen, die den Serotoninspiegel ansteigen lassen und die noradrenerge Signalübertragung verbessern, sind vielfach nachgewiesen. Aber Sport wirkt nur dann, wenn er nicht übertrieben wird, sonst kann er einen gegenteiligen Effekt haben und den Cortisolspiegel nach oben treiben. Ist jemand allerdings schwer depressiv, kann er/sie sich meist zu sportlichen Aktivitäten nicht mehr aufraffen.

DAS GESTÖRTE STRESSHORMONSYSTEM

GUT BELEGT IST AUCH DER ZUSAMMENHANG zwischen chronischem Stress (mit negativer individueller Bewertung) und der Entstehung einer Depression. Stress entsteht, wenn man sich von einer bestimmten Situation überfordert fühlt und nicht weiß, wie man diese am besten bewältigen soll. Welche Situationen dies sein können, ist individuell ganz unterschiedlich. Zum Beispiel wird ein Umzug in eine andere Stadt von dem einen als positiv und spannend erlebt, dem anderen graut es schon lange Zeit vorher davor. Aber auch von Ereignissen, die allgemein als belastend gelten, wie der Verlust des Arbeitsplatzes, fühlen sich die einen weniger, die anderen hochgradig gestresst. Die einen sind oft und schnell gestresst, andere scheinen Nerven wie Drahtseile zu haben.

Ausschlaggebend für die Entstehung einer Depression ist die Aktivität der sogenannten Stresshormonachse, die bei vielen depressiv Erkrankten dauerhaft überaktiv ist. Wie kommt es dazu?

Das Erleben von psychischem oder physischem Stress bewirkt eine Kettenreaktion, die zum Ziel hat, den Körper durch die Aktivierung von Energie auf eine bedrohliche Situation vorzubereiten, evolutionsbiologisch: auf Kampf oder Flucht. Auch wenn wir uns heute nicht mehr vor Raubtieren fürchten müssen, sondern völlig andere, viel abstraktere Stressoren haben, ist die physiologische Reaktion aber immer noch die gleiche: Wir fühlen uns wie unter Strom! Es fehlt aber die anschließende körperliche Kampf- oder Fluchtreaktion (ersatzweise die nötige körperliche Bewegung), um den Körper wieder auf ein normales Betriebsniveau herunterzufahren. Die Stressreaktion wird zunächst durch eine hormonelle Reaktionskaskade gesteuert, die entlang einer bestimmten Achse verläuft und deshalb wird sie auch als Stresshormonachse (HPA-Achse, die Hypothalamus-Hypophysen-Nebennierenrinden-Achse) bezeichnet. Diese Kaskade der Ausschüttung von Stresshormonen aus verschiedenen Hirnarealen endet mit der Ausschüttung von Cortisol in der Nebennierenrinde. Cortisol ist ein lebenswichtiges Hormon, das bei Stress vermehrt ausgeschüttet wird, um den Körper etwa durch die Erhöhung des Blutzuckerspiegels und damit mit mehr Energie in die Lage zu versetzen, dem Stress standzuhalten.

Bei Stress ist nicht nur die Stresshormonachse aktiv, sondern auch das für unwillkürliche Reaktionen verantwortliche vegetative oder autonome Nervensystem, das ein weiteres Stresssystem darstellt. Dieses besteht aus dem leistungsfördernden Sympathikus und dem für Erholung und Entspannung sorgenden Parasympathikus. Bei Stress oder hohen Konzentrationsanforderungen oder Kraft aktiviert sich der Sympathikus, während der Parasympathikus heruntergefahren wird: keine Zeit für Entspannung.

Durch komplizierte Kommunikationsprozesse mit der Stresshormonachse wird der Körper in Alarmbereitschaft versetzt. Es kommt zu einer verstärkten Adrenalinausschüttung, wodurch die jedermann gut bekannten physiologischen Stressreaktionen ausgelöst werden: Der Blutdruck schießt in die Höhe, uns wird heiß, das Herz fängt an zu rasen, die Muskeln spannen sich an, wir können nicht mehr schlafen, haben keinen Hunger, eine gestörte Verdauung. Der Körper braucht viel Cortisol, um mit dem Stress fertig zu werden, und schraubt die Produktion weiter hoch. Sobald genügend Cortisol zur Verfügung steht beziehungsweise der Stressor (etwa ein Raubtier in der Gestalt unseres Chefs) verschwindet, stoppt normalerweise die körpereigene Produktion und alles normalisiert sich wieder.

Bei übermäßigem Stress, körperlichem oder emotionalem Dauerstress funktionieren diese Rückkopplungsprozesse nicht mehr, und es kann zu Fehlregulationen kommen, etwa zu einer dauerhaften Überaktivierung der HPA-Achse. Bei den meisten depressiven Patienten finden sich chronisch erhöhte Cortisolspiegel im Blut und im Nervenwasser, die nach dem Abklingen der depressiven Symptomatik jedoch wieder verschwinden. Darüber hinaus ist das Erleben einer Depression natürlich auch selbst ein enormer Stressfaktor, der einen Stress-Teufelskreis aufrechterhalten kann. Neben der HPA-Achse ist auch das autonome (vegetative) Nervensystem dauerhaft aus der Balance geraten. Während die kurzfristige Überaktivierung dieser Systeme, die auch zu Höchstleistungen führen kann, eine wichtige Ressource darstellt, wird es bei einer chronischen Überaktivierung richtig gefährlich – allerdings ohne den Adrenalinkick und die anschließenden Hochgefühle, die insbesondere Männer bei Extremsportarten so lieben.

Aber, meine Herren, auch Adrenalinkicks sollten nicht zur Gewohnheit werden, denn sonst leiden Herz und Kreislauf. Übrigens ist das auch bei der Depression der Fall: Hinter der häufigen Klage, sich nicht mehr entspannen zu können, steht eine Fehlregulation des vegetativen Nervensystems mit schwerwiegenden Folgen. Zusammenfassend kann die Depression also als eine Stresskrankheit verstanden werden, die aufgrund von weiteren Veränderungen der Stoffwechselregulation und immunologischer Faktoren die Entwicklung körperlicher Erkrankungen wie Herzinfarkt, Schlaganfall, Osteoporose, Insulinresistenz und Diabetes begünstigt.

HÄUFIGER ALS GEDACHT: DEPRESSION IST EINE VOLKSKRANKHEIT

WIR STELLEN UNS GERNE VOR, DASS DEPRESSIONEN und andere psychische Erkrankungen wie Angststörungen selten vorkommen und kaum normal funktionsfähige Menschen treffen. Schließlich sieht man es jemandem auch nicht an, dass er/sie unter einer Depression leidet, denn eine Depression ist ja nichts Handfestes wie ein Beinbruch. Ein Thema wie »psychische Gesundheit« ist in den Medien kaum zu finden; wenn es um »Stimmung« geht, dann ist die Stimmung am deutschen Aktienmarkt, in der deutschen Wirtschaft, in der Autoindustrie oder die Stimmung der Landwirte gemeint, die »aufgehellt« oder »düster« sein kann. In den Chefetagen deutscher Unternehmen ist sie jedenfalls »so gut wie lange nicht mehr« dank des schwachen Euros, der den Export beflügelt. Stimmungsbarometer werden gerne in Betrieben, Schulen oder Kindergärten eingesetzt. Die Stimmung, die sich durch positives Feedback steigern lässt, ist ein wichtiger Einflussfaktor für Motivation und Leistung.

Eine schlechte Stimmung, die sich auf dem Stimmungsbarometer zeigt, ist natürlich nicht zu vergleichen mit der schlechten Stimmung bei einer Depression (siehe oben). Inzwischen gibt es eine Reihe von Indizien dafür, dass auch der Depression mehr öffentliche Aufmerksamkeit entgegengebracht wird als bisher – dies ist auch dringend erforderlich, denn die Depression ist eine Volkskrankheit, und zwar eine der wichtigsten, die nicht nur im individuellen, sondern auch im öffentlichen Bewusstsein in ihrer Schwere und ihren Folgen absolut unterschätzt wird. Volkskrankheiten sind nicht übertragbare Krankheiten, die aufgrund ihrer großen Verbreitung und enormen wirtschaftlichen Auswirkungen (Behandlungskosten, Arbeitsunfähigkeit, Frühberentungen) gesellschaftlich ins Gewicht fallen. Im Zeitraum eines Jahres leiden etwa 12 Prozent der Allgemeinbevölkerung im Alter von achtzehn bis 65 Jahren (das entspricht fast sechs Millionen Menschen) an einer behandlungsbedürftigen Depression; etwa 20 Prozent erkranken im Laufe ihres Lebens an einer Depression (Lebenszeitprävalenz). Damit stehen sie in einer Linie mit beziehungsweise sind noch häufiger als andere körperliche Volkskrankheiten wie Herz-Kreislauf-Erkrankungen (9 Prozent Lebenszeitprävalenz), Arthrose (10 Prozent Lebenszeitprävalenz) oder Diabetes (7 Prozent), die gesellschaftlich – und völlig unverdientermaßen – ein besseres Image haben. Außerdem kommt der Depression auch im Zusammenhang mit diesen Volks- oder Zivilisationskrankheiten eine enorme Bedeutung zu, denn etwa jeder zweite, der an einer psychischen Störung leidet, hat auch eine körperliche Erkrankung und umgekehrt, allerdings wird dies kaum erkannt und behandelt.

Aber bleiben wir bei der Depression und schauen uns weitere beeindruckende Fakten und Daten dazu an.

- Die Verordnungen von Antidepressiva haben sich in den letzten zehn Jahren mehr als verdoppelt.
- Personen, die nach 1970 geboren sind, haben heute ein zehnmal größeres Risiko als depressiv diagnostiziert zu werden, als ihre Großeltern.
- Weltweit sind Depressionen die häufigste Ursache für mit Behinderung gelebte Lebensjahre.
- Nach Berechnungen der Weltgesundheitsorganisation werden bis zum Jahr 2020 Depressionen weltweit die häufigste bis zweithäufigste Volkskrankheit nach Herz-Kreislauf-Erkrankungen sein.
- In den Industrieländern gehen durch keine andere psychische oder körperliche Erkrankung mehr gesunde Lebensjahre verloren als durch Depressionen.

- In Deutschland sterben jährlich rund 11000 Personen durch Suizid; 90 Prozent dieser Suizide stehen in Verbindung mit psychischen Störungen – in der Mehrzahl mit Depressionen.

Diese Fakten geben uns ein gewisses Gefühl für das Ausmaß von Depressionen. Eine weitere Dimension ist die immer größere Bedeutung, die Depressionen in der Arbeitswelt haben.

HABEN DEPRESSIONEN ZUGENOMMEN?

SEIT JAHREN IST BEKANNT, DASS DIE PSYCHISCH bedingten Fehlzeiten am Arbeitsplatz zunehmen und psychische Erkrankungen, meist Depressionen, immer häufiger der Grund für Frühberentungen sind. Inzwischen ist fast jede zweite Frühberentung depressionsbedingt.

Mittlerweile sind Depressionen der zweithäufigste Grund, warum jemand der Arbeit fernbleibt. Damit haben sie einen aktuellen Höchststand erreicht. Sie werden nur übertroffen von Erkrankungen des Muskel-Skelett-Systems, vor allem Rückenschmerzen. Die Deutsche Angestellten Krankenkasse (DAK) gibt beispielsweise an, dass 2014 insgesamt 17 Prozent aller Fehltage auf Depressionen, Angststörungen und andere psychische Leiden entfielen. Das ist ein Anstieg um 12 Prozent im Vergleich zum Vorjahr. Nach aktuellen Daten des »Depressionsatlas« der Techniker Krankenkasse von 2015 sind seit dem Jahr 2000 die Fehltage wegen Depressionen um fast 70 Prozent gestiegen. Interessant ist, dass es sich bei diesem Jahr für Jahr kontinuierlich zunehmenden Anstieg der Arbeitsunfähigkeit wegen Depressionen um eine im Vergleich zu körperlichen Erkrankungen unverhältnismäßige Zunahme handelt. Die Zahl der Arbeitsunfähigkeitstage, die durch verschiedene körperliche Krankheiten verursacht werden, bleibt relativ gleich, während die durch psychische Störungen verursachten drastisch ansteigen. Dieser Anstieg ist bei Frauen und Männern zu beobachten, bei Männern zum Teil noch ausgeprägter.

Auf den ersten Blick erwecken diese Daten den Eindruck, dass sich die Depression in den letzten zehn bis zwanzig Jahren ausgebreitet hat wie eine neue Epidemie, wie manche Medien behauptet haben. Sind wir ein Volk von Depressiven geworden? Macht die Arbeit uns krank und kränker? Was steckt wirklich hinter diesen Daten?

Keine Sorge vor einer Epidemie: Diese Interpretation ist eindeutig falsch! Schauen wir uns zunächst die Quelle der Daten an: es sind Krankenkassenstatistiken. Das heißt, die zugrundeliegenden Daten kommen aus Arztpraxen und können nicht eins zu eins auf die Häufigkeit von Depressionen in der Bevölkerung übertragen werden. Richtig ist, dass es eine enorme Zunahme an Arbeitsunfähigkeit wegen Depression gibt. Richtig ist aber nicht, dass dies ein Indikator für einen Anstieg von Depressionen insgesamt ist. Zieht man sogenannte epidemiologische Daten über die Häufigkeit (Prävalenz, siehe oben) von Depressionen in der Bevölkerung heran, so zeigt sich, dass es keine reale Zunahme gibt, sondern die Prävalenzraten über die Jahrzehnte hinweg etwa gleichgeblieben sind. Depressionen sind also nicht häufiger geworden – sie werden einfach nur sichtbarer! Das ist wichtig, da dies zur Entstigmatisierung und zur Behandlungsbereitschaft beiträgt. Mehrere Gründe können dafür verantwortlich sein:

- **eine bessere Diagnostik bei den Ärzten,**
- **mehr Toleranz bei den Mitmenschen und**
- **mehr Druck am Arbeitsplatz.**

Eine bessere Diagnostik führt zu einer höheren Zahl diagnostizierter Depressionen auch dadurch, dass die üblichen Verlegenheits-

oder Schamdiagnosen immer weniger gestellt werden. Also keine vermeintlich körperliche Diagnose etwa von Rückenschmerzen mehr, wenn der Arbeitnehmer die diagnostischen Kriterien für eine Depression erfüllt.

Dafür ist sicherlich auch eine gestiegene soziale Akzeptanz psychischer Probleme und Sensibilisierung gegenüber Leistungsdruck bedeutsam, die ja – trotz aller leider noch vorhandener Stigmatisierung – einen offeneren Umgang damit und rechtzeitige Hilfe erst möglich macht. Angestoßen wurde sie nicht zuletzt dadurch, dass prominente Betroffene ihre Depressionen öffentlich gemacht haben wie der Ex-Fußballprofi Sebastian Deisler oder der Ex-Skispringer Sven Hannawald oder dass die Tragödie des depressionsbedingten Suizids des bekannten Fußballtorwarts Robert Enke tiefe Bestürzung ausgelöst hat. Wenn also erfolgsverwöhnte und in vieler Hinsicht privilegierte Männer trotz allem eine Depression bekommen, diese auch noch aller Welt mitteilen und damit ihre bisherige Existenz aufs Spiel setzen, dann sollte das auch für einen ganz normalen Mann kein großes Problem sein. Hinzu kommt, dass der Druck in der Arbeitswelt allgemein – nicht nur im Profisport – enorm zugenommen hat und es heute deshalb immer schwerer fällt, diesem Druck selbst unter den Bedingungen einer leichten Depression standzuhalten. Es fällt heute eher auf, wenn man versucht, sich durchzuwursteln. Die Folge ist, dass man sich möglicherweise schneller krankmeldet. Aber sich krankmelden, das ist nicht Männersache!

In der Tat liegen die Fehltage bei Frauen viel höher als bei Männern. Die neigen eher dazu, durchzuhalten und sich nichts anmerken zu lassen (dieses Phänomen wird als »Präsentismus« bezeichnet, also die Anwesenheit am Arbeitsplatz trotz Krankheit). Damit tun Männer sich und ihrer Firma allerdings nichts Gutes, denn die Beschwerden verschlimmern sich mit der Zeit und das Arbeitspensum wird kaum noch geschafft. Das heißt:

Präsentismus verursacht sowohl einen zunehmenden Verlust an Gesundheit und Produktivität für den Arbeitnehmer als auch zunehmende Kosten für den Arbeitgeber.

BURN-OUT ODER DEPRESSION?

GESTEHEN SIE, MEINE HERREN, WENN SIE ZWISCHEN Burn-out und Depression wählen könnten, hätten Sie lieber einen Burn-out als eine Depression, oder? Burn-out klingt nicht nach psychischer Krankheit, sondern eher nach einer Auszeichnung der starken Männer: Man hat gearbeitet bis zum Zusammenbruch und damit höchste Ausdauer, höchste Leistungsmotivation, höchstes Verantwortungsbewusstsein und höchstes Engagement bewiesen, ohne auf die eigenen Bedürfnisse zu achten oder die Überbelastung überhaupt wahrgenommen zu haben. Dem Burn-out haftet deshalb kein Stigma an wie der Depression, die ja oft noch als persönliches Versagen verkannt wird. Burn-out – im Endzustand vergleichbar mit einem ausgebrannten Haus – bezeichnet den Erschöpfungszustand aufgrund außerordentlicher Verausgabung an Energie, Kraft und Ressourcen (Konzept des Psychoanalytikers Herbert Freudenberger, der selbst betroffen war und diesen Zustand zuerst bei Mitarbeitern aus helfenden Berufen beschrieben hat).

Das Burn-out-Syndrom wird durch drei Leitsymptome gekennzeichnet:

- Emotionale Erschöpfung: Man fühlt sich ausgelaugt, ständig müde, niedergeschlagen, angespannt;
- Depersonalisation und Zynismus: Man fühlt sich von sich selbst entfremdet, entwickelt zynische und sarkastische Einstellungen zur Arbeit und zu seinem privaten Umfeld, ist reizbar und aggressiv;
- Ineffizienz: Die Arbeitsleistung lässt nach, man kann sich nicht mehr so gut konzentrieren, ist unzufrieden mit seiner Leistung.

Dies illustriert sehr anschaulich folgendes Fallbeispiel:

»Mit der Übernahme einer Abteilung vor drei Jahren erfüllte sich für Herrn S. ein beruflicher Traum. Hier wollte er nun all seine fachliche und berufliche Kompetenz einfließen lassen und zeigen, was wirklich in ihm steckt. Im Unternehmen gilt Herr S. als überdurchschnittlich motiviert. Er ist sich sicher, die unerreichten Ziele seines Vorgängers bei Weitem übertreffen zu können.

Dass er dabei die vereinbarte Arbeitszeit um ein Vielfaches überschreitet, bereitet ihm keine Sorgen. Verantwortungsvolle Mitarbeiter mit Führungsaufgaben machen eben keinen ›Dienst nach Vorschrift‹, außerdem reizt ihn die Schwierigkeit der komplexen Aufgabe. Das war schon immer so. Auch im Sport hatte er sich nur ungern mit dem zweiten Platz zufriedengegeben. In dieser Situation scheint es für ihn selbstverständlich, dass er einen Teil seines Urlaubsanspruchs verfallen lässt.

Seit etwa einem Jahr hat sich nun alles geändert. Die Herausforderung ist zur bedrückenden Belastung geworden. Herr S. sieht die Ursache in der Neustrukturierung, mit der die Arbeitsmenge dramatisch zugenommen hat. Sicherlich könnte Herr S. einige Vorgänge an seine Mitarbeiter delegieren, aber ehe dies wieder unvollständig und verspätet erledigt wird, macht er es lieber selbst. So erspart er sich auch den Ärger, den Mitarbeiter wegen möglicher Fehler oder mangelnder Leistung zur Rechenschaft zu ziehen.

Und dann treten diese Erschöpfungszustände vermehrt auf. Wenn ihn diese bleierne Müdigkeit befällt, kann er selbst in wichtigen Meetings nicht mehr den Argumenten folgen. Herr S. vergisst maßgebliche Einzelheiten. Auch nach einem Urlaub ändert sich nichts. Früher konnte er im Urlaub wieder richtig auftanken und neue Kraft gewinnen, aber dieses Mal ist jegliche Regeneration ausgeblieben. Mit Zynismus versucht er, die nun immer öfter aufkommenden Versagensängste zu unterdrücken. Jegliche Zielorientierung hat er resigniert aufgegeben. Trotz extrem langer Verweildauer im Büro ist die innere Kündigung bereits vollzogen.

Als nun auch noch seine schon längst überwundenen Schulterprobleme schmerzhaft zurückkehren, zweifelt er am Wert seines Lebens. Und dann fragt sich Herr S.: Warum haben andere in einer ähnlichen Situation wie ich nicht die gleichen Probleme?«

(www.praxis-drhelmert.de)

Die Antwort lautet: Nicht nur Arbeitsbelastungen allein sind ausschlaggebend, sondern auch Persönlichkeitseigenschaften. Burn-out entsteht immer aus einer Interaktion zwischen Persönlichkeitsfaktoren und objektiven Arbeitsstrukturen/-anforderungen. So kann man sich vorstellen, dass etwa ein besonders ehrgeiziger oder hoch idealistischer Krankenhausarzt ein gewisses Burn-out-Risiko hat oder auch ein Mitarbeiter mit einer zwanghaften Persönlichkeit, der in einem Büro arbeitet.

Die Tatsache, dass sich etwa ein Drittel der Deutschen ausgebrannt fühlt und Burn-out eine sozial akzeptierte Form darstellt, über psychische Probleme zu sprechen und Hilfe zu suchen, verweist auf die gesellschaftliche Bedeutung dieses Krankheitskonzepts, auch wenn zuweilen ein inflationärer Umgang damit zu beobachten ist. Nicht zuletzt ist die Erwerbstätigkeit für viele der wichtigste Stressfaktor. Trotzdem gilt Burn-out in der Medizin nicht als eigenständige Krankheit. Es gibt keine einheitliche Definition, dafür wurden aber mehr als 160 unspezifische Einzelsymptome beschrieben, und die vielen Messinstrumente werden wissenschaftlich für nicht valide gehalten. In der Internationalen Statistischen Klassifikation der Krankheiten (ICD-10) gibt es für den Arzt jedoch die Möglichkeit, Burn-out als Zusatzdiagnose (»Z 73«, das heißt »Probleme bei der Lebensbewältigung«) anzugeben. Wie der Name schon sagt, ist dies eine Diagnose, die zusätzlich zu einer psychischen oder körperlichen

Hauptdiagnose gestellt wird, meistens ist dies eine Depression. Während die Medien in den letzten Jahren noch unisono vom Massenphänomen Burn-out berichteten, wissen wir heute aufgrund empirischer Daten, dass dies ziemlich übertrieben ist und dass sich hinter einem schweren Burn-out-Syndrom meist eine Depression verbirgt.

Trotzdem: Burn-out ist primär nicht identisch mit Depression, sondern kann bei über Monate und Jahre anhaltendem Stress zu einer Depression führen (aber auch zu Alkoholabhängigkeit, Angststörungen oder körperlichen Erkrankungen).

VON BURN-OUT ZU DEPRESSION

DIE ENTWICKLUNG VON BURN-OUT ZU DEPRESSION ist fließend und verläuft in verschiedenen Stufen.

- Burn-out Stufe 1: Der Wunsch, sich zu beweisen
  Der Betroffene erledigt seine Arbeit mit großer Begeisterung und Idealismus. Allerdings überschätzt er sich dabei oft und vernachlässigt seine Bedürfnisse.
- Burn-out Stufe 2: Verstärkter Einsatz
  Um den eigenen hohen Ansprüchen zu genügen, wird noch mehr Energie in die Arbeit investiert. Das Gefühl, unentbehrlich zu sein, wächst. Deshalb werden Aufgaben nur selten delegiert.
- Burn-out Stufe 3: Vernachlässigung eigener Bedürfnisse
  In diesem Stadium tritt das Verlangen nach Ruhe, Schlaf und Regeneration, aber auch der Wunsch nach Sex, immer weiter zurück. Häufig nimmt der Konsum von Alkohol, Nikotin und Kaffee zu.

- Burn-out Stufe 4: Verdrängung von Konflikten und Bedürfnissen
  Um arbeitsfähig zu bleiben, blendet der Betroffene die Ansprüche seines Körpers aus. Unpünktlichkeit, Vergesslichkeit und andere Fehlleistungen nehmen zu.
- Burn-out Stufe 5: Umdeutung von Werten
  Alte Grundsätze gelten nicht mehr viel, Freundschaften und berufliche Beziehungen werden zur Belastung. Die Wahrnehmung stumpft ab. Oft treten Probleme mit dem Partner auf.
- Burn-out Stufe 6: Verstärkte Verleugnung von Problemen
  Das Verhalten in den vorherigen Phasen löst Schwierigkeiten aus, die wiederum verdrängt werden. Der Betroffene fühlt sich nicht anerkannt und geht nur noch ungern zur Arbeit. Er leidet erstmals unter deutlichen Leistungsschwächen und körperlichen Beschwerden. Ab dieser Stufe ist eine Erholung ohne professionelle Hilfe meist nicht mehr möglich.
- Burn-out Stufe 7: Rückzug
  Ein Gefühl der Orientierungs- und Hoffnungslosigkeit macht sich breit. Alkohol und Medikamente, aber auch Essen und Sex dienen als Ersatzbefriedigung. Das soziale Umfeld wird als bedrohlich und überfordernd empfunden.
- Burn-out Stufe 8: Deutliche Verhaltensänderung
  Der Betroffene wird unflexibel im Denken und Verhalten. Selbst wohlgemeinte Kritik akzeptiert er nicht und bewertet sie als Angriff. Er zieht sich immer weiter zurück.
- Burn-out Stufe 9: Verlust des Gefühls für die eigene Persönlichkeit

In dieser Phase fühlt sich der Betroffene wie abgestorben und von sich selbst entfremdet. Es kommt ihm vor, als würde er nur noch wie eine Maschine funktionieren.

- Burn-out Stufe 10: Innere Leere
  Mutlos und ausgezehrt bewältigt der Betroffene seinen Alltag. Oft leidet er unter Angst- und Panikattacken. Mitunter versucht er, seine Probleme mit Kauftouren, Fressorgien und exzessivem Sex zu bewältigen.
- Burn-out Stufe 11: Depression
  Dauerhafte Verzweiflung und Niedergeschlagenheit stellen sich ein. Spätestens jetzt können Suizidgedanken aufkommen.
- Burn-out Stufe 12: Völlige Burn-out-Erschöpfung
  Die absolute geistige, körperliche und emotionale Erschöpfung lähmt und gefährdet das Leben: Das Immunsystem ist angegriffen, die Gefahr von Herz-Kreislauf-Erkrankungen und Magen-Darm-Leiden steigt erheblich. Die Suizidgefahr ist groß.

(mod. nach http://www.der-wegberater.de/im-fokus/burn-out/burn-out-krankheitsphasen/)

Deutlich wird hier ein chronischer, sich immer weiter aufschaukelnder Stresslevel, der die körpereigenen Fähigkeiten zur Selbstregulation nach und nach außer Kraft setzt.

Für Männer ist aufgrund ihrer ausgeprägteren Berufsorientierung die Arbeitswelt ein noch ausschlaggebenderer Faktor im Burn-out-Prozess als bei Frauen, für die Belastungen in sozialen Beziehungen zentraler sein können. Insbesondere Männer laufen Gefahr – nicht zuletzt aus Angst, den Arbeitsplatz zu verlieren –, dass sie Überforderungen und körperliche Warnsignale nicht rechtzeitig wahrnehmen oder falsch einschätzen und damit den Zeitpunkt verpassen, ihren hohen Stresslevel selbst aktiv herunterzufahren (etwa durch regelmäßige Entspannungszeiten, regelmäßige körperliche Bewegung, Delegieren von Aufgaben, Abschied vom Perfektionismus et cetera). Gehen sie zum Arzt, verstecken sie ihre wirklichen Probleme hinter der Fassade des Erfolgsmenschen und berichten nur über körperliche Symptome. Die Folge: Die Burn-out-Spirale dreht sich immer schneller.

Schauen wir uns das Fallbeispiel eines beginnenden Burnouts an, bei dem die typischen Abwehr- und Verdrängungsmechanismen besonders deutlich werden:

»Der Betroffene ist ein 42-jähriger erfolgreicher, unverheirateter Abteilungsleiter eines großen Finanzdienstleisters. Herr A. kam in meine ambulante Sprechstunde und berichtete mir mit bemerkenswerter Eloquenz und unüberhörbarer Selbstzufriedenheit von seinem beruflichen Werdegang [...] Dank seiner Tüchtigkeit und Ausdauer, seiner Fähigkeit, Misserfolge (auch wenn er sie zu verantworten hatte) scheinbar von sich abprallen zu lassen und auf diese Weise immer unerschütterlich als der Erfolgreiche, als der Gewinner dazustehen, wurde es geradezu zu einer Gewohnheit, wie zu einer ›zweiten Haut‹, dass er sich immer auf der Gewinnerseite fühlte, dass er sich immer stark fühlte, sicher und unverletzbar. Eine dauerhafte Beziehung einzugehen, gelang ihm nicht; er brauchte den ›Erfolg‹ auch im zwischenmenschlichen Beziehungsleben in Form von immer wieder neuen, häufig wechselnden Beziehungen, die meist er selbst frühzeitig beendete.

Obwohl er betonte, keinerlei Probleme zu haben, weder im beruflichen noch im privaten Leben, stellten sich eines Tages bei Kundenterminen oder wichtigen Besprechungen äußerst unangenehme Symptome ein: Schwitzen, Schwindel, Übelkeit. Daraus entwickelte sich bei ihm sehr schnell Unsicherheit, Leistungsabfall und die Angst vor einem Herzinfarkt. Verschiedene fachärztliche Untersuchungen ergaben keinen Hinweis auf das Vorliegen irgendeiner organischen Erkrankung [...]

Aus eigener Initiative ging er zu Ärzten, um sich Medikamente gegen diese lästigen Beschwerden verschreiben zu lassen. Allerdings ohne Erfolg. Auf Initiative seiner Partnerin kam er in psychotherapeutische Behandlung zu mir; er verstand seine Beschwerden nicht und wollte von mir praktische Hinweise, was er tun könne, damit die Symptome ihm seine beruflichen Termine nicht verpatzten. Er stürzte sich mit Verbissenheit in Aufgabenfelder, die er von Laptop und Telefon aus erledigen konnte, und schluckte Tranquilizer vor wichtigen Terminen. Keine Schwäche zu zeigen, berufliche Erfolge zu erzwingen, Fehlschläge an sich abprallen zu lassen und sich sportlich fit zu halten, war seine Strategie. [...] Als es in der Psychotherapie nicht um die von ihm erwarteten Rezepte ging, sondern um sein Selbstbild, sein Selbstvertrauen und seine Beziehungsfähigkeit und soziale Kompetenz, brach er die Therapie ab.«

(Treichler 2004, S. 15 ff.)

Zusammengefasst: Burn-out ist ein Risikozustand für Depression aufgrund einer langfristigen Arbeitsüberforderung (DGPPN 2012). Unternehmen sind im Sinne des Arbeitsschutzes dazu verpflichtet, einen solchen Risikozustand zu verhindern, indem psychische Belastungen etwa bei Gefährdungsanalysen mit einbezogen werden. Hier stehen wir aber noch ganz am Anfang.

IST DEPRESSION EINE FRAUENKRANKHEIT?

DIE MEHRZAHL DER INTERNATIONALEN STUDIEN zur Häufigkeit der Depression bei Männern und Frauen besagt, dass Frauen etwa zwei- bis dreimal so häufig an einer Depression erkranken (auch wenn sich die absoluten Häufigkeiten in einzelnen Ländern unterscheiden).

Frauen machen in allen psychosozialen und medizinischen Versorgungsinstitutionen die Mehrzahl der Patienten aus (Ausnahme: Notfallmedizin!) und bekommen die meisten Antidepressiva und Beruhigungsmittel verschrieben. Offenbar haben sie zahlreiche Beschwerden, denn warum sollten sie sonst einen Arzt aufsuchen? Aber ganz so einfach ist es nicht! Um das zu erklären, müssen wir ein bisschen ausholen.

Die Gleichsetzung von »Depression« und »typische Frauenkrankheit« wird kaum infrage gestellt. Depression war und ist eine Frauenkrankheit, das scheint ein Naturgesetz zu sein. Die Gründe dafür sind vielfältig und haben zum Teil historische Wurzeln, die heute ziemlich kurios wirken, die wir hier aber nicht ganz ignorieren wollen: Denn was als weiblich und männlich gilt, ist immer auch eine zeitabhängige soziale Konstruktion und wird kulturell überliefert.

HISTORISCHE WURZELN

SEIT DER SPÄTAUFKLÄRUNG ENDE DES 18. JAHRHUNDERTS gelten Frauen als das psychisch und körperlich schwache und kranke Geschlecht, da sie angeblich viel stärker an ihrer biologischen Beschaffenheit zu leiden hatten als die Männer. Der weibliche Körper wurde als überdimensionale Gebärmutter gesehen, von Organen umgeben. Die Frau war eine einzige Krankheit, Weiblichkeit ein einziger Leidenszustand: »Die Frau muss notwendig an ihrem Geschlecht leiden, menstruieren, schwanger werden, gebären, kindartig, unintellektuell, emotionell sein, sonst wäre sie keine Frau mehr und würde ihrer natürlichen Bestimmung als Gattin und Mutter nicht genügen können« (Fischer-Homberger 1979, S. 92). Kein Wunder also, dass eine solche »Natur« anfällig macht für psychische Krankheiten, wie etwa für Hysterie, die nach historischen Vorstellungen durch eine im Körper umherwandernde Gebärmutter ausgelöst wird (heute meint Hysterie eine neurotische Störung mit stark wechselnden Gefühlslagen und ausgeprägtem Geltungsdrang).

Der Mann hingegen erschien als das Idealbild körperlicher und psychischer Gesundheit, da er als vernunftgesteuert und von Natur aus als geistig überlegen galt: »Aller Fortschritt geht vom Manne aus« – ein Statement des Nervenarztes und Philosophen Paul Julius Möbius, vom dem auch der damalige Bestseller »Über den physiologischen Schwachsinn des Weibes« (1900) stammt, aus dem heute nur noch der Kuriosität halber zitiert wird.

Kehren wir zur Gegenwart zurück, in der sich immer noch Spuren dieser Konstruktionen finden, wenn man etwas konkreter das Erscheinungsbild von klassischer Weiblichkeit und Depression betrachtet.

WERDEN DEPRESSIONEN BEI FRAUEN ÜBERDIAGNOSTIZIERT?

FRAUEN, DIE SICH AN TRADITIONELLEN WEIBLICHKEITSIDEALEN orientieren, könnten für eine Depression insofern »vorbelastet« sein, als der Weiblichkeit im traditionellen Sinne Eigenschaften zugeschrieben wurden/werden, die von den typischen Symptomen einer Depression gar nicht so weit entfernt sind: stärkere Emotionalität und emotionale Schwankungsbreite, Anpassungsbereitschaft, Abhängigkeit von anderen, Ängstlichkeit, Weinerlichkeit, Klagsamkeit, Empfindsamkeit, geringe Selbstsicherheit und Selbstkontrolle, ein ausgeprägteres Körpergefühl. Dieses hängt naturgemäß auch mit ihrer Gebärfähigkeit zusammen, so dass Frauen sehr viel stärker als Männer von regelmäßigen Hormonschwankungen betroffen sind, die sich auf das gesamte körperliche und psychische Befinden auswirken können.

In solchen Situationen fasst man Frauen am besten mit Samthandschuhen an. Auch wenn Frauen mit einer traditionellen Rollenorientierung tatsächlich laut empirischer Studien häufiger depressiv sind als andere, bedeutet das noch lange nicht, dass Weiblichkeit mit Depression gleichgesetzt werden kann. Das wäre ein Rückfall in Möbius' Zeiten!

Nun, seit den Zeiten von Paul Julius Möbius, der übrigens über sich selbst sagte, dass er den Frauen nichts Schlechtes wolle, hat sich vieles verändert, was er tatsächlich so nicht vorhersehen konnte: Frauen gelten heute zunehmend als das starke Geschlecht und als die Gewinnerinnen der Moderne, obwohl ihnen zugleich Mehrfachbelastungen zugemutet werden. Möbius würde sich im Grabe umdrehen!

Unsere heutigen Gesundheitsvorstellungen sind aber immer noch nicht geschlechterneutral, im Gegenteil: Hier spiegeln sich durchaus noch typische Geschlechterunterschiede in Wahrnehmung und Akzeptanz psychischen und körperlichen Leidens. Das hat sowohl mit der Biologie zu tun als auch mit gesellschaftlichen Konstruktionen dessen, was wir im weiteren Sinne unter weiblich und männlich verstehen. Diese Geschlechterunterschiede beginnen ganz allgemein bei den individuellen Gesundheitskonzepten. Wie schon erwähnt, haben Frauen ein anderes Verhältnis zu ihrer Gesundheit als Männer: Für sie bedeutet Gesundheit psychosoziales Wohlbefinden, was viel mehr umfasst als das reibungslose Funktionieren des Körpers. Das Psychische und das soziale Eingebundensein sind für Frauen wesentliche Komponenten, die mit dem Körperlichen verbunden sind. Im Unterschied zu Männern haben Frauen keine Probleme, über ihre psychischen Befindlichkeiten zu sprechen und diese detailliert zu beschreiben. Sie können sich im Arztgespräch besser an depressive Episoden erinnern als Männer und haben diesbezüglich auch weniger Schamgefühle. Es ist sicher ein Privileg von Frauen, dass sie, wenn sie psychisch leiden, nicht aus ihrer gesellschaftlichen Rolle fallen. Im Falle einer psychischen Störung werden Frauen deutlich weniger stigmatisiert und diskriminiert als Männer.

Es gibt dabei allerdings ein Risiko: Angesichts der weiblichen Affinität zu allem Psychischen werden körperliche Beschwerden von Frauen, nicht zuletzt auch von Ärzten, tendenziell als psychisch bedingt angesehen – was die Gefahr birgt, dass erst gar nicht nach körperlichen Ursachen gesucht wird. Das heißt: Bei Frauen gibt es einen Bias (Verzerrung) in Richtung psychischer/psychosomatischer Diagnosen, den es bei Männern nicht gibt (dazu mehr im nächsten Kapitel). Es kann also geschehen, dass Frauen vorschnell eine psychische Störung attestiert wird, die gar nicht oder nicht in einem klinischen Schweregrad existiert. Umgekehrt kann bei Frauen eine körperliche Krankheit eher übersehen werden, etwa ein Herzinfarkt, an dem Frauen sogar häufiger sterben als Männer. Wenn wir die aktuellen Daten zur Verschreibung von Psychopharmaka anschauen, dann fällt auf, dass Frauen etwa dreimal mehr Antidepressiva und Tranquilizer verordnet werden als Männern.

Interessant ist, dass laut Arzneimittelreport nur ein Drittel dieser Verordnungen medizinisch indiziert ist, das heißt, dass umgekehrt zwei Drittel der Verordnungen an Frauen ausgegeben werden, die keine behandlungsbedürftige Depression aufweisen, sondern vielleicht »nur« unter psychovegetativen Symptomen leiden. Die Interpretation dieser Ergebnisse ist allerdings von medizinischer Seite heftig kritisiert worden: Frauen bekämen nicht häufiger Psychopharmaka verschrieben, weil sie eher bereit seien, über psychische Belastungen zu sprechen, und häufiger zum Arzt gingen, sondern weil sie häufiger von Depressionen und Angststörungen betroffen seien und eine medikamentöse Therapie angemessen sei.

Was bedeutet also die doppelt so hohe Depressionsrate bei Frauen? Zusammenfassend können wir feststellen: Sie könnte das Ergebnis einer Überdiagnostik sein. Aber es gibt noch andere Erklärungsansätze. Danach könnte die hohe Depressionsrate auch auf biologischen Faktoren beruhen oder das Ergebnis psychosozialer Belastungen (Stress) sein, die mit der weiblichen Rolle zusammenhängen.

SIND DEPRESSIONEN BEI FRAUEN BIOLOGISCH BEDINGT?

ES GIBT BISHER KEINEN BELEG DAFÜR, dass genetische Faktoren ein unterschiedliches Depressionsrisiko bei Männern und Frauen bewirken. Möglicherweise könnten unterschiedliche Gen-Umwelt-Interaktionen von Bedeutung sein, aber die Forschung kann hier noch keine eindeutigen Befunde vorweisen. In Bezug auf die Wirkung von Geschlechtshormonen ist nachgewiesen, dass sowohl eine Östrogendominanz als auch ein Östrogenabfall über die Wirkung im zentralen Nervensystem in Zusammenhang mit depressiven Symptomen stehen. Östrogene sind nicht nur bei der Steuerung des Menstruationszyklus beteiligt und spielen eine wichtige Rolle bei einer Schwangerschaft, sondern wirken sich auf die gesamte Gesundheit der Frau aus. Auch bei Männern werden übrigens in den Hoden Östrogene produziert, doch nur in geringen Mengen.

Die Tatsache, dass die Depressionsrate in der Pubertät bei den Mädchen nach oben schnellt, während sie im Kindesalter bei beiden Geschlechtern etwa gleich häufig auftritt, deutet auf den möglichen Einfluss von Östrogen hin. In dieselbe Richtung weisen die postpartale Depression bei Frauen (depressive Episode nach der Geburt eines Kindes) und das Auftreten depressiver Episoden im Klimakterium. Allerdings zeigt sich auch hier bei näherem Hinsehen, dass – entgegen der landläufigen Meinung – die Depressionsrate bei entbindenden Frauen, die einen dramatischen Östrogenabfall erleben, nicht höher liegt als bei nicht entbindenden Frauen desselben Alters (etwa 25 Prozent). Risikofaktoren dafür sind frühere depressive Episoden, fehlende Unterstützung während der Schwangerschaft oder stressvolle Lebensereignisse. Übrigens: Auch frisch gebackene Väter können eine Depression nach der Geburt ihres Kindes entwickeln, fast genau so häufig wie frisch gebackene Mütter, nur wird diese seltener erkannt. Auch was das Klimakterium angeht, wird angenommen, dass dieses aufgrund des zunehmenden Östrogenabfalls mit einer höheren Depressionsrate einhergeht. Dies stimmt insofern, als Frauen mit einer Vorgeschichte depressiver Episoden in diesem Alter ein etwas höheres Rückfallrisiko haben. Die Annahme stimmt aber insofern nicht, als es keine höhere Neuerkrankungsrate an Depressionen gibt. In Zeiten hormoneller Umstellungen kann die Depressionsanfälligkeit bei Frauen erhöht sein, wenn diese bereits frühere depressive Episoden erlebt haben. Die »Hormonhypothese« kann die zwei- bis dreimal höhere Depressionsrate der Frauen jedoch nicht erklären.

SIND DEPRESSIONEN BEI FRAUEN ERGEBNIS PSYCHOSOZIALER STRESSFAKTOREN?

EIN WEIT STÄRKERES ERKLÄRUNGSPOTENZIAL als hormonelle Faktoren haben psychosoziale Stressfaktoren. Was macht depressiv? Soziale Benachteiligung, soziale Isolation, belastende Lebensereignisse und Dauerstress in Arbeit und Familie. Insbesondere ein niedriger sozioökonomischer Status, das heißt geringe Bildung, keine ausreichende Berufsqualifikation und/oder ein geringes Einkommen, ist über das Zusammenwirken eines ganzen Bündels an Risikofaktoren, die in unteren Sozialschichten vermehrt auftreten, depressionsfördernd, und zwar für beide Geschlechter. Frauen sind dabei einigen Risikofaktoren stärker ausgesetzt als Männer; dazu zählen Armut, Benachteiligung im Berufsleben, Rollenüberlastung (Rolle als Mutter, Arbeitnehmerin, Partnerin et cetera), aber auch Gewalterfahrungen.

In epidemiologischen Studien, in denen der Einfluss dieser vergleichsweise ungünstigeren Lebensbedingungen von Frauen auf die geschlechtsspezifische Depressionsrate statistisch herausrechnet wurde, stellte das Geschlecht für sich allein keinen Risikofaktor mehr dar, somit war das Depressionsrisiko bei Frauen nicht mehr höher als bei Männern. Zahlreiche Studien zeigen außerdem, dass für Frauen das Fehlen oder ein Mangel an sozialer Unterstützung ein ganz entscheidender Risikofaktor für die Entwicklung einer Depression ist, und zwar deutlich stärker als für Männer. Insbesondere alleinerziehende Mütter, die in Armut leben und nur über eine geringe Bildung verfügen, haben die höchsten Depressionsraten. Hier wirken viele ungünstige Bedingungen zusammen: beispielsweise schlechte Wohnverhältnisse, unsicherer Arbeitsplatz, chronische Partnerkonflikte, fehlende soziale Unterstützung und fehlende Anerkennung. Alleinerziehende Mütter sind keine Seltenheit in Deutschland: 2,2 Millionen Mütter ziehen ihre Kinder ohne Partner auf. Jede fünfte Familie mit Kindern besteht aus nur einem Elternteil, dies sind in 87 Prozent der Fälle Frauen.

Bei Frauen wird das Depressionsrisiko nachweislich auch dadurch erhöht, dass sie meist diejenigen sind, die die Pflege chronisch kranker Familienangehöriger übernehmen und im Alter stärker von Armut betroffen sind als Männer.

Insgesamt bringt der psychosoziale Erklärungsansatz noch die plausibelsten und am besten untersuchten Argumente für die Begründung der höheren Depressionsrate bei Frauen. Aber: Psychosoziale Belastungen von Männern im Zusammenhang mit Depression sind bis heute weit weniger gut untersucht; deshalb fehlen Vergleichsmöglichkeiten. Letztlich können wir auch in diesem Ansatz keine hundertprozentige Antwort finden.

Zusammenfassend lässt sich Folgendes sagen: Trotz der unterschiedlichen Erklärungsansätze (Überdiagnostik, Geschlechtshormone, Stress) ist kein Ansatz für sich allein bisher wirklich befriedigend. Warum Frauen zwei- bis dreimal so häufig an Depressionen erkranken wie Männer, ist bis dato nicht vollständig erklärt. Es scheint, als sei Depression eine Frauenkrankheit, aber wir können dies nicht tatsächlich beweisen.

HABEN MÄNNER EIN GERINGERES DEPRESSIONSRISIKO?

DIE FRAGE, OB UND WARUM DEPRESSION eine Frauenkrankheit ist, ist bisher fast nur mit dem Fokus auf Frauen untersucht worden, mit einem nicht ganz zufriedenstellenden Ergebnis. Nehmen wir im folgenden Kapitel eine andere Perspektive ein.

Wenn Depression eine Frauenkrankheit ist, würde das bedeuten: Männer haben ein geringeres Depressionsrisiko als Frauen. Dies könnte ebenso wie das (vermeintlich) höhere Depressionsrisiko bei Frauen bedingt sein durch psychosoziale oder biologische Faktoren.

STARKER MANN, STARKE PSYCHE?

SCHAUEN WIR UNS ZUNÄCHST DIE PSYCHOSOZIALEN Faktoren an. Männer galten und gelten im öffentlichen Diskurs im Vergleich zu Frauen als das körperlich und psychisch weniger anfällige Geschlecht. Wie die körperliche Zartheit der Frau auf ihre psychische Konstitution übertragen wurde, so wurde und wird landläufig angenommen, dass ein widerstandsfähiger, starker und muskulöser Männerkörper nur mit einer starken Psyche ausgestattet sein kann. Die typischen Eigenschaften eines Mannes sind denen der Frau unter dieser Annahme dann traditionell entgegengesetzt, das sagt auch das klassische bipolare Geschlechtermodell. Wann ist ein Mann nach dem klassischen Modell ein Mann? Wenn er rational statt emotional ist, aktiv statt passiv, risikofreudig statt ängstlich, unabhängig statt abhängig, status- und wettbewerbsorientiert statt sich unterordnend und so weiter – kurz gesagt: wenn er lieber handelt als redet, wenn er stark ist und eine Familie ernähren kann. In ein solches Selbst- und Fremdbild passt Krankheit, insbesondere eine Depression, eigentlich nicht hinein. Warum eigentlich sollten

Männer denn depressiv werden? Nach landläufiger Meinung lassen sich schnell ein paar Gründe aufzählen, warum Männer nicht depressiv werden müssen:

- **Frauen müssen mehr leisten als Männer,**
- **Männer bekommen mehr Geld als Frauen für die gleiche Arbeit,**
- **das Elterngeld ist eigentlich Männersubvention,**
- **wahre Väterdienste übernimmt sowieso der Staat,**
- **Putzen bleibt vielen Männern erspart (weil sie dies nicht gründlich genug tun),**
- **arbeitet die Frau, profitiert der Mann doppelt, weil die gut bezahlten Jobs in Männerhand bleiben,**
- **Karrierefrauen sind selbst schuld, wenn sie keinen Mann mit höherem Sozialstatus abkriegen,**
- **im Alter können Männer beziehungsmäßig noch mal neu anfangen.**

(WeltN24 GmbH 2015)

Offenbar sind Männer ganz schön privilegiert.

Schaut man sich Studien zum Zusammenhang von psychosozialen Faktoren beziehungsweise Belastungen/Bedingungen an, findet sich ebenfalls eine längere Liste von Befunden, die dafür spricht, dass Männer tatsächlich ein geringeres Depressionsrisiko haben könnten als Frauen:

- **Sie gehen in der Regel einer Vollzeitbeschäftigung nach, die besser bezahlt wird als die von Frauen,**
- **sie haben keine vergleichbare Doppelbelastung durch Beruf und Familie,**
- **sie unterliegen keinem Zyklus mit starken hormonellen Schwankungen,**

- wenn sie körperliche Beschwerden haben, werden diese weder psychologisiert noch medikalisiert,
- sie schreiben sich selbst Leistungen zu, die ihr Selbstwertgefühl steigern,
- sie sind emotional stabiler als Frauen,
- sie sind weniger ängstlich und machen sich weniger Sorgen,
- sie grübeln weniger und lenken sich ab,
- sie profitieren vom »Schutzfaktor Ehe« stärker als Frauen.

Alle diese Punkte gehen in wissenschaftlichen Studien mit einer im Vergleich zu Frauen geringeren Depressivität beziehungsweise Depressionsrate einher. Wenn wir nun bedenken, dass es Männern nach eigenen Angaben subjektiv besser geht als Frauen, aber gleichzeitig ihre in allen Altersgruppen höhere Sterblichkeit und nicht zuletzt ihre dreimal höhere Suizidrate betrachten, wagen wir an dieser Stelle doch die kritische Frage: Stimmen die Selbstangaben denn wirklich – oder wird da nicht ein bisschen geflunkert?

Diese Frage ist nicht abwegig, denn Männer sollen tatsächlich häufiger flunkern als Frauen, und dies mit weniger Schuldgefühlen. Wie etwa ein britisches Meinungsforschungsinstitut bei 3000 Erwachsenen herausgefunden haben will, lügen Männer im Jahr durchschnittlich 1092 Mal, Frauen dagegen nur 728 Mal. Während 82 Prozent der Frauen danach ein schlechtes Gewissen hatten, war dies bei den Männern nur bei 70 Prozent der Fall. Beim Blick auf die Top Ten der Lügen von Männern und Frauen fällt jedoch auf, dass gar nicht so sehr die Gefühle des anderen geschützt werden, sondern überwiegend das eigene Verhalten gerechtfertigt werden soll (news.bbc.co.uk/2/hi/health/8689010.stm).

SCHÜTZT TESTOSTERON VOR DEPRESSION?

NUN ZU DEN BIOLOGISCHEN FAKTOREN. Das genetische Risiko für eine Depression unterscheidet sich nicht bei Männern und Frauen, deshalb trägt es nichts zur Beantwortung unserer Frage bei. Da Sexualhormone über unsere Befindlichkeit und Stressanfälligkeit mitbestimmen, könnten wir annehmen, dass das wichtigste Männerhormon, das Testosteron, eine bedeutende Rolle spielen könnte. Denn was das Östrogen für Frauen, ist das Testosteron für Männer. Die Frage ist: Schützt Testosteron vor Depression?

Testosteron hat beträchtliche Wirkungen auf die männliche Gesundheit insgesamt. Ein ausreichend hoher Testosteronspiegel schützt die Gefäße und beugt damit Herz-Kreislauf-Erkrankungen und zu hohem Blutdruck vor. Testosteron ist außerdem wichtig für den Fett- und Zuckerstoffwechsel und hilft, einer Diabetes vorzubeugen. Außerdem hat es großen Einfluss auf die Blutbildung und trägt wesentlich zum Knochen- und Muskelstoffwechsel und damit auch zu deren Wachstum bei. Darüber hinaus fördert es das seelische Wohlbefinden. Testosteron schützt damit auch vor Depression. Mit zunehmendem Alter oder bei chronischem Stress sinkt der Testosteronspiegel – und steigt das Depressionsrisiko (Shores et al. 2004). Aber nicht nur das, es können sich auch stärkere Müdigkeit, Leistungsschwäche, Potenzprobleme und Osteoporose einstellen.

Zusammenfassend können wir sagen, dass Testosteron Männer zwar vor Depressionen schützt, aber wir können nicht den Schluss ziehen, dass Testosteron ein geringeres Depressionsrisiko bei Männern garantiert. Auch umgekehrt gilt: Nicht jeder ältere Mann wird depressiv, nur weil er nicht mehr den Testosteronspiegel eines Zwanzigjährigen hat. Außerdem haben Studien gezeigt, dass nicht nur niedrige, sondern auch hohe Testosteronspiegel mit einer depressiven Erkrankung in Verbindung stehen – was das Ganze noch komplizierter macht. Ein Hormon allein macht eben noch kein Verhalten. Zwar beeinflusst Testosteron das Verhalten, aber das Verhalten beeinflusst ebenso die Testosteronproduktion. Bisher ist der Zusammenhang zwischen Testosteron und Depression wissenschaftlich noch nicht endgültig erklärt. Entscheidende Depressionsrisiken sind – ähnlich wie bei Frauen – eine genetisch bedingte beziehungsweise erworbene Stressvulnerabilität und chronische Belastungen.

DEPRESSION IST BEI MÄNNERN UNTERDIAGNOSTIZIERT UND UNTERBEHANDELT!

EIN GERINGERES DEPRESSIONSRISIKO BEI MÄNNERN lässt sich also biologisch nicht begründen, und die psychosozialen Befunde könnten trügerisch sein; sie können zwar vor leichten depressiven Verstimmungen schützen, aber nicht vor einer handfesten depressiven Erkrankung. Schauen wir uns nun die Argumente der sogenannten »Artefakt-Hypothese« an, die besagt, dass der große Geschlechterunterschied in der Häufigkeit der Depression nicht real ist, sondern falsch. Falsch aus Gründen, die mit Männlichkeit und Weiblichkeit zu tun haben: die den Zugang zu Gefühlen und psychischen Prozessen betreffen, das Erinnern von und Sprechen über Gefühle und psychische Probleme, die Hilfesuche wegen psychischer Probleme und nicht zuletzt die Geschlechterstereotype, die den Blick des Arztes trüben und zu Lasten des Patienten gehen.

Wir haben gesehen, dass analog zu den geschlechtstypischen Gesundheitskonzepten körperliche Beschwerden bei Frauen eher psychisch und psychosomatisch von ihnen selbst wahrgenommen, aber auch von Ärzten tendenziell so diagnostiziert werden. Bei Männern ist es umgekehrt: Passend zu ihrem vorwiegend körperlich-instrumentellen Verständnis von Gesundheit stehen in der Selbst- und Fremdwahrnehmung körperliche Symptome im Vordergrund, die meist zu körperlichen Diagnosen führen. Damit besteht die Gefahr, dass psychische Störungen bei Männern eher übersehen werden (das ist die sogenannte »Somatisierung« von Männergesundheit). Und dass auch Männer selbst die Möglichkeit, dass sie an einer psychischen Störung leiden könnten, von vornherein gern ausschließen. Denn sie sind im Gegensatz zu Frauen nicht so sehr auf ihr Befinden konzentriert, sie neigen dazu, körperliche Missempfindungen nicht gleich als Krankheitssymptom zu bewerten, sondern zu bagatellisieren, und entsprechend gehen sie auch nur halb so häufig zum Arzt wie Frauen.

Dass Depressionen von Männern selbst und von Allgemeinärzten, oder die ja die meisten Patienten mit Depressionen behandeln, schlecht erkannt werden, ist – soweit solche Studien vorliegen – wissenschaftlich gut belegt, sowohl in Bevölkerungs- als auch in klinischen Studien.

Schauen wir kurz in eine repräsentative Bevölkerungsstudie, die 2012 in Großbritannien durchgeführt wurde (Swami 2012). Den 1200 Teilnehmern wurde das Fallbeispiel einer Depression vorgelegt, einmal mit männlichem und einmal mit weiblichem Geschlecht des fiktiven Patienten:

»In den letzten zwei Wochen hat sich Kate/Jack wirklich schlecht gefühlt. Sie/er ist morgens aufgewacht mit einem matten schweren Gefühl, das den ganzen Tag über anhielt. Sie/er konnte nicht mehr die Dinge genießen, die ihr/ihm normalerweise Freude bereiteten. Tatsächlich konnte sie/er sich an nichts mehr freuen. Auch wenn gute Dinge passierten, schienen sie Kate/Jack nicht glücklicher zu machen. Sie/er schleppte sich durch die Tage, es war richtig hart. Die kleinsten Tätigkeiten waren schwierig zu bewältigen. Sie/er fand es sehr schwer, sich auf irgendetwas zu konzentrieren. Sie/er fühlte sich ohne Energie und Antrieb. Und obwohl sich Kate/Jack abends müde fühlte, konnte sie/er in der Nacht nicht schlafen. Kate/Jack fühlte sich richtig wertlos und entmutigt. Die Familie von Kate/Jack hat bemerkt, dass sie/er im letzten Monat nicht mehr dieselbe/derselbe war und dass sie/er sich zurückgezogen hat. Kate/Jack war einfach nicht nach Reden zumute.«

Die Teilnehmer sollten dieses Fallbeispiel nach bestimmten Wissens- und Einstellungskriterien bewerten. Dabei zeigten sich interessante Unterschiede: Männer und Frauen vermuteten bei der weiblichen Version »Kate« eine Depression, nicht aber bei der männlichen Version »Jack«. Wobei deutlich mehr Männer als Frauen meinten, dass »Jack« keine psychische Störung hätte. Außerdem waren die Männer häufiger der Ansicht, dass der Zustand von »Kate« sehr viel schlimmer als der von »Jack« sein müsse, dass »Kate« schwieriger zu therapieren sei und dass sie mehr Mitgefühl verdiene.

Hier werden das Nichterkennen und das Bagatellisieren einer Depression *bei* Männern und *von* Männern sehr deutlich. Nicht verwunderlich ist daher, wenn Männer auch dann, wenn bei ihnen bereits eine psychische Störung diagnostiziert wurde, selten zum Arzt gehen. Dies belegen aktuelle Daten aus einer ebenfalls repräsentativen Studie zur Inanspruchnahme von medizinischer Hilfe bei psychischen Störungen in Deutschland (Mack et al. 2014). Von den Personen, die angaben, dass bei ihnen im Untersuchungsjahr eine psychische Störung diagnostiziert wurde, nahmen nur 19 Prozent eine professionelle Hilfe in Anspruch. Die Inanspruchnahme der Männer liegt in allen Altersgruppen weit unter der der Frauen, insbesondere bei den 65- bis 79-jährigen Männern (4 Prozent gegenüber 15 Prozent).

Nun, man kann der Allgemeinbevölkerung nicht vorwerfen, dass sie Depressionen bei Männern nicht erkennt. Schließlich handelt es sich um Laien, und die wissen es nicht besser. Stellt sich also die Frage, ob Allgemeinärzte besser als Laien Depressionen bei Männern erkennen können? Das sollte doch der Fall sein, denn schließlich sind sie die erste und oft auch einzige Anlaufstelle für die meisten Patienten mit Depressionen und darum äußerst wichtig für Diagnosestellung und Therapie.

Geschlechtsspezifische Studien zum Diagnoseverhalten von Allgemeinmedizinern sind zwar rar, doch sie verweisen konsistent in eine Richtung – und die besagt nichts Gutes: Bei gleicher Symptomatik beziehungsweise identischem Erfüllen von standardisierten Depressionskriterien erhalten Männer signifikant seltener eine Depressionsdiagnose als Frauen. Und dies unabhängig davon, ob die Symptomwerte hoch oder niedrig ausfallen! Die Differenzen zwischen den Diagnosehäufigkeiten liegen zwischen 10 Prozent und 22 Prozent. Allgemeinmediziner haben offensichtlich ein deutlich geringeres Bewusstsein für das Auftreten von Depressionen bei Männern als bei Frauen. Und damit sind sie offenbar auch nicht so sehr viel besser als ganz normale Männer, die ebenfalls nicht erkennen, ob andere Männer oder sie selbst depressiv sind.

An dieser Stelle sei erwähnt, dass Ärzte, niedergelassene wie Klinikärzte, die ja auch nicht gegen Depressionen gefeit sind, ebenfalls nicht besser damit umgehen. Sie leiden sogar häufiger unter Depressionen und Suchterkrankungen als Angehörige anderer Berufe, suchen aber ebenso wenig Hilfe wie andere Betroffene.

Hier die Geschichte eines depressiv erkrankten Psychiaters:

»Die Arbeit in der Klinik wird immer anstrengender, das Personal immer knapper. Dr. F fühlt sich zunehmend überfordert, kämpft mit Selbstzweifeln und Versagensängsten und leidet unter Schlafstörungen und Suizidgedanken. Dr. F ist seit 26 Jahren Psychiater, ignoriert aber trotzdem diese Symptome, von denen die Kollegen nichts bemerken. Er kapselt sich ab und arbeitet wie ein Besessener. Schließlich vermutet er eine Schilddrüsenüberfunktion und geht zu einem Internisten, der ihm, dem Psychiater, sagt: ›Das ist psychisch!‹ Später, nach erfolgreich therapierter Depression, räumt er ein, dass er trotz seines Fachwissens viel zu spät reagiert habe. Gerettet habe ihn schließlich nur, dass er zu nichts mehr Kraft hatte, nicht einmal für einen Suizid.« (Der Spiegel 43/2008)

Eine Depression wird auch von Medizinern als persönliche Niederlage erlebt und geheim gehalten, sie greifen oft zur Selbstmedikation und erlauben sich keine Krankschreibung. Das ist nicht nur gefährlich für sie selbst, sondern auch für ihre Patienten!

WERDEN DEPRESSIV ERKRANKTE MÄNNER FACHMEDIZINISCH GUT BEHANDELT?

STATISTISCH SIEHT ES INSGESAMT NICHT GUT AUS mit der Behandlung Depressiver: Eine Auswertung der Krankenkassendaten von neun Millionen Versicherten der Jahre 2005 – 2007 ergab, dass 78 Prozent der Patienten mit einer schweren Depression von niedergelassenen Ärzten für Allgemeinmedizin und anderer somatischer Fachdisziplinen behandelt wurden. Das heißt, dass nur 22 Prozent der depressiven Patienten fachspezifische Versorgung erhielten (Gaebel et al. 2013).

Erwartungsgemäß finden wir bei einer geschlechtsdifferenzierten Betrachtung deutliche Unterschiede in der Behandlung von Frauen und Männern mit depressiver Erkrankung.

Erinnern wir uns zunächst daran, dass Frauen dreimal mehr Psychopharmaka verschrieben werden als Männern, was unterschiedlich bewertet wurde, einerseits als Standardversorgung bei einer höheren Rate von Depressionen und Angststörungen, andererseits als Übermedikalisierung. Was gar nicht in diesem Zusammenhang gefragt wird, ist, ob Männer mit einer psychischen Störung nicht unterversorgt werden. Dies belegt wiederum, dass das Interesse für männliche Versorgungsbedürfnisse nicht besonders ausgeprägt ist. Ziehen wir andere Daten dazu heran (zum Beispiel den Barmer GEK Arzneimittelreport von 2008), dann zeigt sich eine deutliche Unterversorgung depressiv erkrankter Männer mit Antidepressiva. Und noch etwas wird deutlich: Mit steigendem Alter steigt auch der Anteil der männlichen Versicherten mit einer Depressionsdiagnose, aber die Verordnungen von Antidepressiva und Psychotherapie tendieren gegen Null!

Diese erschreckenden Defizite bei der depressionsspezifischen Behandlung von Männern werden auch von anderen Studien bestätigt. Zwischen 35 und 80 Prozent der Betroffenen nimmt keine professionelle psychotherapeutische Hilfe in Anspruch. Die Inanspruchnahme ambulanter Psychotherapie beispielsweise liegt je nach Datengrundlage zwischen zwei und drei Prozent, wobei die Inanspruchnahme zu zwei Dritteln durch Frauen erfolgt. Insbesondere im Alter setzt sich die Unterversorgung depressiver Männer weiter fort, sei es in Allgemeinarztpraxen oder in der stationären psychiatrischen Versorgung. Eine spezifische und kaum beachtete Risikogruppe sind ältere depressive Männer mit einer somatischen Komorbidität (Komorbidität bezeichnet das Auftreten zusätzlicher Erkrankungen im Rahmen einer definierten Grunderkrankung), die am seltesten eine depressionsspezifische Therapie erhalten.

Nun wollen wir aber keine einseitigen Schuldzuweisungen vornehmen. In der Unterdiagnostik und Unterbehandlung der Depression bei Männern zeigt sich in vielen Facetten die Verdrängung des Psychischen, was sowohl das Medizinsystem angeht als auch die betroffenen Männer selbst (»Bloß kein Gequatsche!«). Die Gründe dafür werden wir nach und nach aufdecken.

Aber horchen wir zum Abschluss dieses Kapitels noch in eine fiktive Arztpraxis hinein und lauschen dem Gespräch eines männlichen Arztes mit einem männlichen Patienten. Das Gespräch, kaum begonnen, ist schon bald wieder zu Ende. Folgendes fällt auf:

- **Der Patient spricht von sich aus psychische Probleme kaum an.**
- **Der Arzt fragt kaum nach psychischen Problemen.**
- **Der Arzt ist nicht besonders einfühlsam dem Patienten gegenüber.**
- **Der Arzt redet mehr als der Patient.**
- **Der Arzt stellt eher solche Fragen, auf die der Patient nur mit Ja oder Nein antworten kann.**

- **Der Arzt unterbricht den Patienten häufig.**
- **Der Arzt verhält sich dem Patienten gegenüber relativ autoritär.**
- **Der Arzt lässt den Patienten kaum mitbestimmen.**

Das lässt den Patienten unzufrieden und ratlos zurück. Kein Wunder, dass er nicht tut, was der Arzt ihm sagt. Eine Reihe von Studien zur Arzt-Patient-Kommunikation hat verdeutlicht, dass beim Zusammentreffen von männlichem Arzt und männlichem Patient schnell ein maskulin geprägtes Kommunikationsmuster entsteht (besonders bei Patienten mit niedrigem Sozialstatus), das in dieser Form bei weiblichen Patienten oder beim Gespräch mit einer Ärztin nicht zu beobachten ist.

FRAUEN SUCHEN HILFE, MÄNNER BRINGEN SICH UM

SUIZIDE ZÄHLEN WELTWEIT UND AUCH IN DEUTSCHLAND zu den führenden Todesursachen – eine Tatsache, die in der Öffentlichkeit kaum bekannt ist und nach Expertenaussagen sogar deutlich unterschätzt wird: eine unsichtbare Epidemie. Mit wenigen Ausnahmen ist in allen Ländern der Welt die Suizidrate der Männer zwei- bis achtmal höher als die der Frauen.

Das gilt auch für Deutschland. Insgesamt sind die Ausmaße der Suizidproblematik in Deutschland der Öffentlichkeit ziemlich unbekannt. Hier einige Zahlen und Fakten (http://www.suizidpraevention-deutschland.de/informationen/):

- Im Jahr 2013 starben in Deutschland 10076 Menschen an Suizid. Diese Zahl bedeutet, dass deutlich mehr Menschen durch Suizid als durch Verkehrsunfälle, Mord und Totschlag, illegale Drogen und Aids insgesamt gestorben sind.
- Weit über 100000 Menschen begingen im Jahr 2013 einen Suizidversuch.
- Weit über 60000 Menschen verloren im Jahr 2013 einen ihnen nahestehenden Menschen durch Suizid (nach Angabe der WHO sind von einem Suizid im Durchschnitt mindestens sechs nahestehende Menschen betroffen).

Ganz konkret bedeutet das:

- Alle zweiundfünfzig Minuten nimmt sich ein Mensch selbst das Leben.
- Alle fünf Minuten findet ein Suizidversuch statt.

- In den letzten zehn Jahren starben mehr als 110.000 Menschen durch Suizid.
- In den letzten zehn Jahren gab es in Deutschland weit über eine Million Suizidversuche.
- In den letzten zehn Jahren waren in Deutschland zwischen 500000 und eine Million Menschen von dem Suizid eines ihnen nahestehenden Menschen betroffen.
- Alle neun Minuten verliert in Deutschland jemand einen nahestehenden Menschen durch Suizid.

TODESURSACHEN IN DEUTSCHLAND 2013

IN DEUTSCHLAND IST DIE SUIZIDRATE DER MÄNNER mindestens dreimal so hoch wie die der Frauen. Die Suizidhäufigkeit nimmt bei Männern ab dem 75. Lebensjahr noch einmal dramatisch zu.

Wären es die Frauen, die derart häufig Selbstmord begehen, ginge ein Aufschrei durch die Gesellschaft, da es aber die Männer betrifft, wird ihre Suizidrate mehr oder weniger stillschweigend zur Kenntnis genommen, sie erscheint fast als eine anthropologische Konstante. Es ist und war offenbar immer so: Männer töten andere und sich selbst. Auch die Suizidforschung kümmert sich leider noch zu wenig um die Beweggründe suizidaler Männer. Grob zusammengefasst ist man sich einig darüber, dass Männer für ihren Suizid brutalere Methoden wählen: Sie erschießen sich, sie erhängen sich, werfen sich vor fahrende Züge, stürzen sich in die Tiefe. Damit sind sie natürlich »erfolgreicher« als Frauen, die eher *weichere* Methoden wie Überdosen von Tabletten wählen und eher gerettet werden können, weil sie ihre Suizidgedanken anderen gegenüber andeuten, was Männer nicht tun. Deshalb ist die männliche Suizidrate höher. Aber: Ist die hohe Suizidrate der Männer wirklich nur auf die tödlicheren Suizidmethoden zurückzuführen? Ist das nicht zu einfach? Warum wählen Männer die härteren Methoden?

Suizid und Suizidversuche sind hochkomplexe Phänomene, die nur im individuellen Lebenszusammenhang verstanden werden können, in dem biologische, psychologische und soziologische Faktoren zusammenwirken (zum Beispiel chronische Krankheit, Trennung, Arbeitslosigkeit, Einsamkeit, Armut, politische Verfolgung, Statusverlust, gesellschaftliche Umbrüche und ähnliches); eine Gewichtung dieser Faktoren ist beim gegenwärtigen Forschungsstand kaum möglich und fällt im Einzelfall sowieso immer unterschiedlich aus.

DAS PARADOX VON SUIZID UND DEPRESSION BEI MÄNNERN

ES GIBT – TROTZ ALLER KOMPLEXITÄT DER URSACHEN – eine unbestrittene und einfache Erkenntnis in der Suizidforschung: das ist die herausragende Bedeutung der Depression als einer der häufigsten Ursachen für einen Suizid – bei bis zu 90 Prozent aller Suizide liegt vorher eine schwere Depression zugrunde.

Es ist kaum bekannt, dass die Depression eine potenziell tödliche Erkrankung ist. Und erschreckend ist, dass das Suizidrisiko bei depressiv Erkrankten 20- bis 27-mal höher ist als in der Allgemeinbevölkerung! 15 Prozent der Patienten mit schweren Depressionen begehen Suizid, 20 bis 60 Prozent der depressiv Erkrankten führen Suizidversuche durch und 40 bis 80 Prozent leiden während einer Depression an Suizidgedanken. Unter allen psychischen Störungen ist die Depression die Erkrankung mit dem höchsten Suizidrisiko, wobei depressive Männer im Vergleich zu Frauen wiederum ein doppelt so hohes Suizidrisiko haben, das weiter in die Höhe schnellt, wenn die Betroffenen gleichzeitig unter einer Alkoholabhängigkeit leiden. Dies betrifft immerhin etwa 40 Prozent der depressiven Männer.

Wenn Männer also mindestens dreimal häufiger Suizid begehen als Frauen, aber bei ihnen nur halb so häufig eine Depression diagnostiziert wird, kann hier etwas nicht stimmen. Dieses Paradox von Depression und Suizid bei Männern kann – von Einzelfällen abgesehen – nur mit einer hohen Dunkelziffer nicht erkannter und nicht behandelter Depressionen erklärt werden, da eine Depression grundsätzlich die häufigste Ursache für einen Suizid ist. Wie wir gesehen haben, ist das Nichterkennen einer Depression und das Vermeiden von Hilfesuche keine bloße Hypothese, sondern ein nachgewiesenes Faktum. Und eines der wichtigsten (indirekten) Argumente dafür, dass Männer eben *kein* geringeres Depressionsrisiko haben als Frauen.

DER SUIZID ALS LETZTER AKT EINER AUTONOMEN »PROBLEMLÖSUNG«

FRAUEN SUCHEN HILFE – AUCH EIN SUIZIDVERSUCH wird letztlich als Hilferuf verstanden – Männer sterben. Und zwar durch den Suizid als einen letzten Akt der »Selbstbestimmung«, der alles andere ist als ein Hilfeschrei. Dahinter verbirgt sich eine ganz massive Todesabsicht – nach außen dringt nichts.

In einer Todesanzeige für einen 43-jährigen Mann, der Suizid begangen hatte, heißt es:

»Nie hast du dich beklagt, nie gejammert, warst immer ausgeglichen und zufrieden, bist deinen Weg gegangen. Und als du einmal Hilfe brauchtest, wolltest du niemanden damit belasten.«

(zit. nach Hollstein 2011)

Für einen Mann, der keinen Ausweg aus seiner verzweifelten Lage sehen kann, erscheint der Suizid als allein verbliebene Möglichkeit, den eigenen Selbstwert zu retten und die Illusion von Selbstbestimmung und Handlungsautonomie aufrechtzuerhalten – dies gelingt natürlich nur, wenn der Suizidversuch so »effektiv« wie möglich durchgeführt wird und das heißt tödlich endet. Nur dann ist der Suizid das Ende der Hilflosigkeit. Es wäre für den Betroffenen unerträglich und peinlich, wenn selbst sein Suizid misslingen sollte. Die Methode muss funktionieren, die Aktion muss geheim bleiben und darf nicht gestört werden.

»In Australien hatte ein 81-jähriger Mann Suizid mit einem selbst gebauten Roboter begangen. Den Roboter hatte der Mann mit einer Anleitung aus dem Internet selbst gebastelt. Der Roboter bestand unter anderem aus einer elektrischen Stichsäge und einer Pistole. Die australische Zeitung berichtete, der Mann habe die Maschine in seiner Einfahrt aufgestellt und sich per Fernbedienung mindestens dreimal in den Kopf geschossen. In seinem Haus wurde ein Brief gefunden, in dem sich der alte Mann bei seinen Angehörigen beklagte, ihn in ein Altersheim einliefern zu wollen.«
(www.welt.de/.../Rentner-baut-sich-eine-Toetungsmaschine.html)

Der Suizid des Ex-Bundesliga-Schiedsrichters Babak Rafati, der an einer bis dahin unerkannten und unbehandelten Depression erkrankt war, misslang. Er hatte sich in der Nacht vor einem für ihn entscheidenden Fußballspiel in einem Hotelzimmer das Leben nehmen wollen, um sich aus einer Situation zu retten, die ihm ausweglos erschien. Er schreibt in seinem Buch:

»Zum ersten Mal in meinem Leben hatte ich panische Angst. Angst vor dem Spiel, das ich um 15.30 Uhr anpfeifen sollte. Sie kam in Wellen, drohte mich zu ersticken. ›Jeder darf einen Fehler machen – nur du nicht, Babak.‹ Wie ein endloser Fluch kreisten die Worte meines Schiedsrichterchefs durch meinen Kopf. Wieder und immer wieder spulte sich die Szene vor mir ab. Mir blieben noch sieben Stunden bis zum Anpfiff. Fünfzigtausend Menschen im Stadion. Millionen vor dem Fernseher. Ein Spiel, das ich verlieren würde. Wer in einer so existentiellen Krise ist, kann nicht mehr rational denken. Ich sah keinen anderen Ausweg, als mir das Leben zu nehmen.«

(Rafati 2014, Einleitung)

Er hatte sich die Pulsadern aufgeschnitten und fand sich nach massivem Blutverlust auf einer Intensivstation wieder, langsam kamen die Erinnerungen zurück:

»Wieder kam Wut gegen mich selbst hoch. Wenn ich schon so blöd gewesen war, mir das Leben nehmen zu wollen – warum hatte ich so völlig versagt, mein Ziel zu erreichen, um mir damit all das zu ersparen, was jetzt auf mich zukommen würde? War ich denn zu nichts mehr imstande? Was war ich doch unfähig und wie tief war ich durch mein Fehlverhalten gesunken! Obwohl ich körperlich völlig kraftlos war, spürte ich, mit welch ungeheurer Energie die Enttäuschung in mir wühlte, mit welchem Leichtsinn ich mich einfach so vom Platz gestellt hatte. Ich stand wie nackt in meiner ganzen Schwäche in der Öffentlichkeit, vor aller Augen hatte ich mich selbst entlarvt.«

(Rafati 2014, S. 152)

Es gibt auch Suizide von Männern, bei denen bekannt war, dass sie unter Depressionen gelitten hatten und seit längerem in Behandlung waren. Zum Beispiel der bekannte Hollywoodschauspieler Robin Williams, der sich 2014 im Alter von 63 Jahren das Leben nahm. Es wird berichtet, dass er mit seinen Depressionen und Alkoholproblemen immer offen umgegangen sei und auch in Talkshows und Interviews darüber gesprochen habe. Im Jahr seines Suizids soll er sich noch in ein Rehabilitationszentrum begeben haben, insofern sei es überraschend gewesen, dass er sich das Leben genommen habe. Auch Nationaltorwart Robert Enke hat – wie nach seinem

Suizid 2009 bekannt wurde – an Depressionen gelitten und sei auch mehrere Monate in Behandlung gewesen, doch er habe seine Krankheit geheim halten wollen, um sein Privatleben zu schützen und seine Karriere als Fußballprofi nicht zu gefährden.

An den Suiziden von Prominenten zeigt sich, dass das Bestreben, den hohen Selbstansprüchen und denen der Umwelt gerecht werden zu wollen (Perfektionismus), eine wichtige Rolle in der suizidalen Entwicklung spielen kann. Perfektionisten oder solche, die einem hohen Erwartungsdruck ausgesetzt sind und/oder einen solchen erleben, sind fest davon überzeugt, dass sie keine Fehler machen dürfen; entsprechend groß sind ihre Versagensangst und ihre Angst vor dem Verlust ihrer öffentlichen Identität. Bei einem tatsächlich eingetretenen oder auch nur vermuteten Fehler oder Misserfolg ist man überzeugt davon, dass es keinen Weg zurück gibt und dass ein sozialer Absturz unausweichlich ist. Dies dokumentiert auch die Geschichte eines erfolgreichen Finanzmanagers aus den USA, der wegen seiner hohen Reputation in das Finanzberatungsteam der US-Regierung geholt wurde. Dort ist ihm aus seiner Sicht ein Fehler unterlaufen, der bei ihm starke Ängste vor einem Gesichtsverlust in der Öffentlichkeit und eine depressive Episode auslöste, die er schließlich mit Suizid beendete (Blatt, zitiert nach Wolfersdorf 2010). Nach Wolfersdorf, einem bekannten Psychiater und Suizidforscher, können wir die Motive für einen Suizid folgendermaßen zusammenfassen:

- **Nicht-(mehr-)aushalten-Können einer subjektiv »unerträglichen« Belastung und/oder Kränkung**
- **Subjektiv unerträglicher psychischer Schmerz**
- **Überzeugung, keinen Ausweg mehr zu finden**
- **Kein rationales Denken mehr möglich, festgefahrene Perspektive**

- Aggressive Impulse, die nur schwer kontrolliert werden können
- Gefühle von Zorn, Wut, Rache – aber auch Gefühle von Scham, manchmal Schuld
- Hoffnungslosigkeit

GESELLSCHAFTLICHE TABUISIERUNG VON SUIZID ERHÖHT DEPRESSIONSHÄUFIGKEIT BEI MÄNNERN

WECHSELN WIR ZUM ABSCHLUSS DIESES KAPITELS noch einmal die Perspektive und kehren zurück zu Studienergebnissen, die die Häufigkeit von Depressionen bei Männern und Frauen und ihre Einflussfaktoren untersuchen.

Wie beschrieben, belegen die meisten internationalen Studien regelhaft ein zwei- bis dreifaches Überwiegen der Depression bei Frauen. Aber es gibt Ausnahmen von dieser Regel, die von der »Mainstream«-Forschung allerdings nicht ausreichend wahrgenommen werden. Diese Ausnahmen bestätigen ebenfalls sowohl die These vom Geschlechterparadox bei Depression und Suizid als auch unsere Annahme, dass Männer kein geringeres Depressionsrisiko haben als Frauen.

Beispiel 1: Studien in jüdisch-orthodoxen Gemeinden

In jüdisch-orthodoxen Gemeinden gibt es zahlreiche Vorschriften und Verbote. Es wird etwa davon ausgegangen, dass das Leben eine Leihgabe Gottes ist, für die der Mensch Sorge tragen soll und für die er verantwortlich ist bis zuletzt. Das Gebot »Du sollst nicht töten« gilt hier auch für den einzelnen Menschen sich selbst gegenüber, das schließt Suizid grundsätzlich aus. Tatsächlich haben Juden in Israel, in den USA und in Großbritannien geringere Suizidraten als Nicht-Juden. Nicht nur die Ächtung des Suizids und die hohe soziale Kontrolle, sondern auch die enge religiöse Gemeinschaft, besonders bei den orthodoxen Juden, und die Solidarität untereinander wirken als Schutzschild gegen den Suizid. Aber es gibt eine Kehrseite: Jüdische Männer haben zwar geringere Suizidraten, aber höhere Depressionsraten als nicht-jüdische Männer (zum Beispiel Protestanten). Damit unterscheiden sie sich nicht von jüdischen oder nicht-jüdischen Frauen, deren Depressionsraten ähnlich hoch liegen. Das bedeutet also, dass die Depressionsrate bei Männern, die aus kulturell-religiösen Gründen nicht auf den Suizid als Ausweg aus ihrer Depression zurückgreifen können, genauso hoch ist wie die bei Frauen.

Und noch ein Befund ist höchst interessant: Während Männer aus der US-amerikanischen Allgemeinbevölkerung niedrige Depressionsraten, aber höhere Alkoholismusraten aufweisen, ist es bei jüdischen Männern genau umgekehrt, sie haben höhere Depressionsraten, aber niedrige Raten von Alkoholabhängigkeit. Auch hier können wir wieder einen kausalen Zusammenhang annehmen, nämlich insofern, als Depressionen bei Männern, die vermehrt dem Alkohol zusprechen, stärker »maskiert« sind. Alkohol kann in unterschiedlicher Weise eine Depression maskieren: kurzfristig zu einer Unterdrückung der depressiven Symptome führen und die Wahrscheinlichkeit, Hilfe in Anspruch zu nehmen, reduzieren. Nicht zuletzt werden Männer, die vermehrt Alkohol trinken und deren Depression als Folge ihres Alkoholkonsums gesehen wird, nach den führenden Depressionskriterien nicht als depressiv diagnostiziert im Sinne einer eigenständigen Erkrankung. In Interviews mit jüdischen und nicht-jüdischen (protestantischen) Männern zeigt sich, dass im Unterschied zu letzteren jüdische Männer alkoholisiertes Verhalten als Bedrohung ihrer Selbstkontrolle wahrnehmen, Enthemmung durch Alkohol als unerfreulich und gefährlich empfinden und zwischen sozial erlaubtem Trinkverhalten von Juden und Nicht-Juden unterscheiden. Den Kummer in Alkohol ertränken, das entspricht – wie der

Suizid – nicht der jüdischen Kultur. Damit sind zwei wichtige Problemlösestrategien für Männer mit Depression verbaut, mit der Folge, dass die Depression bei ihnen genauso häufig und unmaskiert auftritt wie bei Frauen.

Beispiel 2: Studien bei den Amish People in den USA

Neben den jüdisch-orthodoxen Gemeinden sind die Amish People in den USA eine weitere Bevölkerungsgruppe, die keine Unterschiede in den Depressionsraten bei Männern und Frauen aufweist. Die Amish sind eine deutschstämmige streng gläubige Religionsgemeinschaft, die sich im 17. Jahrhundert in ländlichen Gebieten der USA niederließ und auch heute noch nach strengen Glaubensregeln kollektivistisch und abgesondert von der modernen Welt lebt, um ihren Glauben und ihre Identität zu schützen. Sie verzichten auf Autos, Telefon und Elektrizität, produzieren ihre Lebensmittel durch Landwirtschaft selbst, tragen keine individuelle Kleidung, gehen zu Fuß oder nutzen eine Kutsche. Statt auf das Sozialversicherungswesen verlassen sie sich auf ihre starke Gemeinschaft, hinter der der Einzelne zurückstehen muss. Die Geschlechterrollen sind streng traditionell.

Vielen Menschen sind die Amish unbekannt oder ein sozialromantisches Relikt aus der Vergangenheit, für medizinische Forschung sind sie jedoch sehr begehrt: denn sie heiraten seit Jahrhunderten nur untereinander, insofern ist ihre genetische Vielfalt sehr überschaubar und für genetische Forschung hoch interessant. Was die Suizidrate der Amish angeht, so kann man begründet davon ausgehen, dass diese aufgrund des religiösen Wertesystems sehr niedrig ausfällt, allerdings gibt es hierzu keine vergleichbaren Statistiken. Im Hinblick auf die Häufigkeit von Depressionen verweisen einige Studien auf eine im Vergleich zur amerikanischen Allgemeinbevölkerung niedrigeren Rate, andere auf eine höhere Rate. Wie bei den Jüdisch-Orthodoxen finden sich auch bei den Amish keine Unterschiede bei der Depressionshäufigkeit von Männern und Frauen. Entscheidende Gründe dürfte auch hier das strikte Verbot von Alkohol, Drogen, Aggression und Gewalt sein.

Zusammengefasst können wir also feststellen: Fallen typisch männliche Stressverarbeitungsstrategien wie Suizid und Alkoholmissbrauch weg, zeigt sich eine deutlich höhere Depressionsrate bei den Männern, was das Geschlechterparadox von Depression und Suizid relativiert.

WENN MÄNNER DEPRESSIV WERDEN

DAS CHAMÄLEON-PHÄNOMEN ODER DIE VERBORGENE DEPRESSION DER MÄNNER

WENN MÄNNER DEPRESSIV WERDEN, SIND SIE SELBST oft die letzten, die das bemerken. Sie spüren, dass etwas mit ihnen nicht stimmt, aber was? Psychisches, besonders wenn es als belastend erlebt wird, wird von Männern gern verdrängt, heruntergespielt oder umgedeutet, sodass es ihnen zunächst nichts anzuhaben scheint. Alles im Griff. Die Verdrängung kann also kurzfristig von Vorteil sein: Man funktioniert weiter wie bisher, wird vielleicht ein wenig zynisch, trinkt etwas mehr Alkohol, zieht sich ein bisschen zurück, geht vielleicht häufiger ins Fitnessstudio – und niemand weiß, wie es einem wirklich geht. Das ist Selbstschutz. Aus dem Tierreich kennen wir ein Phänomen mit ähnlichen Effekten, die Tarnung. Denken wir etwa an ein Chamäleon, an einen Laubfrosch, einen Feldhasen oder einen Zitronenfalter, so fällt es uns schwer, diese hübschen Tiere in ihrer unmittelbaren Umgebung zu identifizieren, weil sie kaum von grünen Gräsern, Blättern oder von bräunlicher Erde oder Steinen zu unterscheiden sind.

Die Tarnung hat im Tierreich das Ziel, entweder besser (das heißt vom Opfer unbemerkt) Beute machen zu können oder sich davor zu schützen, leichte Beute von Feinden zu werden – ein Trick der Natur! Bei Männern, die sich mehr oder weniger bewusst dieses Tricks bedienen, geht es zwar nicht um das Beutemachen, sondern um reinen Selbstschutz: Sie schützen ihre Identität und ihren sozialen Status vor Abwertung und Diskriminierung durch Aufrechterhaltung ihres äußeren Funktionierens. Aber die psychische Dynamik der Abwärtsspirale, die im Inneren einem eigenen Rhythmus folgt, ist dadurch auf Dauer weder zu bremsen noch irgendwie zu steuern. »Es ist nichts nach außen gedrungen«, »es hat niemand etwas bemerkt« – diese Aussage begegnet uns immer wieder im Kontext von männlichen Zusammenbrüchen und Suiziden. Alles nur Theater? Nein, denn es geht für den betroffenen Mann um Sein oder Nichtsein.

Die Konfrontation mit dem eigenen Selbst, das Betroffenen durch die Depression immer fremder und unheimlicher wird, ist nur schwer zu ertragen, da auch der Blick auf die Umwelt verstellt ist. Wie würde es denn besagtem Chamäleon gehen, wenn es nur mit sich selbst konfrontiert wäre?

Welche Farbe nimmt es an, wenn es sich nicht mehr in seiner gewohnten Umgebung befindet, sondern in einem Spiegelkabinett nur noch sich selbst sehen muss? Dieses Experiment machte der an Kybernetik interessierte Publizist Kevin Kelly in den 1990er-Jahren und stellte fest: Die Hautfarbe der Echse wechselte von dunkelbraun zu grün, und zwar in jenen Grünton, den es sonst in Schrecksituationen zeigt. Kelly schloss daraus, dass sich das Chamäleon »in einem Zustand andauernder Furcht vor seiner eigenen, verstärkten Fremdartigkeit« befinde. Purer Stress also durch die Konfrontation mit sich selbst (www.zeit.de › Start › DIE ZEIT Archiv › Jahrgang 2014 › Ausgabe: 34). Wieviel schlechter geht es uns Menschen, wenn unser depressives Ich uns aus allem Denken und Handeln anstarrt …

»Ich habe aufgrund meiner Erkrankung alles kaputt gemacht«

BEGLEITEN WIR EINEN BETROFFENEN (HERRN B.) durch die schwierige Geschichte seiner Depression. Er ist fünfzig Jahre alt, lebt von seiner Frau getrennt, hat eine erwachsene Tochter aus einer früheren Beziehung und mit seiner Frau einen sechzehnjährigen Sohn, mit dem er zusammen im eigenen Haus in einem Dorf lebt, wo jeder jeden kennt. Er sagt: »Ich habe aufgrund meiner Erkrankung alles kaputt gemacht.« Die Informationen zu seiner Geschichte stammen aus Gesprächen, die ich mit ihm führte, und aus psychiatrischen Gutachten, die ich einsehen durfte. Zunächst die Hintergründe und Geschehnisse im Zeitraffer:

- Er wächst in ärmlichen Verhältnissen bei seiner Großmutter auf, kennt seinen Vater nicht, erfährt nichts über ihn und fühlt sich von seiner Mutter abgelehnt, die nach seiner Geburt weggezogen ist.
- Dies und die Tatsache, dass er evangelisch ist und in einer katholischen Dorfgemeinde lebt, machen ihn zum Außenseiter. Er wird oft gehänselt.
- Von einem Mitschüler wird er dauerhaft gemobbt, bis er sich handgreiflich gegen diesen zur Wehr setzt und damit das Mobbing beendet.

- Seine Schulkameraden auf der Hauptschule sind ihm sehr wichtig, deshalb wechselt er nicht aufs Gymnasium, weil er seine Freunde nicht verlieren will.
- Lehre als Elektriker und Arbeit in seiner Traumfirma. Um in eine leitende Stellung aufzusteigen, erwirbt er erfolgreich weitere Qualifikationen, bis er 2004 sein Ziel erreicht und in den nächsten Jahren noch mehrmals befördert wird. Eine steile Karriere, auf die er stolz ist.
- Mit 18 Jahren zieht er mit seiner großen Liebe zusammen, drei Jahre später bekommen sie eine Tochter. Erste Trennung, nachdem seine Lebensgefährtin ein Verhältnis beginnt. Sie kommen zunächst wieder zusammen, bis sie sich erneut von ihm trennt.
- Eine Freundin seiner Ex-Lebensgefährtin, die ihm in dieser Situation hilft und sich sehr um ihn und die Tochter bemüht, wird später seine Ehefrau. Sie bauen gemeinsam ein Haus, machen fast alles selbst. Die Großmutter bekommt eine Anliegerwohnung in seinem Haus, nach ihrem Schlaganfall wird sie dort von ihm und seiner Frau gepflegt.
- Nach einigen Jahren wird der gemeinsame Sohn geboren. Seine Frau habe sich seit der Geburt sehr verändert, von ihm distanziert und habe nur noch ein Eigenleben geführt, sich auf Dorffesten mit anderen Männern amüsiert.
  2009 wird er Zeuge einer ihn beschämenden Situation, fühlt sich gedemütigt und bloßgestellt. Er stellt sie auf der Straße zur Rede, sie lacht ihn aus und schubst ihn zur Seite. Daraufhin verliert er die Kontrolle und schlägt sie so heftig ein- oder zweimal ins Gesicht, dass sie taumelt. Er habe sich sogleich bei ihr entschuldigt. Sie sei wieder ins Lokal zurückgegangen und habe von den Schlägen berichtet. Von da an wird ihm übel nachgeredet, er schlage seine Frau, und er wird aus der dörflichen Gemeinschaft ausgeschlossen,

auch aus dem Vorstand der Feuerwehr, die ihm so wichtig war. Mit einem Menschen, der seine Frau schlägt, wolle man nichts zu tun haben. Er habe nun an keiner Veranstaltung mehr teilnehmen können, fühle sich von den Dorfbewohnern verurteilt, sei aber doch an allem selbst schuld. Seine Tätlichkeit gegenüber seiner Frau und die Folgen (er hat das Gefühl, seine Familie zerstört zu haben) sieht er als Beginn seiner Depression an. Seine Frau habe zunächst ein juristisches Verfahren gegen ihn angestrengt, später jedoch wieder davon abgesehen. Er hat Angst vor den Dorfbewohnern, leidet unter richtigen Panikattacken mit Herzrasen, die etwa zwei Jahre anhalten. Er sucht wegen schwerer Selbstvorwürfe und Suizidgedanken professionelle Hilfe.

- Tod der Großmutter 2010, der ihm sehr nahegeht.
- 2010 Auszug seiner Frau aus dem gemeinsamen Haus. Eine Scheidung habe er nicht gewollt, da sein Sohn nicht als Scheidungskind aufwachsen sollte. Die Familie verbringt deshalb auch regelmäßig Zeit miteinander. »Ich wollte das, was mir passiert ist, niemals meinen Kindern antun, und trotzdem habe ich zweimal versagt.« Er empfindet sich als Belastung für seinen Sohn.
- Auch bei seiner Tätigkeit im Außendienst sei ständig die Angst da, auf Bewohner seines Dorfes zu treffen.
- Ab Januar 2011 verstärkte Suizidgedanken und mehrere Suizidversuche. Verschlechterung seines allgemeinen Gesundheitszustandes. Ständige Schlafstörungen, starke Rückenschmerzen, ständiges Grübeln, Verlust des Selbstwerts.
- Im Rahmen einer konkreten Suizidplanung, die aber mit quälenden Ambivalenzen verbunden ist, kündigt er seine Stellung im Dezember 2011 (Begründung: er wolle mehr Zeit mit seiner Frau und seinem Sohn verbringen – was nicht stimmt) und verlässt die Firma ein halbes Jahr später.

Dem voraus gehen im selben Jahr drei Kündigungen, die er wieder rückgängig gemacht hat. Sein Plan sei es gewesen, seine Familie mit der stattlichen Abfindungssumme, die er nach Ablauf der Kündigungsfrist erhalten würde, abzusichern, um sich dann »beruhigt« das Leben nehmen zu können. Um nicht von seinem Sohn tot aufgefunden zu werden, habe er für den geplanten Suizid eine Wohnung in einem benachbarten Ort angemietet.

- Nachdem er die Firma verlassen hat, wird er weiterhin von schweren depressiven Symptomen und intensiven Suizidgedanken geplagt. Im Sommer kann er aus Angst und Scham vor der Öffentlichkeit die Hochzeit seiner Tochter nicht besuchen, was er als absolutes Versagen interpretiert.
- Im April 2012 versucht er, seinen Auflösungsvertrag rückgängig zu machen unter Offenbarung seiner Depression – leider erfolglos.
- Im Juni 2012 nimmt er eine neue Arbeitsstelle in einer anderen Firma an, um seinen Sohn zu beruhigen, der sich große Sorgen um seinen Vater macht. Nach einem Jahr erhält er aber die Kündigung wegen unzureichender Arbeitsfähigkeit.
- Im Juni 2013 erfolgt für mehrere Monate die erste stationäre Aufnahme in die Psychiatrie. Im Dorf heißt es, er sei im Gefängnis.
- Ende 2013 fühlt er sich wieder gesund; die Lage im Dorf hat sich entspannt.
- Derzeit ist er darum bemüht, den Auflösungsvertrag annullieren zu lassen.

Damit sind nur einige Eckpunkte der sehr komplexen Entwicklung der Depression des Herrn B. beschrieben. In den Gesprächen mit mir und in den Explorationen der Gutachter fällt auf, dass es

Herrn B. trotz erfolgreich abgeschlossener Therapie noch immer sehr schwer fällt, über alles zu sprechen, und dass er erst im Laufe der Zeit bereit ist, weitere Einzelheiten mitzuteilen, insbesondere, was Symptome und Sachverhalte betrifft, die ihn als schwach, nicht leistungsfähig oder suizidal erscheinen lassen. Da er seine depressive Symptomatik als beschämend und selbst verschuldet versteht, vermeidet er so lange wie möglich, sie nach außen dringen zu lassen. Niemand bemerkt seinen zunehmend desolaten Zustand, der sich über mehr als vier Jahre erstreckt.

Ein Gespräch mit Herrn B.

»Wie begann das mit Ihrer Depression? Können Sie einmal beschreiben, was der Auslöser war, wie sich Ihr Zustand anfing zu verändern und wie Sie sich das erklärt haben?
Ich denke mal, dass das losging mit der Problematik in der Partnerschaft. Es ist dann so gewesen, dass ich morgens keine Telefonate mehr führen mochte, weil ich meine Ruhe haben wollte.

Haben Sie sich belastet gefühlt? Überfordert?
Weniger, ich wollte nur meine Ruhe haben. Belastung ist es dann schon gewesen, aber eigentlich auch nicht, quasi normal.

Sie haben vielleicht gedacht, das ist alles im normalen Bereich, Sie fühlen sich ein bisschen gestresst, haben vielleicht gedacht, das ist eine Reaktion auf die Partnerschaftskonflikte?
Es ist einfach so gewesen, dass ich nach einigen Wochen viel im Bett gelegen habe, über die Vergangenheit grübelte und wenn ich aufstehen sollte, hab ich mir einfach wieder die Decke über den Kopf gezogen. Ich hab damals eine Bekannte gehabt, die hat mich immer morgens um halb sieben angerufen, wir haben viel unternommen zusammen, in diesem Zeitraum hab ich es immer genossen, bis es dann irgendwann soweit war, ich konnte einfach

nicht mehr und wollte nicht mehr telefonieren. Das hat sich dann innerhalb von kürzester Zeit sehr umgestellt. Dann die ständigen Telefonate, ich konnte nicht mehr. Das war am Vormittag immer ganz, ganz schlimm. Ich wollte auch keine Briefe öffnen.

Und dann wurde es besser im Laufe des Tages?
Mittags ging's dann immer bergauf.

Sie konnten das so mit Ihrer Arbeitszeit in Einklang bringen? Sie mussten vormittags nicht erscheinen?
Nein, nein, ich war im Außendienst tätig. Und das Thema war dann relativ einfach, weil ich dann auch ganz oft am Abend gearbeitet hab und da ging's mir eigentlich immer ganz gut.

Ja, und wie haben Sie sich das dann erklärt?
Am Anfang hab ich nicht gewusst, was los ist. Das Schlimme ist dann gewesen, wenn man sich tagtäglich, ja, aufhängen will, das ist schlimm, dieses Gefühl ist dann ganz, ganz krass. Aber am Anfang realisiert man's nicht. Also, ich hab es nicht richtig realisiert, dass ich ja krank sein könnte.

Nie daran gedacht? Und es ist auch nie jemandem aufgefallen?
Nein, um Gottes willen, ich hab nur immer das Gefühl gehabt: Es ist so aussichtslos. Ja, ohne Zukunft.

Obwohl es ja keinen objektiven Grund gab, oder?
Nein, eigentlich nicht. Ich hab 'ne tolle Arbeit gehabt, ein tolles Haus, keine finanziellen Sorgen.

Warum glauben Sie denn, sind Sie nicht auf den Gedanken gekommen, dass da psychisch etwas in Ihnen nicht so ganz in Ordnung war?

Ich hab immer gedacht, das hat was mit den Schuldgefühlen gegenüber meiner Frau zu tun.

Also, dieses Funktionieren nach außen, das Unauffällige, das haben Sie doch relativ lange aufrechterhalten können. Wie haben Sie das nur geschafft? Das kostet ja ganz viel Kraft.
Ja, hm, es ging. Ich weiß nicht, wie ich es gemacht habe, aber ich weiß, wenn ich geweint habe, das ist des Öfteren vorgekommen, das hat keiner mitbekommen.

Warum haben Sie mit niemandem darüber gesprochen?
Weil ich davor Angst gehabt hab, dass mich jemand als schwach bezeichnet [...]

Haben da vielleicht auch Männlichkeitsideale eine Rolle gespielt? Wie Sie mit diesen Gefühlen umgegangen sind oder diese Gefühle nicht nach außen gezeigt haben?
Diese Männlichkeitsideale sicherlich. Die sind schon ausgeprägt und, ja, keine Schwäche zeigen, sich über die Arbeit definieren und fleißig sein und nicht rumjammern, das ist schon ausgeprägt bei mir. Ich weiß jetzt nicht, ob es bei mir mehr ausgeprägt ist als bei den anderen, aber es gibt viele Männer, die diese Symptome haben.

Ja, gerade dann, wenn man psychische Probleme hat, wird das ja noch anstrengender, das kostet noch mehr Kraft, die Fassade aufrechtzuerhalten.
Ja, das ist eigentlich das Schlimme. Dass man versucht hat, am Vormittag, wo es einem richtig schlecht ging ... zu versuchen, ja nicht mit jemandem zusammen zu kommen. Das kriegt man mit der Zeit in den Griff, dass man am Vormittag alles abblockt, zum Beispiel Termine. [...]

Sie haben sich ja auch nicht krankschreiben lassen.
Nein, um Gottes willen, nein.

Warum nicht?
Ja, ganz einfach. Weil ich Schwäche gezeigt hätte. Ich war nie krankgeschrieben und wollte es auch nicht. Ich bin einmal 2011 zu meinem Hausarzt gegangen und hab gesagt: Du, pass mal auf, ich kann nicht schlafen, bitte gib mir was. Da sagt er: Du schaust aber schlecht aus. Ja, sag ich, ist klar, wenn ich nicht schlaf. Ich hab das sogar ein bisschen lustig gesagt, das krieg ich schon wieder in den Griff. Dann hat er auch gefragt, wie ich das meine. Und sag ich, ich könnte zum Fenster rausspringen. Das hab ich so eher lustig gesagt, aber mir war eigentlich schon todernst. Und, ja, das war die einzige Behandlung, die ich im Vorfeld gehabt habe. [...]

Ja. Die Frage, wie Sie jetzt vor dem Hintergrund von Männlichkeitsidealen und emotionaler Kontrolle mit diesen doch sehr quälenden Gefühlen umgegangen sind. Wir hatten vorhin schon erwähnt, dass Alkohol eine vorübergehende Lösung war, sich zu entspannen. Können Sie dazu noch etwas sagen?
Irgendwann hab ich gemerkt, wenn man ein bisschen mehr Alkohol trinkt, also hochprozentigen, ich trinke auch normalerweise keinen Alkohol, aber da hab ich mitbekommen, dass man mit zwei, drei Stamperln Schnaps einfach ein bisschen lockerer wird. Das hat sich dann schon kurz vor meiner Einlieferung gesteigert, dass ich exzessiv getrunken habe.

Auch morgens schon?
Eigentlich nur morgens.

Und Sie haben auch gesagt, dass Sie durchaus ja auch so gereizt waren, aber dass es nicht zu Wutausbrüchen gekommen ist wegen

Kleinigkeiten, sondern dass Sie sich da dann auch wieder unter Kontrolle hatten.
Das beruht auf dem Thema, was mir mit meiner Frau passiert ist. Weil ich wollte, dass das nie wieder passiert.

Dass Sie also physisch aggressiv werden.
Ganz genau. Dann hab ich gewusst, wenn ich bei der Arbeit zum Beispiel gereizt war, ein paar Schritte gehen, und dann war es wieder weg. Ich möchte eigentlich schon sagen, dass ich es kontrolliert im Griff gehabt hab, diese Wutausbrüche.

Riskantes Autofahren, riskante Sportarten, wo man sich als Mann auch gern ein bisschen abreagieren kann?
Ich weiß nicht, ob ich zum Schluss aggressiver gefahren bin, aber ich denk mir, es war im normalen Rahmen. Man ist halt genervt.

Sie haben sich ja sehr mit Suizidgedanken herumgequält, nicht nur Gedanken, über die Sie nicht gesprochen haben, sondern auch mehrere Suizidversuche gemacht. Und es ist heute noch schwierig für Sie, darüber zu sprechen, weil Sie große Schamgefühle haben. Ist das richtig?
Ja.

Würden Sie vielleicht trotzdem einmal, auch wenn es Ihnen schwerfällt, dazu etwas sagen?
Ja, es war einfach um sechs Uhr morgens am allerschlimmsten (lächelt). Es war so schlimm, dass ich in den Heizungskeller gegangen bin und mir einen Strick um den Hals getan hab. Dann bin ich hochgegangen und hab nur gedacht, jetzt wird es hoffentlich bald finster und dann hab ich es wieder abgebaut. Dann hab ich es mit Tabletten versucht, die Menge müsste eigentlich ausreichend gewesen sein, aber ich hab es dann erbrochen.

Und das ist niemandem aufgefallen, auch nicht Ihrem Sohn?
Nein. Also, meinem Sohn ist schon mal aufgefallen, dass ich zu viele Tabletten genommen habe, dass ich die Treppe raufgefallen bin, das ist ihm schon mal aufgefallen. […]

Was mir auffällt ist, dass Sie ja doch sehr unter Schuldgefühlen, Selbstvorwürfen und Schamgefühlen gelitten haben. Glauben Sie, dass Männer schlechter mit Depressionen umgehen können als Frauen, oder mit solchen psychischen Konflikten?
Ich weiß nicht, ich kann es nur von mir schildern. Ich denk mal, ich wollte also keinen teilhaben lassen daran, es ging keinen was an, wie schlecht es mir geht und wie schwach ich eigentlich bin und wie es in mir ausschaut.

Also immer autonom sein, selbstständig, stark?
Genau.

Und keine Schwäche zeigen, nur so erhält man soziale Anerkennung?
Genau. Das ist eigentlich mein eigenes Bild für mich.

Glauben Sie, dass Männlichkeit in diesem Sinne etwas Zerstörerisches hat?
Ja, jetzt im Nachhinein sicherlich. Wenn ich vielleicht schon eher was gesagt hätte, wäre ich nicht so weit abgesunken.

Hätten Sie schneller Hilfe gesucht?
Genau […] Aber ich hätte Hilfe nicht angenommen damals. Wenn mein Hausarzt gesagt hätte, du musst jetzt in die Klinik, hätte ich ihn vielleicht ausgelacht. Jetzt im Nachhinein sag ich, Mensch, hätt ich das doch gemacht.

Und der Hausarzt hat auch nicht nachgefragt?
Nein, ich weiß, dass ich die Rolle relativ gut gespielt hab.

Aber er hat Ihnen doch Antidepressiva verordnet?
Ja, anscheinend hat er's doch ....

Hat er die Diagnose Depression gestellt?
(Herr B. windet sich ein bisschen, atmet tief aus.) Ja, eigentlich schon, aber ich hab gesagt, ich krieg das schon in den Griff.

Wie war das für Sie?
Ich (schüttelt den Kopf) wollte es gar nicht hören. Ich hab das nicht. Ich nicht. Ich hab gesagt, gib mir bitte was zum Schlafen. Dass ich nicht schlafen kann, das quält mich am meisten, dann geht das andere auch weg. Und, dann hab ich eben die Antidepressiva bekommen, hab aber gemerkt, ich kann nicht besser schlafen, das einzige, was schlimmer geworden ist, waren meine ... Tötungsgedanken, intensiver. Und ich war immer so froh: Um zwölf, ein Uhr ging es mir eigentlich immer besser, dann waren diese Gedanken weg.

Ihr großes Anliegen im Moment ist jetzt, Ihren Auflösungsvertrag bei der Firma rückgängig zu machen mit Hilfe eines nachträglichen Nachweises Ihrer Geschäftsunfähigkeit. Das läuft, und da haben Sie auch spezifische Erfahrungen gemacht. Es ist ja auch sehr bemerkenswert, dass Ihr doch lang dauernder depressiver Zustand und Ihre nachlassende Arbeitsleistung nicht so bemerkt wurden. Könnten Sie einmal schildern, wie das jetzt im Nachhinein ist?
Ja, es ist schwierig, das jetzt nachträglich zu beweisen. Ich hab jetzt zwei Gutachten, die das absolut belegen, es ist sehr schwierig, diese Gutachten erstellen zu lassen. Man muss sich nämlich komplett ausziehen, es ist ein seelischer Striptease. Und es ist schon, ja,

schwierig, über das alles zu reden – und auch die Akzeptanz bei der Firma, das alles nachvollziehen zu können. Diese Geschäftsunfähigkeit zu beweisen, das stellt sehr hohe Anforderungen an das Gericht. Ich hab das vorher gar nicht gewusst, dass man geschäftsunfähig sein kann. Der Oberarzt der psychiatrischen Klinik, in der ich in stationärer Behandlung war, hat mich darauf hingewiesen und gesagt, wir schreiben ein Gutachten. Ich habe ihn am Anfang nicht unterstützt, das muss ich ehrlich sagen, er wollte verschiedene Unterlagen und die hab ich auch gebracht. Dann hat er gefragt, ob ich Leute kenne, die das bezeugen können, aber da hab ich abgeblockt.

Da gab es ja niemanden, oder?
Ja doch, ich hab einen Arbeitskollegen gehabt, der hat das gespürt, dass mit mir was nicht stimmt. Wir haben uns ganz viel arbeitsmäßig ausgetauscht und Veranstaltungen gemacht, und der hat das sehr wohl mitbekommen. Zum Beispiel die Geschichte: Da hab ich am Vormittag gekündigt, am Nachmittag wieder zurückgezogen, das hab ich zwei, drei Mal so gemacht. Und mein Arbeitskollege, der wollte mir irgendwie helfen. Die haben jetzt nicht die Krankheit selber richtig gewusst, alle haben nur gedacht, ich mache nur Blödsinn. Ich hatte das immer super drauf, zumindest hab ich das am Telefon gut gestalten können, meistens war es am Vormittag, diese Thematik, wo es mir schlecht ging. […] Ich hätt ja dann sagen müssen, dass ich im Krankenhaus bin. Und ich brauch das, weil, ich brauche Bestätigung, dass ich nicht zurechnungsfähig war für diesen Zeitpunkt. Nachher kommt die Wahrheit raus und das wollt ich nicht. So ist das eigentlich gewesen.

Hat Ihnen überhaupt irgendetwas geholfen vor Ihrer Behandlung?
Nein, das war eigentlich das Hoffnunglose darin. Ich hab einfach diese blöden Gefühle nicht losgebracht, das war ganz, ganz schlimm.

Und die Arbeit?
Ja, das war eigentlich der letzte Anker... und die Aussage von meinem Sohn: Du, du bringst dich doch nicht um, gell? Und das war der Wahnsinn, was das alles in mir ausgelöst hat so, das war brutal. Und dann hab ich eben gesagt, okay, ich hab ja was in der Hinterhand (andere Arbeitsstelle in Aussicht), da ruf ich jetzt an und frag, ob ich da arbeiten kann, nach der Kündigungszeit und da war ich ganz froh drüber, dass ich das gehabt hab. Das war schon ein Stabilisator.

Können Sie das noch mal genauer erklären, warum das ein Stabilisator war für Sie?
Weil ich mich einfach über die Leistung definiere ... Wenn ich nichts zu tun gehabt hätte, dann wär ich komplett weggefallen, also kompletter Versager. Und die Arbeit hat mir in der Richtung Halt gegeben. Ich hab da 'ne leitende Position gehabt, das hat mir auch gutgetan, ich war Verkaufsleiter. Jetzt hab ich aber schnell gemerkt, es geht nicht. Da (auf der neuen Arbeitsstelle) hab ich nicht mehr diese Freiheit gehabt, vormittags im Bett zu liegen und zu grübeln und zu weinen und was weiß ich nicht alles zu machen.

Glauben Sie, dass Männer, die eine Depression haben, eine andere Therapie brauchen als Frauen?
Nein, therapiemäßig glaub ich nicht. Ich glaub nur, das Anfangsstadium zu erwischen, das ist der Knackpunkt beim Mann. Solche Leute zu brauchen ... – mir hat die Behandlung sehr gut geholfen. Ich möchte nicht sagen, dass alles toll zum Schluss war, aber ich hab diese Gefühle nicht mehr gehabt. Wenn ich es einfach schon viel eher gesagt hätte, ich mir hätte eher helfen lassen, wenn ich selbst offener mit der ganzen Sache umgegangen wäre – da kann mir keiner helfen eigentlich – aber ich denk mir, das ist ein typisches Ding vom Mann. Denk ich mal. Nicht grundsätzlich die Therapie, die ist okay.

Hat die Erfahrung der Depression jetzt an Ihrem eigenen Selbstbild als Mann etwas verändert?
(Herr B. räuspert sich) Das Einzige ist, dass ich hier dasitz und über das alles jetzt reden kann. Meine Einstellung hat sich grundsätzlich nicht geändert. Die Einstellung, wie man als Mann auszuschauen hat, das ist für mich genauso wie davor. Bloß kann ich ein bisschen offener damit umgehen. Aber ich kann meine eigenen Werte nicht verändern. Das geht nicht, ich hätt es ja versucht. Viele sagen zu mir, scheiß auf die Firma, oder wie auch immer, es ist ja okay, wie du bist, oder egal was du für einen Job hast, aber das ist für mich zu wenig. Ich brauch immer irgendeine vernünftige Arbeit.

Zusammengefasst können wir als depressionsfördernde Belastungsfaktoren im Leben von Herrn B. festhalten: Aufwachsen ohne Vater, Ablehnung durch die Mutter, zwei Trennungen, die nicht von ihm ausgingen, schwere und andauernde Kränkungen durch die Ehefrau, alleinerziehender Vater, vermeintlich selbst verschuldete soziale Diskriminierung durch die dörfliche Nachbarschaft und Fehlen einer neuen Partnerschaft. Bedürfnisse nach familiärer Bindung und sozialer Zugehörigkeit sind von Anfang an nicht erfüllt beziehungsweise werden im weiteren Lebensverlauf massiv enttäuscht. Wie wir in vorangegangenen Kapiteln gesehen haben, sind dies besondere Risikofaktoren für Männer, eine Depression zu entwickeln. Neben den klassischen Symptomen wie Schlafstörungen, Morgentief, Konzentrationsstörungen, Einengung des Denkens bis hin zu wahnhaften Überzeugungen (ich allein bin an allem schuld, man sieht mir an, dass ich meine Frau geschlagen habe) und zunehmend schwerer Suizidalität fallen ein sich exzessiv steigernder Alkoholkonsum zur Selbstmedikation, große Schamgefühle und stark ausgeprägte Vermeidungsstrategien auf.

SCHAMGEFÜHLE

WIR HATTEN IMMER GEDACHT, DASS SCHAM ein typisches weibliches Gefühl ist, aber dem ist nicht so. Psychotherapeuten berichten, dass bei fast all ihren männlichen Klienten Scham und Beschämung eine ganz große Rolle spielen. Männer schämen sich etwa dann, wenn ein Versagen oder das, was sie für ein Versagen halten, öffentlich wird. Dann fühlen sie sich gedemütigt und entwertet. Das private Ansehen, der soziale Status sind zerstört. Und: Scham macht einsam.

TARNKAPPEN

ALS DIE DEPRESSIVEN SYMPTOME MIT DEN SCHLIMMEN Morgentiefs immer gravierender werden, versucht Herr B. mit aller Kraft und allen möglichen Strategien, die noch funktionierenden Bereiche seines Lebens intakt zu halten, um nicht auch hier noch als Versager dazustehen: Der Arbeitgeber und befreundete Arbeitskollegen werden nicht über die Trennung von seiner Frau informiert, sein psychisches Leiden hält er verborgen und kann es dank flexibler Arbeitszeiten (Homeoffice und Außendienst) lange verstecken. Er nutzt »Tarnkappen«, täuscht Leistungsfähigkeit vor, kann die Rolle des souveränen Machers noch lange erfolgreich spielen, vermeidet persönliche Kontakte, wird immer geschickter im Erfinden einer falschen Realität. Das, was er morgens arbeitsmäßig versäumt, muss er am Nachmittag und Abend nachholen. Jeder Termin wird ihm zur Belastung, daher schaut er kaum noch in seinen Terminplan.

KRITIK IST KAUM NOCH ZU ERTRAGEN

ER WIRD IMMER EMPFINDLICHER GEGENÜBER KRITIK. Da er zunehmend häufiger Termine versäumt, Veranstaltungen nicht mehr organisiert, bleibt es nicht aus, dass er von Kollegen darauf angesprochen wird. Er reagiert gereizt, tut das ab, als wenn er gar nicht dafür verantwortlich wäre, und geht zum Gegenangriff über. Erst später merkt er, dass eigentlich er es war, der an den Versäumnissen schuld war; es hätte für ihn ein Signal sein müssen. Sonst sei er immer froh gewesen, wenn ihn ein Kollege darauf aufmerksam gemacht hätte, wie er etwas noch besser hätte machen können. »Vielleicht, weil ein langfristiges Denken nicht mehr da war. Weil jeder Tag ja ein Überlebenskampf war.« Gereiztheit, Aggression und Überempfindlichkeit gegenüber Kritik ziehen sich nun wie ein roter Faden durch sein Leben. Die äußere Fassade habe er etwa eineinhalb Jahre aufrechterhalten können.

Das sieht er heute als Riesenfehler. Als er die Firma auf eigenen Wunsch hin verließ, war er »kein richtiger Mann« mehr. Selbst als er schon in Therapie war, so gesteht er im Nachhinein, sei er nicht ehrlich mit seiner Erkrankung umgegangen. Auch hier habe er die Rolle des starken Mannes weitergespielt, der alles im Griff hat. Seine schwere Suizidalität habe er in den ersten drei Monaten verheimlicht, an den unvermeidlichen Wochenendurlauben unternahm er weitere Versuche, seinem Leben durch Erhängen ein Ende zu setzen. Wenn er seinen Sohn nicht gehabt hätte, wäre er schon längst nicht mehr am Leben, sagt er, er hätte sonst härtere Methoden gewählt, aber er wollte seines Sohnes wegen kein Aufsehen durch seinen Suizid erregen. »Ich war ein Künstler manchmal, nix sagen, alles vertuschen.«

Diese Geschichte verdeutlicht, wie sehr Männlichkeitsideale nicht nur einer rechtzeitigen und gezielten Behandlung der Depression im Wege stehen, sondern auch über lange Zeit die eigene aktive Mitarbeit bei der Therapie behindern können.

»DER MANN MUSS EHER REAGIEREN«

DAS FAZIT, DAS HERR B. AUS SEINEM PERSÖNLICHEN UMGANG mit der Depression zieht, ist folgendes: Der Mann muss eher aufwachen, realistisch werden, aktiv werden und sich helfen lassen. Er habe sich noch nicht einmal getraut, ein Buch über Depressionen zu kaufen, weil dann alle hätten sehen können, dass er depressiv ist. (Kompliment, meine Herren, dass Sie sich getraut haben, mein Buch zu kaufen!)

Es gibt zwar viele Stressfaktoren im Leben von Herrn B., aber er verfügt auch über Ressourcen. Dazu zählen insbesondere die geliebte Großmutter, sein Sohn, seine Tochter und sein beruflicher Erfolg, den er sich hart erarbeitet hat. Die Verantwortung für seinen Sohn und seine Arbeit sind die wichtigsten Anker im Kampf gegen Depression und Suizidalität, das heißt Vater- und Berufsrolle sind zentrale Identitätspfeiler im Überlebenskampf. Männlichkeitsideale spielen ebenfalls eine große Rolle und können auch hilfreich sein bei der Rekonstruktion des Selbstwerts und der männlichen Identität nach dem Durchleben einer Depression. Er habe sich schon in seiner Kindheit immer stark verteidigen müssen, weil er in der Schule viel gehänselt wurde. Diese Übung kommt ihm jetzt vielleicht zugute – aber er darf sich nicht überfordern.

Wir sehen, dass Herr B. nach seiner Genesung entschlossen, sozial kompetent, handlungsfähig und vor allem mutig seine Interessen vertritt. Er setzt sich damit unweigerlich Risiken aus: dem Risiko, dass die Verhandlungen scheitern, in die er so viel Mühe gesteckt hat, aber auch dem Risiko, dass, wenn er seine alte Arbeitsstelle wieder übernehmen kann, viele nun von seiner Depression wissen. Dass er bewusst diese Risiken eingeht, zeugt von Mut und Stärke.

DIE ENTDECKUNG DER UNSICHTBAREN DEPRESSION

IRGENDWANN KOMMT AUCH DIE UNSICHTBARSTE DEPRESSION ans Licht. Sei es, dass der Mann in letzter Minute professionelle Hilfe sucht, oder sei es, dass es zu einem für die Umwelt überraschenden

Suizidversuch oder gar Suizid kommt oder sich durch eine sogenannte psychologische Autopsie, in der die nächsten Angehörigen von Psychiatern oder Psychologen intensiv nach dem Verstorbenen befragt werden, Hinweise auf eine Depression beziehungsweise auf auffälliges Verhalten ergeben. Dass Depressionen sehr unterschiedlich auftreten können, ist bekannt – es gibt viele Untertypen, die hier gar nicht alle aufgeführt werden sollen. Wenig bekannt ist aber, dass es systematische Unterschiede in der Art und Weise geben kann, wie sich eine Depression bei Männern im Vergleich zu Frauen äußert. Das ist eigentlich ganz logisch, wie beim klassischen Dreisatz:

- **Es gibt einen Zusammenhang zwischen Depression und Stress.**
- **Männer gehen aus biologischen und psychosozialen Gründen anders mit Stress um als Frauen.**
- **Daraus folgt: Männer, die depressiv werden, gehen anders mit depressiven Symptomen um als Frauen.**

So viel zur Einleitung dieses Unterkapitels. Zum weiteren Verständnis begeben wir uns jetzt auf die schwedische Insel Gotland. Hier wurden nicht nur die Pippi-Langstrumpf-Filme gedreht, sondern hier wurden in Europa die ersten Hinweise auf die sogenannte »männliche Depression« gefunden.

In den 1970er- und 1980er-Jahren war auf Gotland aufgrund von tiefgreifenden sozialen Umschichtungen eine dramatische Steigerung der Suizidraten zu beobachten. Gotland wies damit die höchsten Suizidraten Schwedens auf. Da sich die dort niedergelassenen Allgemeinärzte mit der Prävention der Suizide überfordert fühlten, wurde mit ihnen ein systematisches Fortbildungstraining durchgeführt, das auf die bessere Diagnostik und Behandlung von Depressionen abzielte (Rutz et al. 1995, 1997).

Denn nur eine adäquate Diagnose von Depression führt zu einer adäquaten Behandlung und kann so depressionsbezogene Suizide verhindern. So zeigen etwa Daten aus Ungarn, dass in Gebieten mit unzureichender Depressionserfassung die Depressionsraten im Vergleich zu Gebieten mit adäquater Depressionserfassung niedrig sind, die Suizidraten aber hoch. So sah es eben auch in Gotland aus: niedrige Depressionsrate, hohe Suizidraten.

Das änderte sich nun tatsächlich nach Durchführung dieses Trainingsprogramms: Die Suizidrate konnte drastisch reduziert werden, 90 Prozent weniger Suizide, offensichtlich durch bessere Depressionsdiagnostik und häufigere Verschreibung von Antidepressiva. Bei näherem Hinsehen stellte sich aber heraus, dass nur die Suizidrate der Frauen reduziert werden konnte, die der Männer blieb unverändert hoch. Auch Antidepressiva wurden im Wesentlichen den Frauen verschrieben. Was waren die Gründe?

Nach Abschluss des Fortbildungsprogramms wurden alle Suizide von Männern in den 1980er-Jahren einer psychologischen Autopsie unterzogen. Dabei zeigte sich, das die männlichen Suizidopfer, obwohl sie zwar häufig depressiv und/oder alkoholabhängig gewesen waren, weder Kontakt zu den Allgemeinärzten noch zu den dortigen Psychiatern gehabt hatten, sondern vielmehr den sozialen Behörden aufgrund ihrer Alkohol- und Drogenabhängigkeit und der Polizei aufgrund ihres sozial störenden Verhaltens bekannt gewesen waren. Deshalb konnten sie natürlich nicht von dem hausärztlichen Suizidpräventionsprogramm erreicht werden. Sie wurden von ihren Angehörigen, ihren Freunden und von der Polizei als verbal und physisch aggressiv und unzufrieden beschrieben, als impulsiv und pessimistisch. Insgesamt zeigte sich ein typisches Verhaltensmuster von Hilflosigkeit, Aggressivität und Unfähigkeit, Schwäche zuzugeben und Hilfe anzunehmen.

Die Angehörigen und Freunde hatten den Eindruck, dass sich die Persönlichkeit des Betroffenen plötzlich verändert hatte und nun durch Unruhe, Rastlosigkeit, Aggressivität, Selbstmitleid, Entscheidungsunfähigkeit, mangelnde Impulskontrolle, Pessimismus und Suchtverhalten charakterisiert war. In den seltenen Fällen, in denen therapeutische Hilfe in Anspruch genommen wurde, waren die Männer negativ eingestellt, wenig kooperativ und mit der Behandlung unzufrieden. Mit diesen neuen Erkenntnissen wurde in den 1990er-Jahren nochmals ein erweitertes Depressions-Fortbildungs- und Informationsprogramm gestartet, wobei aber nun nicht nur die Allgemeinärzte einbezogen waren, sondern auch die breite Öffentlichkeit und die Massenmedien. Der Effekt war, dass sich hauptsächlich Frauen meldeten, die nach Hilfe für ihre Männer suchten. Sie hatten offenbar schnell anhand des nun öffentlich gemachten depressiven oder suizidalen Syndroms erkannt, dass eigene männliche Angehörige betroffen waren. Aber auch zunehmend mehr Männer konnten motiviert werden, endlich ärztliche Hilfe in Anspruch zu nehmen. Das Ergebnis dieser Intervention war, dass die Suizidrate von Männern danach ebenfalls signifikant gesenkt werden konnte. Dieser positive Effekt hielt leider nur bis Ende der 1990er-Jahre an, um dann wieder auf das Ausgangsniveau anzusteigen. Was zeigt, dass eine kontinuierlich stattfindende Information über die männlichen Besonderheiten bei Depression und Suizid vonnöten ist, um nachhaltige Effekte zu erreichen.

Unabhängig von den Gotland-Studien, die die »unsichtbare« männliche Depression sichtbar gemacht haben, liegt eine weitere »Ausgrabungsstätte« männlicher Depression in den USA. Dort haben Psychotherapeuten bei ihren Klienten entdeckt, dass sich Depressionen bei Männern ganz anders äußern können als bei Frauen, eben durch die oben beschriebenen Verhaltensweisen, aber auch noch durch andere wie Aktivismus oder Versagensangst.

Kriterien der männlichen Depression
(modifiziert nach William Pollack 1998)

- vermehrter sozialer Rückzug, der oft verneint wird
- berufliches Überengagement, das mit Klagen über Stress maskiert wird
- Abstreiten von Kummer und Traurigkeit
- zunehmend rigide Forderungen nach Autonomie (in Ruhe gelassen zu werden)
- zunehmende Intensität oder Häufigkeit von Wutanfällen, Impulsivität
- Hilfe von anderen nicht annehmen: das »Ich kann das schon allein«-Syndrom
- ab- oder zunehmendes sexuelles Interesse
- vermehrter bis exzessiver Alkohol- und/oder Nikotinkonsum
- anderes Suchtverhalten: TV, Sport, Glücksspiel, Internet et cetera
- ausgeprägte Selbstkritik, bezogen auf vermeintliches Versagen, Versagensangst
- andere für eigene Probleme verantwortlich machen
- verdeckte oder offene Feindseligkeit
- Unruhe und Agitiertheit

Psychotherapeuten sind auch »nur« Männer und damit keineswegs gefeit vor Depressionen. Auch dann nicht, wenn sie sich selbst seit vielen Jahren beruflich auf die Behandlung psychischer Probleme von Männern spezialisiert haben. Man könnte nun erwarten, dass sie, wenn sie selbst eine Depression entwickeln, diese aufgrund ihrer fachlichen Kompetenz besser und schneller erkennen. Das muss nicht immer der Fall sein, wie uns die Geschichte von Jed Diamond zeigt.

Jed Diamond, in Kalifornien lebend, seit Jahrzehnten als Psychotherapeut für Männer tätig und Autor zahlreicher Bücher, hat seine eigene Depressionserfahrung auf seiner Website menalive.com/depress öffentlich gemacht. Er ist verheiratet, hat vier Kinder und mehrere Enkel. Im Rahmen eines Drogentherapieprogramms, in dem einer seiner Söhne involviert war, haben seine Frau Carlin und er einen Depressionstest gemacht. Seine Frau hatte hohe Depressionswerte, er niedrige. Daraufhin begab sich Carlin in Behandlung, während Jed es prima fand, dass mit ihm alles in Ordnung war, was er ja auch erwartet hatte. Carlin war sich da nicht so sicher. Auch Jahre später vermutete sie, dass er vielleicht doch an einer Depression leiden könnte, aber Jed bestand darauf, nicht depressiv zu sein: »Verdammt, ich bin nicht depressiv, lass mich in Ruhe!« Schließlich gab es ja den Beweis, seine niedrigen Werte beim Depressionstest. Aber alles war doch nicht in Ordnung mit ihm:

»Ich war ständig irritiert und wütend, aber es gab Gründe dafür. Ich hatte viel Stress im Job, die Kinder großzuziehen, war nicht einfach, und meine Frau war in der Menopause und hatte ihre eigenen Probleme. Wer würde nicht wütend sein, schnauzte ich jeden an, der danach fragte.«

Carlin bekam das meiste von seinem Ärger ab, wogegen sie sich wehrte. Aber was hat sie erwartet? Schließlich änderte sie nichts an ihren Verhaltensweisen, die ihn irritierten. Wenn sie ein bisschen netter zu ihm wäre, ein bisschen zuvorkommender, ein bisschen mehr Lust auf Sex hätte, wäre ja alles in Ordnung. Es wurde ihm nicht klar, dass seine ständige Aggressivität es ihr fast unmöglich machte, netter und zuvorkommender zu sein und mehr Lust auf Sex zu haben.

»Ich war die meiste Zeit besorgt«, erzählt Jed. »Aber war das nicht normal? Schließlich musste ich mich um die Finanzen kümmern, damit wir die Rechungen bezahlen konnten. Ich hatte

Angst, meinen Job zu verlieren in einer Gesellschaft, in der einige reich, aber die meisten arm und ärmer werden. Ich machte mir Sorgen um die Kinder, die zwar schon erwachsen und aus dem Haus ausgezogen waren, aber immer noch Hilfe brauchten. Ich machte mir Sorgen um meine alten Eltern. Ich machte mir Sorgen über den Zustand der Welt. Ich hatte Angst, alt zu werden. Ich machte mir Sorgen darüber, dass ich mir so viele Sorgen machte.«

Jed dämmerte es nicht, dass seine Sorgen der Ausdruck eines inneren Problems waren, nicht die Reaktion auf Probleme, die andere in seinem Leben auslösten. Er ahnte nicht, dass seine Irritabilität, seine Aggressivität und seine Schuldgefühle Symptome einer Art von Depression sind, die gerade erst von der Psychiatrie entdeckt wird. »Mein Beharren darauf, dass ich nicht depressiv bin«, gab er schließlich zu, »hat mich beinahe meine Ehe und fast auch mein Leben gekostet. Glücklicherweise habe ich auf das Flehen meiner Frau gehört und Hilfe bekommen. Viel zu viele Männer sterben, weil sie nicht realisieren, dass sie depressiv sind, nicht realisieren, dass sie behandelt werden können.«

WAS MAN NICHT ERFRAGT, KANN MAN AUCH NICHT ENTDECKEN

INZWISCHEN IST KLAR GEWORDEN, WIE WICHTIG eine rechtzeitige und adäquate Diagnose der Depression ist, um persönliches Leiden abzukürzen, die Prognose zu verbessern, die Ehe und nicht zuletzt das eigene Leben zu retten. Wichtig ist eine solche Diagnose auch deshalb, weil frühe Symptome häufig übersehen werden, gar nicht als solche erkannt werden oder man sich dem Arzt nicht anvertraut. Ein Depressionstest hat die Aufgabe, hinter den oftmals berichteten körperlichen Beschwerden versteckte Symptome aufzudecken, die durch den Betroffenen selbst oft nicht reflektiert oder nach außen hin unterdrückt werden, und gegebenenfalls eine Therapie einzuleiten. Ein Screening-Test dient dazu, Personen mit Verdacht auf Depression zu identifizieren, die dann, in einem zweiten Schritt, von einem Psychiater klinisch diagnostiziert werden.

Bevor wir unseren Blick auf gängige Depressionsfragebögen richten, machen wir uns noch einmal klar, dass stereotype Bilder von Männlichkeit und Weiblichkeit in unseren Köpfen dazu beitragen, wie unterschiedlich wir als Männer oder Frauen körperliche und psychische Signale als Symptome oder Beschwerden wahrnehmen, bewerten, damit umgehen und auch bereit sind, beim Arzt darüber zu sprechen. Erinnern wir uns daran, dass Männer, die den Zugang zu ihrem Inneren verloren haben, weniger sensibel auf psychische Signale reagieren und Ärzte auch weniger danach fragen beziehungsweise Äußerungen über Ängste, Stress und innere Anspannung oft als Ausdruck kardiologischer Beschwerden interpretieren. Wir erinnern uns auch daran, dass im Unterschied dazu dieselben Beschwerden bei Frauen häufiger auf psychische Störungen zurückgeführt werden (Maserejian et al. 2009). Das sind eindeutige und systematische diagnostische Verzerrungen, die auch bei der Depression zu falschen Annahmen und Häufigkeitsangaben führen. Dass Frauen doppelt bis dreimal so häufig an Depressionen erkranken, ist möglicherweise ein Mythos, der durch die immer gleichen Depressionsfragebögen reproduziert wird und kaum infrage gestellt wird.

Es gibt eine ganze Reihe von Fragebögen zur Erfassung von Depression, darunter etwa die Allgemeine Depressionsskala (ADS, Hautzinger und Bailer 1993), die in der klinischen Praxis und in Studien häufig eingesetzt wird.

Die Kurzform dieses Instruments enthält 15 Fragen, die vom Patienten für die letzten Wochen beantwortet werden sollen. Die

Antwortvorgaben sind: selten (=0), manchmal (=1), öfter (=2), meistens (=3). (Für diejenigen, die gern diesen Test durchführen wollen: Die zutreffende Antwort wird ausgewählt, die Summe der Zahlenwerte addiert. Bei einem Summenwert von größer oder gleich 18 liegt ein Verdacht auf Depression vor, der klinisch abgeklärt werden sollte.)

Die Allgemeine Depressionsskala (Kurzform)

In den letzten Wochen ...

1. haben mich Dinge beunruhigt, die mir sonst nichts ausmachen,
2. konnte ich meine trübsinnige Laune nicht loswerden, obwohl meine Freunde/Familie versuchten, mich aufzumuntern,
3. hatte ich Mühe, mich zu konzentrieren,
4. war ich deprimiert/niedergeschlagen,
5. war alles anstrengend für mich,
6. dachte ich, mein Leben ist ein einziger Fehlschlag,
7. hatte ich Angst,
8. habe ich schlecht geschlafen,
9. war ich fröhlich gestimmt (bei der Auswertung muss diese Frage umcodiert werden),
10. habe ich weniger als sonst geredet,
11. fühlte ich mich einsam,
12. habe ich das Leben genossen (bei der Auswertung muss diese Frage umcodiert werden),
13. war ich traurig,
14. hatte ich das Gefühl, dass die Leute mich nicht leiden können,
15. konnte ich mich zu nichts aufraffen.

Üblicherweise erreichen Frauen bei diesem Fragebogen – ähnlich wie bei anderen, die die gleichen Kernsymptome wie Interessenverlust, traurige/depressive Stimmung, Antriebslosigkeit und verschiedene Zusatzsymptome abfragen, deutlich höhere Werte als Männer. Wenn wir diese Symptome einmal genauer betrachten, entsprechen viele davon den typisch weiblichen Depressionserfahrungen. Es gibt zwar auch einen kleinen geschlechterneutralen Überlappungsbereich mit Symptomen wie Konzentrationsstörungen und Schlafstörungen, aber die Auswahl dieser Depressionskriterien ist trotzdem einseitig, weil stärker auf frauentypisches Depressionserleben ausgerichtet.

»Eine 42-jährige Patientin schildert ihre Depression wie folgt: ›Ich fühlte mich unwahrscheinlich müde. Ich war antriebslos und konnte mich für nichts mehr begeistern. Zugleich hatte ich jedoch eine innere Unruhe, die mir mit der Zeit Angst machte. Ich hatte erhöhten Blutdruck, Rücken- und Nackenschmerzen, teilweise mit totaler Versteifung der Halswirbel. Ich konnte immer weniger essen und hatte mich total zurückgezogen. Mein Selbstvertrauen war am Boden zerstört und mein Selbstwertgefühl wich einer Hoffnungslosigkeit gepaart mit pessimistischen Zukunftsgedanken. Außerdem schlief ich sehr schlecht und wachte mehrmals in der Nacht auf. Ich war unendlich traurig und sehr nahe am Wasser gebaut. Weiterhin war ich sehr geräuschempfindlich. Lange hatte ich das Gefühl, dass ich es nicht schaffe, wieder am Leben teilzunehmen.‹«

(Möller, Laux, Deister 2013, S. 101).

Was hat es mit den männertypischen Erfahrungen von Aggressivität, Wut, Aktivismus, verstärktem Alkoholkonsum oder Risikoverhalten im Zusammenhang mit Depression auf sich? Die klassischen Depressionssymptome, die meistens von Frauen angegeben werden, können bei Männern natürlich auch vorhanden sein, werden aber von diesen seltener angegeben, weil sie diese Symptome entweder bei sich selbst nicht wahrnehmen oder weil diese Symptome als »weibisch« abgewehrt und mit männlichen Versatzstücken kompensiert werden. Aggressivität, Wut, Aktivismus, Alkoholkonsum oder riskantes Verhalten werden primär nicht als weiblich bezeichnet und können von Männern eher ohne »Gesichtsverlust« zugegeben werden. Depressiv sein und trotzdem eine männliche Fassade bewahren – das ist ein Phänomen, das bei der Entdeckung der unsichtbaren männlichen Depression beachtet werden muss. Das ist die Mimikry des Chamäleons. Einige Studien sind den männlichen Besonderheiten ansatzweise auf die Spur gekommen:

- den häufigeren Ärgerattacken und Wutausbrüchen von Männern, die an Depression erkrankt waren und in stationärer Behandlung waren (Winkler et al. 2004, 2005);
- der deutlich stärker ausgeprägten Feindseligkeit von depressiven Männern im Vergleich zu depressiven Frauen (Fava et al. 1995);
- der höheren Rate an depressiven Männern, wenn bei Alkoholikern die typisch männlichen Symptome miterfasst wurden (Zierau et al. 2002);
- dem Symptommuster von Irritabilität, Aggressivität und antisozialem Verhalten bei depressiven Männern, das sich deutlich von dem Symptommuster von Unruhe, depressiver Verstimmung und Klagsamkeit bei depressiven Frauen unterscheidet (Möller-Leimkühler et al. 2004);
- der Entwicklung von niedrigem Wohlbefinden zu Depression bei vorgängig gesunden Männern über Stress, Aggression und Alkoholmissbrauch im Vergleich zu vorgängig gesunden Frauen, die ohne Umweg direkt eine Depression entwickeln (Bech et al. 2001);

- der Bedeutung von hohen Werten bei externalisierenden Symptomen für das Depressionsrisiko junger Männer, wobei sich mit höheren Gesamtwerten die »männlichen« Symptome verstärken, die typisch depressiven Symptome unverändert bleiben beziehungsweise heruntergespielt werden. Die Hälfte der jungen Männer mit Verdacht auf Depression gaben in dieser Studie an, kein psychisches Problem zu haben (Möller-Leimkühler et al. 2004, 2010).

MÄNNLICHES STRESSVERHALTEN KANN DEPRESSIVE SYMPTOME ÜBERLAGERN

TATSÄCHLICH: INTERNATIONALE STUDIEN, wenn sie auch noch nicht zahlreich sind, bestätigen das klinische Konzept einer männlichen Depression (das heißt einer Depression mit zum Teil depressionsuntypischen, aber männertypischen Symptomen), und zwar unabhängig davon, ob stationär behandelte Patienten oder Stichproben aus der Bevölkerung untersucht wurden. Einige wenige Studien untersuchten auch den Zusammenhang von konventionellen (internalisierenden) Depressionssymptomen und externalisierenden (nach außen gerichteten) Symptomen mit traditionellen Männlichkeitsnormen und fanden, dass traditionell orientierte Männer, die in letzter Zeit ein kritisches Lebensereignis erfahren hatten, mehr externalisierende Symptome angaben (Magovcevic, Addis 2008; Rice et al. 2013, 2015).

Was bedeuten diese Ergebnisse? Auch hier wieder drei Aspekte:

- Männer geben weniger konventionelle Depressionssymptome an als Frauen.
- Wenn sie danach gefragt werden, geben sie auch externalisierende Symptome an.

- **Das bedeutet: Wenn sie zusätzlich zu den klassischen Depressionssymptomen auch externalisierende Symptome angeben, erreichen sie eher die Schwelle für eine Depression, das heißt, dann sind Männer annähernd so häufig depressiv wie Frauen.**

Diese Logik scheint sich tatsächlich zu bestätigen! Zwar gibt es noch nicht genügend Studien zu dieser Fragestellung – und auch die Frage, um welche Verhaltensmuster wir die klassischen Depressionskriterien erweitern müssten, ist noch nicht geklärt –, aber immerhin zeigen erste Ergebnisse in die richtige Richtung: Wir können einen höheren Prozentsatz von Männern mit Verdacht auf Depression identifizieren, wenn wir mehr männertypische Symptome in unser Erhebungsinstrument einschließen.

Genau das wollten die Autoren einer US-Studie überprüfen (Martin et al. 2013). Empirische Basis der Studie waren umfangreiche Daten von 3310 Frauen und 2382 Männern aus einer repräsentativen Bevölkerungsstichprobe, anhand derer die Häufigkeit von psychischen Störungen untersucht werden sollte. Es gab zwei Skalen: Die erste war die »Male Symptom Scale (MSS)« (die Skala männlicher Symptome), die Fragen nach Irritabilität, Aggression und Wut, Alkohol- und Drogenmissbrauch, Risikoverhalten, Hyperaktivität, Schlafstörungen, Stress und Interessenverlust enthielt (wobei wir kritisch einwenden müssen, dass Schlafstörungen und Interessenverlust keine männertypischen, sondern konventionelle Depressionssymptome sind).

Die zweite Skala, die »Gender Inclusive Depression Scale (GIDS)« (Geschlechterneutrale Depressionsskala) enthielt alle Symptome der MSS und darüber hinaus noch einige traditionelle Depressionssymptome wie traurige/depressive Stimmung, Vitalitätsverlust, Müdigkeit, Ambivalenz, Angst, Klagsamkeit und Wertlosigkeitsgefühl.

Mit der MSS fanden die Autoren eine signifikant höhere Prävalenz (Krankheitshäufigkeit zu einem bestimmten Zeitpunkt) von Depression bei Männern (26,3 Prozent) als bei Frauen (21,9 Prozent). Mit der GIDS dagegen ergab sich insgesamt eine noch höhere Depressionsprävalenz, aber ohne einen signifikanten Geschlechterunterschied (30,6 Prozent Männer, 33,3 Prozent Frauen). Wir könnten nun einige Aspekte des methodischen Vorgehens in dieser Studie kritisieren; das wollen wir an dieser Stelle aber nicht, sondern uns nur auf die Richtung der Ergebnisse fokussieren, die zeigen: Wenn man ausschließlich konventionelle Depressionssymptome bei Männern abfragt, erhält man kein realistisches Ergebnis, da viele depressive Männer durch das konventionelle Diagnoseraster fallen. Die Ergebnisse mit der GIDS, die sowohl traditionelle als auch externalisierende Symptome erfasst, zeigen, dass die Prävalenzunterschiede zwischen Männern und Frauen wegfallen.

Um einem möglichen Missverständnis zuvorzukommen: Die Autoren der US-Studie sprechen von »alternativen Depressionssymptomen« bei Männern, was wir aber für nicht ganz zutreffend halten. Auch wenn Aggression, Risikoverhalten oder Alkoholmissbrauch im Zusammenhang mit Depressionen auftreten können, sind diese keine Kernsymptome der Depression. Wir verstehen darunter eher Stressreaktionen oder Bewältigungsstrategien, die wir unter die Zusatzsymptome einordnen würden (in der medizinischen Terminologie der »Internationalen Statistischen Klassifikation der Krankheiten und verwandter Gesundheitsprobleme« ICD-10 als »akzessorische« Symptome bezeichnet). Wir sprechen also von einem Subtyp von Depression, der häufiger bei Männern auftritt, wobei die Männer sowohl Grundsymptome als auch ganz verschiedene Zusatzsymptome haben können, die oftmals die Grundsymptome verdecken können – möglicherweise haben sie zunächst gar keine Grundsymptome.

EIN BLICK IN DIE EIGENE WERKSTATT

DATEN AUS MEINEN EIGENEN WISSENSCHAFTLICHEN STUDIEN weisen in eine ähnliche Richtung wie die gerade beschriebene US-Studie: Ausgangspunkt war die Entwicklung eines eigenen Fragebogens, des »Gendersensiblen Depressionsscreenings (GSDS)«, das ebenfalls einige traditionelle Depressionssymptome und eine Reihe externalisierender Reaktionen/Strategien enthält: Niedergeschlagenheit, Hoffnungslosigkeit, Verlust an Freude und Interesse als klassische Symptome, darüber hinaus Fragen zur Stresswahrnehmung, zur emotionalen Kontrolle, zur Hyperaktivität, zur Aggressivität, zum Risikoverhalten und zum Alkoholkonsum.

Dieser Fragebogen wurde an drei großen Stichproben (1021 Studierende, 958 ambulante nicht-psychiatrische Patienten und 237 männliche Patienten eines internistisch-urologischen Männergesundheitszentrums) nach sogenannten psychometrischen Regeln getestet. Als Standardtest wurde die oben dargestellte Allgemeine Depressionsskala (ADS) eingesetzt.

Das Ergebnis sei hier nur ganz grob zusammengefasst, wobei wir die Unterschiede zwischen den einzelnen Stichproben außer Acht lassen: Im Vergleich zu der konventionellen Standardskala ist die Identifikationsrate durch den GSDS signifikant höher, und zwar bei den Studierenden 36 zu 45 Prozent, bei den ambulanten Patienten 18 zu 33 Prozent und bei den Männern des Männergesundheitszentrums 11 zu 29 Prozent. Nach Geschlecht differenziert, zeigt sich, dass der GSDS mehr Risikofälle bei den Männern erkennt, und zwar von 5 bis 18 Prozent. Aggressivität und emotionale Kontrolle erweisen sich als die wichtigsten Indikatoren für Depression.

Nach gängigem Verständnis passen Aggressivität und Depressivität gar nicht zusammen. In der Psychiatrie oder Psychologie gehören sie zum Beispiel zu ganz unterschiedlichen Diagnoseklassen oder Faktoren in Persönlichkeitsinventaren. Seitdem neurobiologische Daten aber auf einen Zusammenhang zwischen aggressiven und depressiven Reaktionsmustern bei Stress (unter experimentellen Frustrationsbedingungen) hinweisen, als dessen gemeinsame Basis ein gestörter Serotoninstoffwechsel angenommen wird, wird stärker darüber nachgedacht, ob sich beide Dimensionen tatsächlich gegenseitig ausschließen müssen. Nun, wir ahnten ja schon, dass die »Pauken und Trompeten« bei Männern im Zusammenspiel mit soziokulturellen Normen von Männlichkeit sich auch bei der Depression in den Vordergrund schieben könnten.

Neben Aggressivität resultiert in meinen Studien als weiterer wichtiger Indikator für Depression die emotionale Kontrolle (etwa »Ich habe alles in mich hineingefressen«, »Ich habe meine Gefühle für mich behalten«, »Ich fand es wichtig, nach außen zu funktionieren«). Auch hier bestätigt sich: Je stärker die emotionale Kontrolle ist, desto stärker sind auch die depressiven Symptome ausgeprägt. Dieser Zusammenhang wurde beispielsweise in einer US-Studie übrigens nur bei Männern gefunden, nicht bei Frauen (Flynn et al. 2010). Eigentlich nicht verwunderlich. Je stärker negative Gefühle unterdrückt werden, desto mehr bauen sie sich im Inneren auf, verhindern rationales Denken und brauchen schließlich ein Ventil wie etwa Aggression, Sucht, Hyperaktivität, Gewalt, Suizid.

Die Schlussfolgerungen, die aus allen bisherigen geschlechtsspezifischen Studien zur Depression gezogen werden können, lauten:

- **Es gibt weder eine rein »männliche« noch eine rein »weibliche« Depression, weil traditionelle und externalisierende Symptome oft gleichzeitig auftreten (sogar bei Frauen!)**
- **Die etablierten Depressionskriterien müssen um externalisierende Symptome/Konstrukte wie Aggressivität und emotionale Kontrolle erweitert werden. Weitere Forschung ist notwendig, um die wichtigsten Symptome/Konstrukte auswählen zu können.**

RISKANTE FLUCHTEN: MÄNNER, SEX UND ANDERE SÜCHTE

SEXSUCHT

FAST HÄTTEN WIR ETWAS WICHTIGES in diesem Zusammenhang vergessen: Sex! Zumindest wird er gern als »wichtigste Nebensache« der Welt bezeichnet, aber manchmal kann er auch zur Hauptsache werden.

Meine Herren, können Sie sich vorstellen, dass es einen Zusammenhang zwischen Sex und Depression gibt? Vielleicht denken Sie jetzt in eine ganz bestimmte Richtung: Bei Depression geht gar nichts mehr, schon gar kein Sex. Das ist ziemlich plausibel und kommt oft vor. Die meisten Männer mit Depressionen klagen über den Verlust des sexuellen Verlangens und leiden unter Erektionsstörungen, die manchmal bereits erste körperliche Symptome einer Depression sein können. Aber diese Form des Zusammenhangs ist nur eine Spielart, es geht – wenn auch seltener – auch genau anders herum: Sex als Selbsttherapie, als Mittel zur Stressreduktion und zur Verdrängung depressiver Symptome: so oft wie möglich, allein oder mit Partnerin. Wer die Partnerin ist, spielt keine Rolle, denn es geht nur um Selbstbestätigung und Spannungsabfuhr, häufig auch über kostenlose pornografische Angebote oder Sex-Chats im Internet. Bloß nicht depressiv sein!

Sex als Mittel zum Zweck kann sich bis zur Sucht steigern, die die Selbstkontrolle lahmlegt, den Alltag und die Beziehung stört und schließlich zu Realitätsverlust und Vereinsamung führt, begleitet von einem hohen subjektiven Leidensdruck (Sexsucht oder Hypersexualität). Der typische männliche Patient, der unter sexuell süchtigem Verhalten leidet, ist Mitte zwanzig bis Mitte dreißig, hat in den letzten Jahren vor allem Pornografie übers Internet konsumiert und sucht Hilfe wegen der Folgeprobleme:

wegen Beziehungs-, Arbeits- oder finanzieller Probleme (Briken et al. 2009).

Sicherlich gehört ein gesteigertes Sexualverhalten nicht zu den Symptomen, die man landläufig mit einer Depression in Verbindung bringt – sind dies doch eher Eskapaden hochrangiger Stars und Politiker, die aufgrund ihrer Machtposition leichten Zugriff auf potenzielle Sexpartnerinnen haben und diesen zur schnellen Nummer nutzen (zum Beispiel Boris Becker und die »Besenkammerfrau«, Strauß-Kahn und das Zimmermädchen, Schwarzenegger und das Hausmädchen, Bill Clinton und die Praktikantin et cetera). Der Psychiater und Sexualwissenschaftler Michael Berner betont, dass auch ganz normale Männer aufgrund von Stress und Überlastung einen Punkt erreichen können, bei dem Sex zum Ventil wird, wohingegen Burn-out oder depressive Symptome erst gar nicht erkannt oder bewusst verdrängt werden (http://www.badische-zeitung.de/liebe-familie/maenner-macht-und-sex-sie-glauben-ihnen-gehoert-die-welt--45588214.html). Bei negativer Stimmung neigen Männer offenbar stärker als Frauen zu Sex beziehungsweise autosexuellem Verhalten (https://www.fliedner.de/de/seelische.../haus.../vortrag_ratingen_stark.pdf).

Psychotherapeuten berichten von etlichen Männern, die bestätigen, dass sie umso mehr Sex brauchen, je gestresster und frustrierter sie sich fühlen. Diese Art der Stressverarbeitung kann zunehmend zwanghaften Charakter annehmen und dann zur zweiten Krankheit werden, wenn sie anfängt, sich zur Sucht zu entwickeln. Depressive sind generell suchtgefährdet, wobei der Gegenstand der Sucht Sex, Alkohol, Drogen, Internetspiele, Glücksspiele, Arbeit, Fernsehen, Sport oder auch Shoppen oder Essen sein kann (letztere sind wohl eher Frauendomänen). So unterschiedlich und zahlreich diese Süchte auch sein können, haben sie doch eines gemeinsam: Sie ermöglichen die kurzfristige

Flucht vor der Depression durch den spezifischen Kick und eine entsprechende kurzfristige Befriedigung/Entspannung, die jedoch wegen der zunehmenden Toleranzentwicklung eine immer höhere Dosis verlangt. Hinter den sogenannten Verhaltenssüchten wie Sex-, Arbeits-, Internet- oder Sportsucht, die zum Teil erst allmählich von der Wissenschaft und der Öffentlichkeit wahrgenommen werden, finden wir sehr ähnliche neurobiologische Hirnprozesse, wie sie bei den substanzbezogenen Süchten (zum Beispiel Alkohol- und Nikotinsucht) beobachtet werden können: nämlich die Verselbständigung des dopaminergen Belohnungssystems im Gehirn, das sich vom präfrontalen Kontrollsystem langsam, aber sicher abkoppelt.

Bei Männern mit Suchtproblemen, die wegen dieser Probleme (häufiger wegen der damit verbundenen gravierenden Folgen) professionelle Hilfe aufsuchen, zeigt sich ein hoher Anteil an depressiv Erkrankten, wobei oft nicht klar differenziert werden kann, was Ursache und was Wirkung ist, denn der Zusammenhang zwischen Sucht und Depression verläuft nicht in einer Einbahnstraße. Allerdings endet er in einer Sackgasse, aus der man nur mit professioneller Hilfe herausfindet. Wissenschaftliche Studien geben an, dass Sexsucht zu 39 bis 81 Prozent mit affektiven Störungen einhergeht, zu 46 bis 91 Prozent mit Angststörungen und zu 46 bis 71 Prozent mit Substanzstörungen (etwa Alkoholabhängigkeit).

ARBEITSSUCHT

»Ich bin arbeitswütig und liebe den Stress. In der Bademodenabteilung eines Münchener Kaufhauses bin ich zusammengebrochen, weil es dort so ruhig war.«

(Elke Heidenreich, Schriftstellerin)

Während Sex- und Spielsucht als »schmutzige« Suchtformen gelten, die den Betroffenen als trieb- oder fremdgesteuert erscheinen lassen, wird Arbeitssucht sozial akzeptiert, denn als »saubere« Sucht bringt sie (zunächst) sogar gesellschaftliche Wertschätzung und Anerkennung ein, bis sie zum Zusammenbruch führt. Das bedeutet aber auch, dass die Gefahr steigt, dass Betroffene sich lange nicht als arbeitssüchtig erleben und dies kaum erkannt wird.

Schließlich erscheinen unsere Gesellschaft und speziell die Arbeitswelt mit ihrer zunehmenden Beschleunigung und dem steigenden Arbeitsdruck nicht unschuldig an der Verbreitung von Arbeitssucht und Arbeitssucht fördernden Strukturen. Arbeitsstress, Mehrarbeit und Überstunden sind nicht nur zu Statussymbolen geworden, sondern auch Bedingungen, um Karriere zu machen, gerade bei höher qualifizierten Tätigkeiten. In keinem anderen europäischen Land ist die Spanne zwischen tariflich vereinbarter und tatsächlich geleisteter Wochenarbeitszeit so groß wie in Deutschland: Jährlich summieren sich 1,25 Milliarden bezahlte und noch einmal die gleiche Anzahl an unbezahlten Überstunden! Studien weisen darauf hin, dass etwa jeder siebte Arbeitnehmer von der Arbeitssuchtproblematik betroffen ist, ganz besonders gilt dies für die oberen Bereiche in der Betriebshierarchie.

Die individuellen Wege in die Arbeitssucht sind vielfältig. Anfällig dafür machen vor allem ein mangelndes Selbstwertgefühl, ein starkes Bedürfnis nach Anerkennung und/oder das Bedürfnis, innere Leere oder Einsamkeit überdecken zu wollen. Damit sind wir wieder bei der Depression, die – wie bei den anderen Süchten auch – nicht nur eine Folge exzessiven pathologischen Verhaltens ist, sondern auch eine der Ursachen. Es geht darum, sich zu betäuben, innere Konflikte zu verdrängen, unangenehme, negative Gefühle abzuschütteln, depressiven Symptomen keine Chance zu geben. Diese schleichen sich aber langfristig durch die Hintertür wieder ein und schließen den Teufelskreis. Denn:

- wenn Arbeit zum vorrangigen Ziel wird,
- wenn das Arbeitsverhalten nicht mehr kontrolliert werden kann, das heißt wenn man weniger arbeiten will, dies aber nicht kann,
- wenn man am Wochenende oder im Urlaub nicht nicht arbeiten kann,
- wenn man nachts aufwacht und an die Arbeit denkt,
- wenn man bei erzwungener Nichtarbeit Entzugserscheinungen bekommt,
- wenn man immer mehr arbeiten muss, um sich »gut« zu fühlen,

... dann kommt es unweigerlich zum körperlichen und psychischen Zusammenbruch.

Meine Herren, wenn Sie sich irgendwie angesprochen fühlen, denken Sie vielleicht einmal über folgende Fragen nach:

Fragebogen zur Arbeitssucht

1. Arbeiten Sie heimlich (z.B. in der Freizeit, im Urlaub)?

☐ Ja ☐ Nein

2. Denken Sie häufig an Ihre Arbeit (z.B. wenn Sie nicht schlafen können)?

☐ Ja ☐ Nein

3. Arbeiten Sie hastig?

☐ Ja ☐ Nein

4. Haben Sie wegen Ihrer Arbeit Schuldgefühle?

☐ Ja ☐ Nein

5. Vermeiden Sie in Gesprächen Anspielungen auf Ihre Überarbeitung?

☐ Ja ☐ Nein

6. Haben Sie mit Beginn der Arbeit ein unwiderstehliches Verlangen weiterzuarbeiten?

☐ Ja ☐ Nein

7. Gebrauchen Sie Ausreden, warum Sie arbeiten?

☐ Ja ☐ Nein

8. Zeigen Sie ein besonders unduldsames, aggressives Verhalten gegenüber Ihrer Umwelt?

☐ Ja ☐ Nein

9. Versuchen Sie, periodenweise nicht zu arbeiten?

☐ Ja ☐ Nein

10. Neigen Sie zu innerer Zerknirschung und dauernden Schuldgefühlen wegen des Arbeitens?

☐ Ja ☐ Nein

11. Versuchen Sie, sich an ein Arbeitssystem zu halten (z.B. zu bestimmten Zeiten nicht zu arbeiten)?

☐ Ja ☐ Nein

12. Haben Sie häufiger den Arbeitsplatz oder das Arbeitsgebiet gewechselt?

☐ Ja ☐ Nein

13. Richten Sie Ihren gesamten Lebensstil auf die Arbeit aus?

☐ Ja ☐ Nein

14. Haben Sie bemerkt, dass Sie sich außer für die Arbeit für nichts anderes mehr interessieren?

☐ Ja ☐ Nein

15. Zeigen Sie auffallendes Selbstmitleid?

☐ Ja ☐ Nein

16. Haben sich Veränderungen in Ihrem Familienleben ergeben?

☐ Ja ☐ Nein

17. Neigen Sie dazu, sich einen Vorrat an Arbeit zu sichern?

☐ Ja ☐ Nein

18. Vernachlässigen Sie Ihre Ernährung?

☐ Ja ☐ Nein

19. Arbeiten Sie regelmäßig am Abend?

☐ Ja ☐ Nein

20. Haben Sie mitunter Tage und Nächte durchgearbeitet?

☐ Ja ☐ Nein

21. Beobachten Sie einen moralischen Abbau an sich selbst?

☐ Ja ☐ Nein

22. Führen Sie Arbeiten aus, die eigentlich unter Ihrem Niveau sind?

☐ Ja ☐ Nein

23. Wurde Ihre Arbeitsleistung geringer?

☐ Ja ☐ Nein

24. Wurde Ihnen das Arbeiten zum Zwang?

☐ Ja ☐ Nein

25. Wurden Sie wegen der Folgen Ihres Arbeitsstils schon einmal medizinisch und/oder psychologisch behandelt?

☐ Ja ☐ Nein

Dieser Fragebogen basiert auf einem diagnostischen Instrument zur Erfassung von Alkoholproblemen. Nach Auffassung des Autors (Mentzel, 1979) deuten fünf Ja-Antworten auf eine Arbeitssuchtgefährdung hin. Bei zehn oder mehr Ja-Antworten liegt eine Arbeitssuchtproblematik vor.

Der diagnostische Aussagegehalt dieses Fragebogens ist jedoch nicht wissenschaftlich überprüft. Daher sollte das Instrument eher als Anregung zur Reflexion bestimmter Verhaltensmuster denn als hartes diagnostisches Messverfahren begriffen werden.

EIN BEISPIEL:

»Ein 35 Jahre alter Mann im designten Business-Look, handgenähtem Hut und Regenschirm, seinen SKL-Schlüssel schwenkend, während er seinen Blackberry vor sich hinlegt, berichtet mir, dass er der jüngste Abteilungsleiter sei und viele Millionen zu verantworten hätte. Er wisse fast alles und lässt die Bemerkung fallen: ›Sie haben doch sicher auch schon ein Buch gelesen.‹ Auffallend sind eine zum Auftreten unpassende Fäkalsprache, starke Entwertungen von anderen und ein Zynismus. Auf meine Frage, wie ich ihn unterstützen könne, bekomme ich zögerliche Antworten von Problemen mit seiner ›Langzeitbeziehung‹ und die Aufnahme von weiteren zwei ›Nebenbeziehungen‹. ›Ich schreibe mindestens 100 SMS am Tag und keine erreicht die falsche der drei Frauen.‹ Weiterhin sind noch eine Selbstmedikation, eine Abhängigkeit von Nasenspray und im Verlauf erhebliche suizidale Gedanken mit riskantem Fahrverhalten zu erwähnen. Es zeigt sich das Vollbild einer mittelgradigen bis schweren Depression mit heftigen narzisstischen Zügen.«

(Christ, Mitterlehner 2013, S. 85)

Um einem verbreiteten Missverständnis vorzubeugen: Eine »narzisstische« Persönlichkeitsstruktur bedeutet nicht, dass man sich selbst ganz großartig findet und meint, weit über allen anderen zu stehen, sondern genau das Gegenteil: Man kämpft ständig mit Selbstzweifeln, hat ein geringes Selbstwertgefühl, eine eher zwanghaft-perfektionistische Grundeinstellung und braucht daher viel mehr Anerkennung und Bestätigung von außen als andere. Das kann – oberflächlich betrachtet – sehr nach Egozentrismus, Überheblichkeit oder Selbstgefälligkeit aussehen, dahinter steht jedoch ein gestörtes Gefühl für den eigenen Selbstwert, der fast ausschließlich von der Umwelt abhängig gemacht wird.

SPORTSUCHT

EBENSO UNVERDÄCHTIG WIE DIE »SELBSTTHERAPIE« Arbeit bei Depression ist die »Selbsttherapie« Sport. Schließlich wird Sport von Experten sogar zur Selbsttherapie empfohlen. Was also soll schlecht daran sein? Wie jedes andere Verhalten kann auch Sport zur Sucht werden, wenn er als Verdrängungsinstrument missbraucht wird und man verzweifelt versucht, ja nicht depressiv zu wirken. Man trainiert nicht, weil es Spaß macht und gut tut, sondern weil man einen zwanghaften Drang zum Training verspürt und sich tatsächlich schlecht fühlt, wenn man nicht ständig trainiert.

Gerade der Leistungssport dient oft zur subjektiven Bewältigung einer psychischen Störung. Das betrifft Ausdauersportler genauso wie Bodybuilder, aber auch Extremsportler, die von einem Adrenalinkick zum nächsten jagen. Auch bei der Sportsucht verlangt der Körper nach immer mehr Dopamin durch kontinuierliche Steigerungen bis hin zu einem Ausmaß, welches als »Übertraining« bezeichnet wird: Der Körper kann sich nicht mehr regenerieren, das Immunsystem wird zunehmend geschwächt, es stellen sich Schlaflosigkeit, Herz-Kreislauf-Probleme, Muskelschmerzen oder psychosoziale Probleme wie Isolation ein. Übertraining wird als eine Folge des Ungleichgewichtes zwischen Training und Regeneration beschrieben, als ein Zustand chronischer Erschöpfung, in dem aber trotzdem exzessiv weitertrainiert wird. Interessant ist, dass sich die Symptome des Übertrainings und der Depression sehr ähnlich sind. Konsens besteht darin, dass Übertraining zu Depression führt. Weniger bedacht wird, dass eine Depression auch durch Übertraining abgewehrt werden kann. Denn: Die oft vertretene Selektionshypothese, nach der es im Leistungssport keine psychischen Erkrankungen geben könne, weil sich nur die psychisch starken und widerstandsfähigen Sportler durchsetzen, ist nach dem bisherigen Forschungsstand nicht mehr haltbar. Psychische Störungen kommen im Leistungssport mindestens genauso häufig vor wie in der Allgemeinbevölkerung, sind aber im Höchstleistungsbereich ziemlich störend. Deshalb ist anzunehmen, dass Profisportler im Falle einer sich entwickelnden Depression besonders zur Verdrängung durch Übertraining neigen, zumal diese, wie andere psychische Störungen auch, im Leistungssport nach wie vor tabuisiert und stigmatisiert ist und der starke Konkurrenzdruck das Eingestehen von Schwäche nicht gerade fördert. Gesundheit wird hier noch weitgehend auf körperliche Funktionstüchtigkeit reduziert, doch es zeichnen sich auch hier inzwischen positive Einstellungsveränderungen ab.

Nun wieder zurück zu den ganz normalen Männern, die in ihrer Freizeit Sport treiben. Wir treffen Herrn O., der uns seine Erfahrungen mit seiner Depression schildert.

»IMMER MEHR UND IMMER SCHNELLER«

HERR O., EIN SOFTWAREINGENIEUR, IST ZUM ZEITPUNKT des Gesprächs 43 Jahre alt. Seine Frau war an Krebs erkrankt und ist mittlerweile gestorben. Er lebt mit einer neuen Partnerin und dem gemeinsamen Kind zusammen. Das Gespräch mit Herrn O. findet kurz nach Abschluss seiner stationären Behandlung in einer psychiatrischen Klinik statt.

Wie hat sich die Depression bei Ihnen entwickelt?
Es fing an, als wir erfuhren, dass meine Frau Krebs hatte, als wir die Diagnose zum ersten Mal hörten. Von der Zeit an kam halt sehr viel Stress auf mich zu. Ich war zu der Zeit auch berufstätig sehr stark

eingebunden. Und merkte dann mit der Zeit, dass ich nicht mehr schlafen konnte. Meine Frau machte mich auch darauf aufmerksam, dass ich aggressiv geworden bin. Ich war ... unausgeglichen, gereizt, ich konnte irgendwo mit der Situation nicht mehr umgehen, ich konnte es nicht verarbeiten. Es war mir zu viel an Belastung, ich hatte einen sehr stressigen Job, ich hab zehn Stunden gearbeitet und musste danach meine Frau trösten, ich musste sie so ein bisschen von allem Ärger fernhalten, damit sie sich voll auf ihre Krankheit und Genesung konzentrieren konnte. Da war ich einfach überfordert. Und, am Anfang hab ich es eigentlich nicht gemerkt. Ich dachte, ich hätte schlecht geschlafen und ich müsste vielleicht mal Urlaub machen. Ich hab auch sehr lange gebraucht, bis ich gemerkt habe, dass ich mich auch am Wochenende nicht mehr erholen kann ... Und die Schlafstörungen wurden im Laufe der Wochen und Monate immer schlimmer und mein gereizter Zustand verschlimmerte sich immer stärker und ich war dann gegenüber meinen Haustieren schon sehr aggressiv und ungeduldig. Ich hab von allen Leuten nur immer gehört, dass ich ein ruhiger, ein auffallend ruhiger und ausgeglichener Mensch war. Ich wollte es halt einfach nicht eingestehen, dass ich krank bin, ich wollte es nicht wahrhaben, ich dachte einfach, das war ganz normal, ein Zustand, der kurzfristig ist, der einfach jetzt da ist, weil ich viel Arbeit hab, nicht schlafen kann, aber ich wusste einfach nicht, dass diese Schlafstörungen schon Symptom einer Depression waren.

Wie lange hat dieser Prozess gedauert?
Also ich denk schon, so über zehn Jahre. Ich fühlte mich ständig kritisiert, fühlte mich in meinem Bestreben, sag ich mal, damit umzugehen und was Gutes zu tun, gegen die Krankheit zu kämpfen, ständig blockiert durch Kritik. Ich fühlte mich auch sehr schnell beleidigt, ich fühlte mich irgendwo in meinem Stolz auch verletzt. Ich war halt wirklich von 6 Uhr früh weg bis abends 22

Uhr, ich stand nur unter Druck und Belastung, und es kam halt immer nur Kritik an meiner Laune, an meinem Verhalten. [...]

Hat Ihre Frau Sie auch kritisiert?
Ich denke, sie hat sich schon Mühe gegeben, mich zu unterstützen, aber es kam sicher auch Kritik von ihr, nicht gewollt, aber es kam auch Kritik. Mehr Kritik kam dann schon vom Arbeitgeber, von Freunden. Ich hab versucht, alles Mögliche zu geben, für sie da zu sein. Und die Kritik kam bei mir immer so an, als würd ich es nicht schaffen, als wär es nicht gut genug, was ich mache, ich müsste noch mehr machen, ich müsste mich noch mehr anstrengen und noch mehr reinhängen, was wiederum zu noch mehr Stress führt und noch mehr Belastung.

Wie sind Sie dann mit Ihrer Überforderung umgegangen?
Ja, ich hab versucht, sehr viel mit Sport zu kompensieren, hab durch Sport so ein Ventil für mich gefunden, ein bisschen Druck abzulassen, was aber wiederum ausgeartet ist. Ich bin unendlich viel Rad (Rennrad) gefahren, ewige Strecken, ich bin einige Marathons gelaufen, die längste Strecke, die ich gelaufen bin, war einmal um den Chiemsee rum, so etwa achtundsechzig Kilometer, beim Radfahren ging es schon so bis zu dreihundert Kilometer am Tag. Und ... trotzdem hat es einfach nicht gereicht. Ich hatte selbst da das Gefühl, es war noch zu wenig, ich muss noch mehr machen. Ich hatte immer das Gefühl: mehr, mehr, das reicht nicht, war immer noch irgendwie unter Druck.

Haben Sie keine Erleichterung gespürt, waren Sie nicht zufrieden, dass Sie diese große Leistung jetzt erbracht hatten, fühlten Sie sich danach nicht entspannt?
Es kam halt nicht zu dem erwünschten Erfolg, den ich mir erhofft hatte, also, es kam dadurch keine Entspannung zustande, son-

dern ein Noch-mehr an Druck, weil ich eher unzufrieden war, weil ich nicht eine längere Strecke laufen oder Radfahren konnte, weil ich unzufrieden war, weil ich schwer atmen musste oder nicht so schnell gewesen bin, also, Entspannung habe ich dadurch nicht erreicht. Immer mehr und immer schneller – und konnte mich dabei überhaupt nicht erholen oder entspannen (schüttelt langsam den Kopf). Ich kam nach Hause und hatte nur einen Gedanken: was machst als Nächstes und wie schaffst es noch weiter und noch schneller. Es waren immer Sportarten, die ich allein für mich gemacht hab, und … da geht natürlich auch der Kopf … und die Gedanken laufen, und, na ja, irgendwie war ich dann nach fünf Stunden genauso unausgeglichen wie vorher.

Auf die Idee, Hilfe zu suchen, sind Sie nicht gekommen?
Ich fühlte mich nicht krank, und zum anderen wollte ich auch keine Mitmenschen mit dem belasten, ich dachte halt, ich muss mich allein darum kümmern, ich wollte niemandem ein Klotz am Bein sein. Zu der Zeit konnte ich mit dem Begriff Depression noch nicht so viel anfangen. Ich fühlte mich schon irgendwo … unstimmig, irgendwo nicht so ausgeglichen wie sonst. Es war eine Belastung da, die ich gespürt habe und auch eine Wesensveränderung, dass ich auch sehr viel trauriger war und … ruhig war, mich zurückziehen wollte und allein sein wollte und, aber – dass das 'ne Depression sein könnte, hätte ich … nicht gedacht.

Glauben Sie, dass Männer anders depressiv sind als Frauen?
Ja, ich denke, dass Männer vielleicht eher von Haus aus dazu neigen, aggressiv zu sein. Ich denke, ja, ich kann das nur von mir nachvollziehen, dass die Aggression sehr, sehr stark gewesen ist bei mir und dieses Gekränktsein, Verletztsein bei mir sehr stark durchgekommen ist und … Meine Lebensgefährtin jetzt hat sicher auch depressive Phasen, direkt nach der Schwangerschaft und

Geburt, und da ist sie halt ganz anders. Sie ist eher so der weinerliche Typ, dass sie sehr viel weint und sich zurückzieht und ich geh halt einfach aus mir raus und fang an zu schreien und bin mit allem unzufrieden und möchte am liebsten jetzt rausgehen und irgendwas durch die Gegend schmeißen.

Ohne meine Frau hätte ich es wahrscheinlich selbst nicht geschafft, zum Arzt zu gehen und zu sagen, ich bin vielleicht krank … Ich denke, das ist auch so typisch männlich, dass die Männer einfach nicht zugeben wollen, dass sie krank sind.

Plötzlich psychisch krank? Wie haben Sie das empfunden?
Doch, das hat mich schon gestört. Das ist 'ne Krankheit, die Männer, glaub ich, ungern zugeben, weil es halt irgendwo mit Klapsmühle in Verbindung gebracht wird, mit nicht zurechnungsfähig, mit Unberechenbarkeit und was weiß ich nicht alles. Das hat mir schon erstmal so die Beine weggezogen. Dass ich jetzt auch so einer bin, der Depressionen hat. Aber auf der anderen Seite war's auch eine Erleichterung zu wissen, was es ist … Aber in der ersten Sekunde, glaub ich, hab ich mich schon … geschämt. Das war so ein Knacks in meiner bislang nach außen guten und gesunden Fassade, irgendwo war ich auch stolz, Mann zu sein, gesund zu sein, im Leben zu stehen, und dann plötzlich wird einem alles weggerissen. Dann heißt es: du bist krank, psychisch krank, ja, das war schon irgendwo ein Schock.

Was würden Sie von einer guten Depressionstherapie erwarten? Würden Sie denken, dass Männer und Frauen da unterschiedliche Bedürfnisse haben?
Ja, ich denke schon … Ich denke schon, dass Männer vielleicht andere Gespräche brauchen, andere Themen ansprechen müssen als Frauen.

Welche zum Beispiel?
Ja, eben diese Gefühle. Dass Männer eben auch Angst empfinden und auch schwach sein können. Ich habe im Verlauf der Krankheit schon mit vielen Therapeuten und Ärzten gesprochen und fühlte mich von vielen nicht verstanden, weil die auch davon ausgingen, dass Männer diese Gefühle nicht haben können. Da fühlte ich mich einfach irgendwo übergangen in meinen Gefühlen.

Und von sich aus konnten Sie das nicht ansprechen?
Ich konnte es nicht so, nee, ich hab dann immer wieder gewechselt, weil ich dachte, der versteht mich ja nicht. Es hat lange gedauert, und da hab ich auch das Gefühl gehabt, dass mich 'ne Frau da wiederum besser versteht als ein Mann.

Unabhängig davon, wie ein Mann seine fortschreitende Depression versucht zu bewältigen (ob mit Alkohol, mit exzessivem Sport, Sex oder Arbeit, mit Aggression oder Vermeidungsstrategien): Die Erfahrung, dass trotz aller Abwehrstrategien das eigene Ich entgleitet, dass er die Kontrolle über sein Leben verliert, erfüllt ihn mit Scham, wie die Herren B. und O. es erlebt haben. Scham ist eines der stärksten, unangenehmsten und intimsten Gefühle. Sich zu schämen bedeutet, vor den Augen der anderen oder der Öffentlichkeit versagt zu haben, nichts mehr wert zu sein. Herr O. schämt sich zunächst, als er die Diagnose bekommt, empfindet sie aber auch als Erleichterung. Herr B. schämt sich wegen seines desolaten Zustands und der damit verbundenen Folgen. Erst die psychiatrische Bestätigung, dass er nicht anders handeln konnte, weil seine Erkrankung dies nicht zuließ, befreit ihn von seiner Scham. »Ab diesem Zeitpunkt habe ich mich für das Geschehene nicht mehr geschämt.« Bis dahin kann der Weg lang und steinig sein, nämlich dann, wenn man sich aus lauter Scham nicht traut, seine psychischen Probleme mitzuteilen und rechtzeitig professionelle Hilfe in Anspruch zu nehmen.

»Depression ist wie sterben bei lebendigem Leibe. Die Krankheit greift massiv nach dem Bewusstsein, das wir von uns selbst haben, dann gehen unsere Gefühle. Zunächst werden wir von unserem Mitgefühl für andere Menschen verlassen, der sicheren Einschätzung, was sie uns wert sind – dann drehen wir uns nur noch um uns selbst und unsere Probleme, was uns die ganze Umwelt als feindschaftlich erleben lässt – wir verlieren unsere Mitte, es verschwindet die Liebe zu uns selbst, unsere Selbstachtung und unser Selbstwertgefühl – und am Ende jedes Gefühl für unseren Körper. Wir erkalten und erstarren wie ein Lavastrom nach einer heftigen Eruption negativer Gefühle, der eigene Körper wird als etwas Fremdes angesehen, wir spüren uns kaum noch.«

(Rafati, 2014, S. 261f.).

GUT GETARNT IST HALB GEWONNEN? WENN EINE DEPRESSION NICHT ERKANNT UND BEHANDELT WIRD

MEINE HERREN, ACHTEN SIE ALSO AUF die ersten Anzeichen – oder wollen Sie wie Herr B. und Herr O. Jahre mit einer (möglichen) Depression verbringen, eine miserable Lebensqualität haben und alles aufs Spiel setzen? Das wäre nicht nur für Sie und Ihre Familie sehr belastend, sondern auch als Handlungsstrategie sehr ineffektiv, weil weder problemorientiert noch zielführend, mit einem Wort: einfach unmännlich! Nicht flüchten, sondern das Problem anpacken; Sie ersparen sich damit einiges. Vielleicht ersparen Sie sich damit sogar schwere körperliche Erkrankungen beziehungsweise verringern Ihr Risiko für diese Erkrankungen signifikant. Gut getarnt ist eben leider nur halb gewonnen – wenn überhaupt!

Depressiv Erkrankte, bei denen sich in der Folge zusätzlich eine schwere körperliche Krankheit einstellt, haben im Vergleich zur Allgemeinbevölkerung ein dreimal höheres Sterberisiko. Das ist nicht nur auf die höhere Suizidrate zurückzuführen, sondern sogar in 60 Prozent der Todesfälle auf die körperliche Erkrankung. Dabei ist zu bedenken, dass es eine Wechselwirkung zwischen körperlicher und psychischer Erkrankung gibt – also: Die körperliche Erkrankung erhöht das Risiko für eine Depression und eine Depression erhöht umgekehrt das Risiko für eine körperliche Erkrankung. Am besten ist diese Wechselwirkung für den Zusammenhang zwischen Depression und Herzerkrankungen, Depression und Diabetes mellitus Typ 2 (früher als Altersdiabetes bezeichnet) sowie Depression und Schlaganfall belegt. Es wird angenommen, dass diese Zusammenhänge auf gemeinsamen krankhaft veränderten physiologischen Mechanismen und ungünstigen Verhaltensmustern bei psychosozialen Belastungen basieren. Auch ist allen Komorbiditäten unabhängig von ihrer Kausalität gemeinsam, dass damit nicht nur ein schlechterer Verlauf beider Erkrankungen einhergeht, sondern auch die Therapie erschwert wird. Es gibt derzeit leider kaum Daten zur Frage, ob diese Risiken bei Männern und Frauen unterschiedlich ausgeprägt sind. Betrachten wir das nun im Einzelnen.

DEPRESSIONEN MACHEN DAS HERZ KAPUTT

(FAST) JEDER KENNT DIE KLASSISCHEN RISIKOFAKTOREN für koronare Herzkrankheiten: Bluthochdruck, Rauchen, Diabetes, ungünstige Blutfettwerte, Übergewicht, Bewegungsmangel, ungesunde Ernährung, Stress. Nach und nach kommt es durch diese Faktoren zu einer arteriosklerotischen Verengung der Herzkranzgefäße, die zu einer reduzierten Durchblutung des Herzmuskels führt und schließlich einen Herzinfarkt auslösen kann.

Kaum bekannt ist aber, dass der Depression inzwischen der gleiche Stellenwert als Risikofaktor für koronare Herzkrankheiten zukommt wie den klassischen Risikofaktoren. Große Studien zeigen, dass allein die Depression das Risiko für einen Herzinfarkt um 64 Prozent erhöht. Trotzdem wird die Macht der Depression als eigenständiger Risikofaktor immer noch unterschätzt, da sie von Nicht-Psychiatern, Nicht-Psychotherapeuten oder Nicht-Psychosomatikern häufig nicht erkannt wird oder aber gar nicht an die Möglichkeit einer Depression gedacht wird. Die Datenlage zum Zusammenhang von Depressivität/klinischer Depression und Herzerkrankungen ist aber inzwischen so überzeugend, dass sich immerhin eine Sensibilisierung in der Kardiologie bemerkbar macht. »Wir beobachten einen zwar behutsamen, aber stetigen und nicht mehr umkehrbaren Stimmungswandel. Kardiologen sind zunehmend bereit, psychosoziale Fragestellungen in ihren Arbeitsalltag zu integrieren«, sagt Professor Ladwig, Psychokardiologe in München (Pharmazeutische Zeitung online: Depressive Stimmung: Das Herz leidet mit; Ausgabe 39/2011).

Depression als eigenständiger Risikofaktor bedeutet, dass sie auch unabhängig von den klassischen Risikofaktoren ihr Unwesen im Körper treiben kann, weil sie Stress verursacht. Dadurch werden Veränderungen in drei zentralen psychobiologischen Mechanismen ausgelöst, die im Zusammenhang von Depression und Stress stehen:

- Das autonome Nervensystem (das wir willentlich nicht steuern können) verliert die Fähigkeit zur Selbstregulation: Der Sympathicus ist dauerhaft überaktiviert, der Gegenspieler, der Parasympathicus, der für Entspannung zuständig ist, ist dauerhaft heruntergeschraubt (vgl. Beispiel Herr O.). Die Folgen sind etwa ein erhöhter Blutdruck, eine erhöhte Herzfrequenzrate und eine erniedrigte Herzfrequenzvariabilität.
- Das Stresshormonsystem ist überaktiv, viele depressive Patienten haben dauerhaft erhöhte Cortisolwerte, was zu Veränderungen des Stoffwechsels führt, zum Beispiel mit zunehmendem Anstieg der Blutfettwerte (unter anderem Cholesterin), die sich ungünstig auf die Herzkrankgefäße auswirken.
- Das Immunsystem gerät ebenfalls aus der Balance, da nicht nur Entzündungsparameter (Interleukin 6, Interleukin 9, Tumornekrosefaktor-alpha, C-reaktives Protein) chronisch erhöht sind, son-

dern sich auch die Blutgerinnung verschlechtert (Blutplättchen verklumpen und können die Gefäße verstopfen).

Es ist immer wieder faszinierend zu sehen, über welche vielschichtigen physiologischen Mechanismen anhaltende negative Gefühle (es muss ja noch nicht einmal eine schwere Depression sein) dem Körper zusetzen. Im Volksmund heißt es schon immer: »Herz und Seele gehören zusammen.«

Die oben skizzierten herzschädigenden, depressions- beziehungsweise stressbedingten physiologischen Störungen werden nochmals verstärkt durch exzessiven Alkohol- und Nikotinkonsum, mangelnde Bewegung und ungesunde Ernährung, eben die klassischen kardiovaskulären Risikofaktoren, die bei Männern deutlich ausgeprägter sind als bei Frauen. Das heißt grundsätzlich: Man muss tatsächlich nicht erst herzkrank sein, damit Depressionen das Herz schädigen können, sie schaffen das auch so. Depressive Patienten haben im Vergleich zu Nicht-Depressiven ein etwa zweimal so hohes Risiko, eine koronare Herzkrankheit zu entwickeln. Die erste Studie, in der diese Fragestellung untersucht wurde, ergab, dass depressiv Erkrankte, bei denen keine vorherige Herzkrankheit bekannt war, innerhalb von dreizehn Jahren ein vierfach höheres Risiko hatten, einen Herzinfarkt zu erleiden als Herzpatienten, die nicht depressiv waren (Pratt et al. 1996).

Laut genetischer Studien scheint bei depressiven Frauen diese Gefahr eher genetisch bedingt zu sein, bei Männern im mittleren Alter ist sie dagegen eher von Umweltfaktoren abhängig, etwa von psychosozialen Belastungen am Arbeitsplatz. Einige Studien weisen darauf hin, dass depressive Männer eher herzkrank werden können als depressive Frauen – ebenso wie herzkranke Männer häufiger eine Depression entwickeln als herzkranke Frauen.

In einer englischen Fall-Kontroll-Bevölkerungsstudie hatten Männer mit einer Depression in ihrer Vorgeschichte im Laufe von zehn Jahren ein dreimal höheres Risiko für eine koronare Herzkrankheit als Männer ohne Depression in ihrer Vorgeschichte. Dieser Zusammenhang blieb auch bestehen, nachdem klassische Risikofaktoren wie Rauchen, Diabetes, Bluthochdruck et cetera herausgerechnet wurden. Bei Frauen hatte die Depression keinen Einfluss (Hippislex-Cox et al. 1998). Andere Studien bestätigen diese Ergebnisse. Daraus folgt, dass insbesondere Männer, die unter Depressivität leiden oder möglicherweise von einer klinischen Depression betroffen sind, rechtzeitig eine professionelle Depressionsbehandlung in Anspruch nehmen sollten, um schweren koronaren Herzkrankheiten vorzubeugen.

DEPRESSIONEN MACHEN DAS GEHIRN KAPUTT

Der Schlaganfall (auch Hirnschlag oder Hirninfarkt) ist nach Krebs- und Herzerkrankungen die dritthäufigste Todesursache in Deutschland. Die Ursache ist meist eine Mangeldurchblutung des Gehirns, häufig aufgrund einer Verkalkung der Halsschlagadern (Arteriosklerose) beziehungsweise der Arterien des Gehirns. Risikofaktoren dafür sind auch hier die »klassischen« kardiovaskulären Faktoren – aber nicht nur diese.

Während seit Längerem bekannt ist, dass nach schwerem Schlaganfall mehr als 30 Prozent der Patienten eine Depression entwickeln (Post-Stroke-Depression), ist erst seit Kurzem belegt, dass depressiv Erkrankte auch häufiger als psychisch Gesunde einen Schlaganfall erleiden, schwerere körperliche Schäden davontragen und auch häufiger daran sterben. Das Risiko für einen Schlaganfall ist bei depressiv Erkrankten um 45 Prozent erhöht, das Risiko, daran zu sterben, um 55 Prozent. Die Gefährlichkeit der Depression für einen Schlaganfall entspricht der des Rauchens oder des Übergewichts (Pan et al. 2011). Geschlechtsspezifische Daten liegen kaum vor, die ersten Hinweise deuten aber darauf hin, dass Frauen häufiger von Depressionen nach Schlaganfall betroffen zu sein scheinen als Männer, dass aber depressive Symptome bei Männern das Risiko für einen Schlaganfall stärker erhöhen könnten als bei Frauen. Zumindest konnte in einer niederländischen Studie (Bos et al. 2008) ein Zusammenhang von depressiven Symptomen und Schlaganfall nur bei Männern gefunden werden, nicht bei Frauen.

In dieselbe Richtung weisen Daten einer großen repräsentativen Verlaufsstudie aus Schweden (Hamano et al. 2015): Auch hier fand sich bei Männern ein signifikant höheres Schlaganfallrisiko im Vergleich zu Frauen. Als Erklärung geben die Autoren an, dass selbstschädigende Lebensstilfaktoren, zum Beispiel ein höherer Alkoholkonsum, bei depressiven Männern zu ihrem höheren Schlaganfallrisiko beitragen könnten. Nicht nur Depressivität oder eine klinische Depression, sondern bereits ein subjektiv wahrgenommenes, über mehrere Jahre anhaltendes hohes Stressniveau erhöht nach den Ergebnissen einer anderen schwedischen Studie nachweislich das Schlaganfallrisiko für Männer (Jood et al. 2009).

Auch wenn Männer weltweit häufiger als Frauen von einem Schlaganfall betroffen sind, so gibt es trotz dieses Befundes auch etwas Tröstliches: Bei allem Unglück sind Männer in mehrerer Hinsicht privilegiert. Der Schlaganfall verläuft bei ihnen günstiger und endet seltener tödlich, die Akutbehandlung im Krankenhaus ist mit weniger Komplikationen verbunden, die funktionelle Erholung nach Schlaganfall ist besser, das Risiko einer Depression geringer und möglicherweise auch das einer Demenz (Marx 2010). Aber ob all dies wirklich tröstlich ist? Das höhere Schlaganfallrisiko bei Depression bleibt trotzdem bestehen. Wirklich tröstlich ist, dass wir etwas dagegen tun können, damit es gar nicht so weit kommt – nicht zur Depression und auch nicht zum Schlaganfall.

DEPRESSIONEN MACHEN DEN ZUCKERSTOFFWECHSEL KAPUTT

DIABETES MELLITUS TYP 2 IST EINE CHRONISCHE Stoffwechselerkrankung, die im mittleren Alter auftritt mit den höchsten Neuerkrankungsraten weltweit. Gründe dafür sind die Alterung der Bevölkerung, die Verbesserung der Diagnostik und die Zunahme von Übergewicht, insbesondere bei Männern.

Nach Angaben des 12. Ernährungsberichts der Deutschen Gesellschaft für Ernährung e. V. (2012) sind zwei Drittel der Männer (67 Prozent) und die Hälfte der Frauen (53 Prozent) in Deutschland übergewichtig – Tendenz: weiter steigend.

Übergewicht, Bewegungsmangel und Stress sind die häufigsten Ursachen für Diabetes; bei Männern zusätzlich ein hoher Alkoholkonsum, ein erhöhter Bauchumfang, hoher Blutdruck, Rauchen und Alleinleben. Diabetes Typ 2 ist gekennzeichnet durch zu hohe Blutzuckerwerte (Hyperglykämie): Der hohe, mit einer zu kohlehydrathaltigen Ernährung aufgenommene Zucker (Glukose) kann auf Dauer nicht mehr durch eine verstärkte Insulinproduktion kompensiert werden, das heißt er kann nicht mehr in die Zellen gelangen und reichert sich im Blut an. Im Laufe der Zeit wird immer weniger Insulin produziert, und die Zellen werden unempfindlicher für Insulin mit der Folge, dass die Glukose immer schlechter abgebaut wird und zu hohen Blutzuckerwerten führt.

Im Alter von 55 bis 70 Jahren sind Männer doppelt so häufig von Diabetes betroffen wie Frauen. Der Anteil der Diabetiker mit einer klinischen Depression ist etwa doppelt so hoch im Vergleich zur nicht-diabetischen Bevölkerung, nicht zuletzt aufgrund der täglichen Belastungen, die mit der Insulinkontrolle verbunden sind und der schwerwiegenden Folgeerkrankungen, die sich für Herz und Blutgefäße, Nieren, Augen und Nervensystem entwickeln können. Aber auch hier gilt als gesichert, wie bei koronarer Herzkrankheit und Schlaganfall: Depression ist ein eigenständiger Risikofaktor für die Entwicklung eines Typ 2 Diabetes, unabhängig von Ernährung, Bewegung oder Rauchen. Und zwar sowohl indirekt über die Vernachlässigung einer gesunden Lebensweise als auch direkt über die stressbedingten physiologischen Prozesse: etwa über Schlafstörungen und über chronisch erhöhte Stresshormone, die die Wirkung des Insulins herabsetzen.

Mehrere große Langzeitstudien haben das Risiko untersucht, warum Menschen mit depressiver Symptomatik an Diabetes mellitus Typ 2 erkranken, wobei keine Anzeichen eines vorher bestehenden Diabetes vorhanden sein durften. In allen Studien wurde die Depression als unabhängiger Risikofaktor für die erstmalige Erkrankung an Diabetes bestätigt. Leider sind kaum Daten zu geschlechtsspezifischen Unterschieden verfügbar, sodass die Frage letztlich offen bleiben muss, ob depressive Männer tatsächlich ein höheres Diabetesrisiko haben als Frauen.

Allerdings liefert eine große schwedische Langzeitstudie (Erickson et al. 2008) in dieser Frage zumindest erstaunliche Ergebnisse: Es wurden über 2000 Männer und über 3000 Frauen mittleren Alters über acht bis zehn Jahre hinsichtlich ihres psychischen Stresslevels und ihres Diabetesrisikos untersucht. Natürlich musste ihre Glukosetoleranz zu Beginn der Untersuchung im Normbereich liegen. Gefragt wurde global nach Symptomen von Angst, Apathie, Depression, Erschöpfung und Schlafstörungen und der Häufigkeit ihres Auftretens. Außerdem wurden die bekannten Risikofaktoren wie Gewicht, Rauchen, körperliche

Aktivität et cetera erfasst. Nach acht bis zehn Jahren wurde bei 11,5 Prozent (245/2127) der Männer und 5,7 Prozent der Frauen (177/3100) eine Vorstufe von Diabetes diagnostiziert und bei 4,8 Prozent (103/2127) der Männer und 1,8 Prozent (57/3100) der Frauen ein Diabetes Typ 2. Es zeigte sich ein Zusammenhang zwischen psychischem Stress und Diabetes (einschließlich der Vorstufe) nur bei den Männern, und zwar völlig unabhängig von den sonstigen Risikofaktoren. Für Männer mit hohen psychischen Belastungen war das Risiko, einen Typ 2 Diabetes zu entwickeln, 2,2 mal so hoch wie für Männer ohne größere Belastungen. Bei den Frauen gab es diesen Zusammenhang nicht.

Eine plausible Erklärung für diesen Befund könnte in den unterschiedlichen Bewältigungsstrategien von Männern und Frauen liegen. Während Frauen rechtzeitig medizinische/psychosoziale Hilfe in Anspruch nehmen, versuchen es Männer mit Alkohol und anderen Ablenkungsmanövern und geben den Symptomen somit Zeit, sich zu entwickeln. Wenn Männer schließlich bereit sind, ihre Symptome zu offenbaren, sind diese schon sehr ausgeprägt und haben bereits das Stresshormonsystem durcheinandergebracht. Um allen möglichen Ursachen auf die Spur zu kommen, brauchen wir mehr Forschung.

DEPRESSIONEN MACHEN ALKOHOLABHÄNGIG

ALKOHOLABHÄNGIGKEIT IST KEIN MORALISCHER DEFEKT, sondern eine Erkrankung – das wird in der Öffentlichkeit oft so nicht gesehen. Vielmehr erscheint der Alkoholkranke als jemand, der gesellschaftliche Regeln verletzt und hierfür selbst verantwortlich ist. Insofern ist es nicht verwunderlich, wenn der Behandlung von

Alkoholabhängigkeit von Nicht-Experten keine große Bedeutung beigemessen wird. Alkoholabhängigkeit ist die häufigste psychische Störung bei Männern in den westlichen Industrienationen und gehört tatsächlich zu den am wenigsten behandelten Krankheiten. Dabei stellt sie aufgrund der vielen Folgeerkrankungen ein immenses medizinisches, soziales und gesellschaftliches Problem dar. Die überwiegende Zahl der Alkoholabhängigen findet sich nicht in suchttherapeutischen Einrichtungen, sondern in Allgemeinkrankenhäusern und Praxen niedergelassener Ärzte, wo nicht die Suchterkrankung, sondern die alkoholassoziierten Folgeerkrankungen behandelt werden.

Männer trinken mehr, früher, öffentlicher, häufiger und risikoreicher als Frauen und sterben deutlich häufiger an den Folgen ihres exzessiven Alkoholkonsums. Einige Zahlen und Fakten (vgl. Möller-Leimkühler, Kasper 2010):

- Jeder dritte Mann weist einen riskanten Alkoholkonsum auf (>30–60g/Tag), und zwar in allen Altersstufen, insbesondere im mittleren Erwachsenenalter.
- 43 Prozent der 12- bis 25-jährigen Männer betreiben mindestens einmal im Monat sogenanntes Binge-Drinking (»Komasaufen«: Konsum großer Alkoholmengen in kurzer Zeit, der schnell zu einem schweren Rauschzustand führt). Dies ist eine besonders riskante Form des Alkoholkonsums (betrifft aber nur 25 Prozent der weiblichen Jugendlichen).
- Binge-Drinking ist auch bei erwachsenen Männern beliebt: Bei 44,6 Prozent der 18- bis 59-jährigen Männer, die in den letzten dreißig Tagen Alkohol konsumiert hatten, kam mindestens einmal Binge-Drinking vor (aber nur bei 16,1 Prozent der Frauen).

- Zwei Drittel aller Alkoholmissbrauchsfälle betreffen Männer (ca. 1 350 000; Alkoholmissbrauch wird definiert als schädlicher Alkoholkonsum, der nachweisbare gesundheitliche oder soziale Schäden zur Folge hat).
- Zwei Drittel aller Alkoholabhängigen sind Männer (ca. eine Million)
- Psychische und Verhaltensstörungen durch Alkohol sind der häufigste Grund für stationäre Behandlungen bei Männern. Die altersstandardisierten Fallzahlen liegen mehr als dreimal so hoch wie die für Frauen. Für 45- bis 64-jährige Männer ist die Wahrscheinlichkeit, wegen dieser Erkrankung stationär behandelt zu werden, am höchsten.
- Männer haben eine etwa dreifach höhere alkoholbedingte Sterblichkeit als Frauen.
- Die häufigste Todesursache ist Leberzirrhose.
- Der volkswirtschaftliche Schaden durch alkoholassoziierte Krankheiten wird jährlich auf fast 40 Milliarden Euro geschätzt. Dagegen betragen die staatlichen Einnahmen an Alkoholsteuern etwa 2,2 Milliarden Euro.

(Riskanter) Alkoholkonsum gehört zu den selbstschädigenden Verhaltensmustern, die für Männer typisch sind. Wie internationale Studien zunehmend belegen, liegen dem klassische Männlichkeitsbilder von Macht, Dominanz, Stärke, Überlegenheit, Unverletzlichkeit und Autonomie zugrunde. Alkoholkonsum ist – insbesondere für junge Männer – ein Mittel, mit dem einerseits Männlichkeit konstruiert und inszeniert wird (»Je mehr Alkohol ein Mann vertragen kann, desto männlicher ist er«), andererseits aber auch Probleme wie Depressivität, »Sprachlosigkeit«, Angst, Statusverlust oder mangelndes Selbstwertgefühl kurzfristig kompensiert werden. Neben der Funktion des Machterlebens hat Alkohol für Männer auch die Funktion der Selbstmedikation im Umgang mit Stress, hohen Leistungsanforderungen und Konkurrenzdruck.

Anders als bei Frauen erleichtert der Alkohol Männern soziale Interaktionen, schafft einen Ersatz für blockierte Gefühlswahrnehmungen sowie ein Rauscherleben von (illusionärer) Männlichkeit, Macht, Überlegenheit, Männersolidarität und Risikobereitschaft bis hin zur Gewalt. Darüber hinaus ermöglicht er Abgrenzungen gegenüber anderen, Grenzerfahrungen und Tabubrüche. Alkohol ist also für Männer ein Medium der Handlungserweiterung. Gerade für Männer in der Adoleszenz sind diese Wirkungen zentral, da sie symbolisch männliche Identität demonstrieren und Geschlechtsrollenstress kompensieren. Es gibt etliche Indizien für die »MOA-These«, die These vom Macht-Ohnmacht-Alkoholkonsum. Der Zusammenhang mit Depressionen ist wie bei den anderen oben skizzierten Erkrankungen wechselseitig: Alkoholabhängige werden häufig depressiv und depressiv Erkrankte werden oft alkoholabhängig infolge ihrer »Selbstmedikation« mit Alkohol. Die Rate der Komorbidität liegt zwischen 20 und 40 Prozent, in der Praxis lässt sich oft nicht unterscheiden, was nun Ursache und was Wirkung ist. Depressiv Erkrankte haben ein doppelt so hohes Risiko, eine Alkoholabhängigkeit zu entwickeln, wie psychisch Gesunde.

Dass »Selbstmedikation« mit Alkohol auf Dauer nicht funktionieren kann, ist unmittelbar einleuchtend. Denn Alkohol wirkt in geringen Mengen zwar euphorisierend und entspannend (über die Aktivierung des Belohnungssystems im Hirnstamm und die Ausschüttung von Dopamin), in höheren Dosen und regelmäßig konsumiert löst er allerdings selbst Depressionen aus – und vieles andere mehr, bis hin zur Existenzgefährdung: Nicht nur schwere körperliche und neurologische Erkrankungen, sondern auch Verkehrsunfälle, Verlust des Führerscheins, des Arbeitsplatzes, der Wohnung, Frühberentung, Familien-/Beziehungskonflikte, Scheidung, Gewalt, Kriminalität und Suizid können die Folge sein.

»Wer Sorgen hat, hat auch Likör« und »Rotwein ist für alte Knaben eine von den besten Gaben«, das wusste auch Wilhelm Busch, vermutlich aus eigener Erfahrung, er litt auch unter Depressionen. Gerade dann gilt: Die Dosis macht das Gift, denn bereits zwei Flaschen Bier am Tag sind auf Dauer zu viel.

Hier können Sie den CAGE-Test zur Beurteilung Ihres Alkoholkonsums machen:

1. Hatten Sie schon mal das Gefühl, dass Sie Ihren Alkoholkonsum reduzieren sollten?
2. Haben Sie sich schon darüber aufgeregt, wenn andere Leute Ihr Trinkverhalten kritisierten?
3. Hatten Sie wegen Ihres Alkoholkonsums schon Gewissensbisse?
4. Haben Sie am Morgen nach dem Erwachen schon als erstes Alkohol getrunken, um Ihre Nerven zu beruhigen oder den Kater loszuwerden?

Zwei bejahende Antworten und mehr weisen darauf hin, dass Probleme existieren könnten im Zusammenhang mit übermäßigem Alkoholkonsum. Bei einer bejahenden Antwort liegt die Wahrscheinlichkeit eines Alkoholmissbrauchs bei 62 Prozent, bei zwei bejahenden Antworten bei 89 Prozent. Bei drei und vier bejahenden Antworten beträgt die Wahrscheinlichkeit 99 Prozent.
Der Cage-Test ist Teil des Leitfadens «Suchmittelkonsum – Risiken früh erkennen und handeln!», herausgegeben von den Stellen für Suchtprävention im Kanton Zürich (www.suchtpraevention-zh.ch).

»Herr C. befand sich in psychiatrischer ambulanter Behandlung wegen seiner Depression. Er war zweiundvierzig Jahre alt, hatte zwei erwachsene Töchter und lebte mit seiner Frau in einer ländlichen Umgebung. Vor etwa drei Jahren bemerkte er, dass sich in seinem Berufsleben nicht der gewünschte Erfolg einstellte, sodass er zusätzlich zur selbstständigen Tätigkeit als Unternehmensberater auch eine weitere Tätigkeit im Gastgewerbe übernahm. Da es ihm immer schwer fiel, Nein zu sagen, und da er sehr darauf bedacht war, in Harmonie mit seinen Geschäftspartnern und mit seiner Familie zu leben, hatte er sich zunehmend mehr Arbeit aufgebürdet, die er kaum noch bewältigen konnte.

Der Alltag schaute dann im letzten halben Jahr so aus, dass Herr C. meistens gegen 6 Uhr morgens das Haus verließ und erst gegen 22.00 Uhr wieder zurückkam. Oft grübelte er nachts über berufliche Probleme und konnte deshalb nur schlecht oder gar nicht schlafen, was seiner Frau natürlich auffiel. Freunde stellten fest, dass sich der früher als fröhlich geltende Herr C. in letzter Zeit mehr und mehr zurückzog und wortkarg wurde. So wurde berichtet, dass seine Freunde einen gemeinsamen Italienaufenthalt als eigenartig empfanden; sie wussten nicht, was mit ihm los sei, da er nicht mehr lachen konnte und selten an gemeinsamen Aktivitäten teilnahm. Das Ehepaar lebte inzwischen wieder allein, da beide Töchter ausgezogen waren. In der Familie hatte sich ein größerer Schuldenberg angehäuft, da die Raten für das Haus abzuzahlen waren und Geschäfte nicht so liefen wie es sich Herr C. vorstellte. Eines Tages im Dezember wollte seine Frau nach einem gemeinsam Mittagessen zum Walken gehen, woraufhin er sagte, dass er wieder zu seiner Arbeitsstelle gehen würde. Als seine Frau gegen 17 Uhr wieder zurückkam, fand sie einen Abschiedsbrief auf dem Küchentisch, aus dem hervorging, dass ihr Mann Suizid begehen werde. Auf der Polizeidienststelle erfuhr sie, dass ihr Mann sich unmittelbar

nach Hinterlassung des Abschiedsbriefes in einem Waldstück durch Selbstverbrennung in seinem Auto das Leben genommen und einen qualvollen Tod durch Hitzeschock und Rauchgasvergiftung erlitten hatte.«

(Fallbeispiel von Prof. S. Kasper, Wien)

Der Suizid ist zweifelsohne die schlimmste Folge einer nicht erkannten beziehungsweise nicht ausreichend behandelten Depression. Wie wir schon aus einem früheren Kapitel wissen, liegt bei bis zu 90 Prozent aller Suizide eine psychische Störung zugrunde, meist eine Depression. Das sind Ergebnisse internationaler psychologischer Autopsiestudien. Erinnern wir uns daran: Die Suizidrate von depressiv Erkrankten ist mit 4 Prozent circa 30 mal höher als in der Durchschnittsbevölkerung, 15 Prozent begehen Suizid, 20 bis 60 Prozent führen Suizidversuche durch und 40 bis 60 Prozent leiden während einer Depression an Suizidideen.

Menschen, die depressiv sind, wollen eigentlich nicht sterben, sie haben nur das Gefühl, dass sie nicht mehr so weiterleben können wie bisher, wissen aber nicht, ob und wie sie ihre Situation ändern können. Sie halten ihr Leben einfach nicht mehr aus, deshalb erscheint ihnen Suizid als letzter Ausweg. Insofern ist auch der Begriff »Freitod« irreführend, denn er suggeriert, dass die Entscheidung für den Suizid aus freien Stücken, »unbeirrt«, gefallen ist. Dass positive und negative Lebensperspektiven rational abgewägt wurden, dass das Leben bilanziert wurde und am Ende tatsächlich nichts mehr übrig bleibt, wofür es sich zu leben lohnt. Das ist jedoch meistens nicht so, denn die Selbsttötungsgedanken sind nicht Ausdruck des freien Willens, sondern zwangsläufige Folge der depressionsbedingten eingeengten Wahrnehmung. Ebenso ist fraglich, ob ein gelungener Suizid auf genaue rationale Planung oder ausgeprägte Willensstärke zurückgeführt werden kann, denn häufig spielen auch Ambivalenzen und situationsbedingte Konstellationen eine Rolle, die einen Suizid entweder verhindern oder aber fördern.

DER WERTHER-EFFEKT

NACHGEWIESEN IST ZUM BEISPIEL DIE GEFAHR der Nachahmung eines Suizids von Suizidgefährdeten, der sogenannte Werther-Effekt. Die »Leiden des jungen Werther«, von Goethe im Jahre 1774 verfasst, gehören immer noch zur Pflichtlektüre in der Schule. Die Handlung ist schnell erzählt: Der angehende Jurist Werther verliebt sich unsterblich in Lotte, die aber schon mit Albert verlobt ist. Also beklagt sich Werther bei einem Freund immer wieder in Briefen über seine unerfüllte Sehnsucht. Da ihn Lotte nicht erhört und Werther nicht ohne sie leben will, erschießt er sich.

Kurz nach Erscheinen des Buches häufen sich die Suizide junger Männer durch Erschießen, manche haben bei ihrem Suizid sogar den Roman bei sich. Dieses Phänomen ist auch heutzutage noch hochaktuell und durch eine Reihe empirischer Studien belegt, zuletzt nach dem tragischen Suizid von Robert Enke.

Der Werther-Effekt, das heißt der Anstieg von Nachahmungssuiziden, ist abhängig von der Art und Weise, wie in den Medien über Suizide berichtet werden: ob etwa detailliert über Methode und Ort berichtet wird, ob die Suizidmotive und das Umfeld ergreifend beschrieben werden, ob der Suizid positiv bewertet wird oder sogar als »Freitod« und Problemlösung bezeichnet wird, ob er rechtfertigend als einziger Ausweg aus einer Lebenskrise dargestellt wird, oder aber ob das Suizidopfer ein Prominenter war (Stiftung Deutsche Depressionshilfe). Das bisher bekannteste Beispiel für den Werther-Effekt in Deutschland ist der sechsteilige dokumentarische Film »Tod eines Schülers«, der 1981 ausgestrahlt wurde. Laut einer vom Zentralinstitut für Seelische Gesundheit in

Mannheim über den Zeitraum von siebzig Tagen nach Erstausstrahlung ausgewerteten Studie stieg die Suizidhäufigkeit im Bahnbereich bei 15- bis 19-jährigen männlichen Jugendlichen um 175 Prozent, nach der zweiten Ausstrahlung eineinhalb Jahre später noch um 115 Prozent, was auf die geringeren Zuschauerzahlen zurückgeführt wurde (Schmidtke und Häfner 1986).

Ein Werther-Effekt war auch nach dem Suizid von Nationaltorwart Robert Enke am 10. November 2009 zu beobachten, der detailliert von den Medien abgehandelt wurde. Die Nachahmungssuizide auf den Bahngleisen verdoppelten sich nahezu in den ersten vier Wochen nach Enkes Suizid, es starben 121 Menschen auf diese Weise. Der Effekt hielt nach Aussagen von Professor Hegerl, Depressions- und Suizidexperte an der Psychiatrischen Universitätsklinik Leipzig, sogar zwei Jahre an. Inzwischen gibt es für Journalisten einen von der Stiftung Deutsche Depressionshilfe entwickelten Medienguide, in dem Empfehlungen für einen sensibleren Umgang mit dem Thema Suizid gegeben werden.

Ein Suizid ist Ausdruck einer massiven, verzweifelten Aggression, die gegen die eigene Person gerichtet ist und die bei Männern ihr tödliches Ziel nicht verfehlen darf, womit zwar das Leben verloren geht, aber nicht der letzte Rest an männlichem Selbstwert. Der Suizid muss absolut sicher sein, deshalb wählen Männer drastische Methoden, mitunter auch Methoden, die die Grenzen des Vorstellbaren überschreiten, weil sie sogar einen Massenmord einschließen.

EIN ABSICHTLICH HERBEIGEFÜHRTER FLUGZEUGABSTURZ

WIR ERINNERN UNS MIT GRAUEN AN DEN ABSTURZ der German-Wings-Maschine am 24. März 2015, der durch den Kopiloten Andreas Lubitz absichtlich herbeigeführt wurde und 149 Menschen das Leben kostete.

Heute besteht kein Zweifel mehr daran, dass Lubitz an Depressionen litt. Es ist durch verschiedene Quellen belegt, dass er in seinem Leben wiederholt wegen Depression und Suizidalität in Behandlung war und deshalb bereits schon früher Schwierigkeiten mit seiner Pilotenausbildung hatte. In den letzten zwei Wochen vor der Tat sei er wegen seiner nachweislich nicht begründeten Angst, blind zu werden, bei sechzehn Ärzten gewesen, es seien diverse Antidepressiva und aktuelle Krankschreibungen in seiner Wohnung gefunden worden, die er jedoch seinem Arbeitgeber verheimlicht habe, im Internet habe er über effektive Suizidmethoden recherchiert. »Rund um den 20. März herum muss ihm die Idee gekommen sein, das Flugzeug als Selbstmordgerät zu nutzen. An jenem Freitagabend, um 20.21 Uhr, tippt er Suchbegriffe ein, um sich über den Schließmechanismus von Cockpittüren zu informieren« (Der Spiegel 39/2015, S. 52). In seinen persönlichen Aufzeichnungen findet sich ein Zettel, der auf Sonntag, den 22. März datiert ist – bis zu dem Tag war er krankgeschrieben – und seine ganze Ambivalenz zeigt.

»Er nimmt einen Zettel und schreibt oben drauf: ›Entscheidung Sonntag‹. Dann listet er seine Optionen auf. Links steht, unter anderem: ›Gesundmelden?‹ Und ›BCN‹, was der Flughafencode von Barcelona ist. Auch das Fernstudium listet er auf. Rechts stellt er gegenüber, was wohl gegen die Umsetzung seiner Pläne spricht: ›innerer Wille zum Arbeiten & Leben aufrufen‹, ›org. Stress/Schlaflosigkeit‹, ›sich gehen lassen‹. Unter die beiden Spalten schreibt er nur ein einziges Wort: Unentschlossenheit. Anderntags entschließt sich Andreas Lubitz zu fliegen.«

(Der Spiegel 39/2015, S. 52).

Dass er 149 Menschen töten würde, war ihm offensichtlich gleichgültig; um seiner subjektiv ausweglos erscheinenden Lebenssituation definitiv zu entkommen, riss er sie mit in den Tod.

Betrachten wir die Geschichte der ungeklärten Flugzeugabstürze, drängt sich der Eindruck auf, dass diese extreme Form von Suizid kein Einzelfall ist. Mindestens vier unaufgeklärte Abstürze von Passagierflugzeugen der letzten zwanzig Jahre legen den Suizid des verantwortlichen Piloten als wahrscheinliche Ursache nahe. Außerdem berichtet die amerikanische Aviation Administration nach Angaben der Washington Post von vierundzwanzig Fällen, in denen Piloten von kleineren Flugzeugen sich während eines Fluges das Leben genommen haben. Insgesamt gehen von 2758 Abstürzen in zehn Jahren nur 0,3 Prozent auf Suizide zurück. Diese Ereignisse sind also extrem selten. Depressionen machen zwar suizidal, aber keinen Massenmörder, wie die FAZ kürzlich formulierte (http://www.faz.net/aktuell/feuilleton/depressionen-machen-keinen massenmoerder-13).

Die Angst, dass durch einen solch ungeheuren Suizid eines depressiven Mannes, auch wenn es sich um eine extrem seltene Form des Suizids handelt, depressiv Erkrankte wieder stärker stigmatisiert werden, ist leider nicht unrealistisch. Denn dadurch werden tief sitzende Vorurteile bestätigt, was jedoch völlig irrational ist. Auch die Diskussion über eine bessere Kontrolle der psychischen Gesundheit von Piloten und anderen Funktionsträgern mit Personenverantwortung (Lokführer, Busfahrer) und einer entsprechenden Meldepflicht beim Arbeitgeber werden zu einer stärkeren Stigmatisierung psychisch Kranker führen, die aber vermutlich auch wieder abklingen wird. Es gehört zur Eigendynamik von Stereotypen, dass sie durch jede negative Information, und mag sie noch so untypisch sein, in irrationaler Weise bestätigt werden, wobei rationale Argumente kurzfristig kaum etwas ausrichten können. Tatsächlich sind depressive Männer, die unter Suizidalität leiden, weder gefährlicher noch unberechenbarer als nicht-depressive Männer. Im Gegenteil: Bei depressiven Männern besteht sogar nur ein halb so hohes Risiko für Gewalttaten wie beim Rest der Bevölkerung. Für die Medien kann die Schlussfolgerung daraus, die auch der Psychiater Asmus Finzen in seinem FAZ-Artikel zieht, nur heißen: besser, sachlich und kontinuierlich über Depression und Suizidalität informieren, nicht dramatisieren, aber auch nicht verharmlosen. Denn ein Depressiver ist nicht schuld daran, dass er depressiv ist.

DIE DEPRESSION IST EINE LEBENSBEDROHLICHE ERKRANKUNG

INSGESAMT MÜSSEN WIR FOLGENDES ZUR KENNTNIS nehmen: Wenn eine Depression nicht erkannt oder nicht adäquat behandelt wird, kann dies lebensbedrohliche Folgen haben. Die Depression ist also eine Erkrankung, die möglichst frühzeitig erkannt werden muss, damit diese Folgewirkungen erst gar nicht auftreten. Ist es aber bereits zu Folgeerkrankungen gekommen, werden diese von Medizinern oft nicht erkannt, unabhängig davon, ob die körperliche oder die psychische Erkrankung zuerst da war. Vermutlich wird diese Komorbidität bei Männern noch weniger erkannt als bei Frauen. Meine Herren, Sie ahnen schon, dass Sie selbst vielleicht auch nicht ganz unschuldig daran sein könnten, oder?

Obwohl bekannt ist, dass psychisch Kranke häufig unter schweren körperlichen Erkrankungen leiden, scheint deren medizinische Versorgung nicht ausreichend zu sein. Internationale Studien weisen darauf hin, dass chronisch körperlich Kranke *ohne* psychische Komorbidität wesentlich besser versorgt werden als die chronisch körperlich Kranken *mit* psychischer Komorbidität. Es gibt viele Belege dafür, dass eine bestehende psychische Störung mit einer geringeren kardiologischen, diabetologischen oder onkologischen Behandlungsqualität einhergeht. Hier müssen einerseits Stigmatisierung, Unkenntnis und Überforderung aufseiten der Ärzte abgebaut werden durch entsprechende Weiterbildung und interdisziplinäre Zusammenarbeit. Andererseits müssen Stigmatisierungsängste und falsche Schamgefühle insbesondere bei den männlichen Patienten reduziert werden. Sensibilität für Körper und Seele ist bei Betroffenen wie bei Medizinern die Voraussetzung dafür, dass psychische Erkrankungen und körperliche Folgeerkrankungen eher erkannt werden, sodass Komorbidität nicht mehr die Regel bleibt, sondern zur Ausnahme wird.

THERAPIE ODER BIER? WAS WIRKLICH HILFT

»Alkohol ist dein Sanitäter in der Not
Alkohol ist dein Fallschirm und dein Rettungsboot
Alkohol ist das Drahtseil, auf dem du stehst
Alkohol ist das Schiff, mit dem du untergehst.«

(Herbert Grönemeyer)

EIN BIER, ZWEI BIERE, DREI BIERE...

EIN BIER ENTSPANNT, MAN FÜHLT SICH GLEICH BESSER, die Probleme erscheinen erträglicher – warum ist das so? Alkohol wirkt im sogenannten Belohnungszentrum des Gehirns und kann schnell und kurzfristig die Hirnchemie regulieren, indem die Neurotransmitter Serotonin und Dopamin, unsere Glückshormone, vermehrt ausgeschüttet werden. Gleichzeitig erzeugt die Ausschüttung dieser Botenstoffe den Wunsch nach mehr. Wer allerdings immer wieder zum Glas (zur Flasche) greift, um seine Stimmungslage zu verbessern, riskiert auf Dauer eine Alkoholabhängigkeit und damit eine Störung seines Neurotransmittersystems. Denn bei regelmäßigem erhöhtem Alkoholkonsum gewöhnt sich das Gehirn an das Überangebot an Glückshormonen mit der Folge, dass die körpereigene Produktion eingestellt wird und sich dadurch die Befindlichkeit immer weiter verschlechtert; das Belohnungssystem verlangt nun nach immer mehr. Damit beginnt ein Teufelskreis, der nicht nur als eine Selbsttherapie der Depression beginnen kann, sondern tatsächlich auch umgekehrt eine Depression auslösen und eine bestehende Depression verschlimmern kann – also genau das Gegenteil von dem bewirkt, was eigentlich beabsichtigt war.

Zumindest beim Bier – jedoch nicht beim Prosecco, dem Lieblingsgetränk vieler Frauen – verhält es sich so: Für den Glückseffekt muss es kein alkoholisches Bier sein! Auch wenn Männer alkoholfreies Bier trinken, werden sie mit einer Dopaminausschüttung belohnt – allerdings nur dann, wenn sie nicht wissen, dass es alkoholfrei ist. Laut einer neurologischen Studie der Indiana Universität in USA im Jahre 2013 (Oberlin et al. 2013) zeigte sich bei männlichen Biertrinkern eine signifikant höhere Dopaminausschüttung bei alkoholfreiem Bier im Vergleich zu einem ebenso alkoholfreien »Sportgetränk«, das den Probanden sogar mindestens genauso gut schmeckte. Die Schlussfolgerung lautet, dass allein der Geschmack von Bier, und nicht der (fehlende) Alkohol im Bier, diese erfreuliche Wirkung hervorruft. Aber: Der Geschmack von Bier wird natürlich mit den angenehmen Effekten von Alkohol assoziiert und fördert eine entsprechende Erwartungshaltung, die dann letztlich die Dopaminausschüttung aktiviert. Das hieße, dass allein die Vorstellung, Alkohol zu trinken, das Wohlbefinden steigert. Und dies würde zu anderen Studien passen, nach denen Personen sich attraktiver fühlen, wenn sie meinen, Alkohol getrunken zu haben. Abschließend ein Praxistipp für Frauen: Schenken Sie Ihrem gestressten Mann alkoholfreies Bier seiner Lieblingsmarke ein, er wird kaum merken, dass es alkoholfrei ist, und wunderbar entspannen.

Ein Glas Bier, alkoholfrei oder nicht, am besten in erwärmtem Zustand, ist durchaus ein altes Hausmittel zur Beruhigung und Entspannung. Und nicht jeder, der sich hin und wieder ein wenig depressiv fühlt, braucht gleich einen Therapeuten. Der Genuss von Alkohol ist bei einer behandlungsbedürftigen Depression jedoch keine therapeutische Lösung.

ANTIDEPRESSIVA UND PSYCHOTHERAPIE

EINE DEPRESSION IST EINE KOMPLIZIERTE biopsychosoziale Störung, und – das ist eine wirklich gute Nachricht – sie kann medizinisch und psychotherapeutisch erfolgreich behandelt werden, was viele nicht wissen. Für die Behandlung steht eine Vielzahl von gut untersuchten Methoden zur Verfügung, die je nach Schweregrad und Krankheitsphase empfohlen werden; sie werden hier nur kurz im Überblick skizziert.

Vorab muss darauf hingewiesen werden, dass es eine unabdingbare Voraussetzung dafür gibt, wenn eine Therapie überhaupt erfolgreich sein soll: das ist die Therapietreue oder Compliance, das heißt die Bereitschaft des Betroffenen, mit seinem Therapeuten zusammenzuarbeiten. Männern fällt dies oftmals schwerer als Frauen, gerade auch dann, wenn sie – wie bei der Depression – ihre Symptome und deren Folgen unterschätzen. Auch wenn die Symptomatik phasenweise auftritt und sich zwischen den Phasen verbessert, neigen Männer eher dazu, mit der Therapie auszusetzen und auf Selbstheilung zu vertrauen. Aber: Rückfälle können dann umso gravierender ausfallen.

Bei der Behandlung der Depression geht es um zweierlei. Erstens soll die akute depressive Episode schnell beendet werden, und zweitens sollen Rückfälle verhindert werden.

Die beiden wichtigsten Pfeiler, auf die sich die Behandlung der Depression stützt, sind Antidepressiva und Psychotherapie. Ideal ist die Verbindung von beidem.

»Herr S., zweiundsechzig Jahre, Unternehmer. Zunächst besucht mich die Frau des Patienten, die mir mitteilt, dass sich ihr Mann innerhalb der letzten zwei Jahre verändert habe: Er habe sich mehr und mehr zurückgezogen, sei zum Teil aufbrausend und inkonsequent. Wenn

sie zum Beispiel eine gemeinsame Städtereise geplant hätten, würde er zwar mit ihr dort hinreisen, aber den ganzen Tag im Hotelbett verbringen, lediglich abends würde er mit ihr zum Essen gehen. In diesem Zusammenhang sei es auch schon öfter vorkommen, dass eine gebuchte Städte- beziehungsweise Kurzurlaubsreise nicht angetreten wird: Außerdem sei ihr aufgefallen, dass ihr Mann an Vitalität verloren habe, nachdem er vor zwei Jahren ein größeres Geschäft aufgegeben habe. Er habe zwar nun wieder eine eigene, kleinere Firma gegründet, diese würde er jedoch nicht mit derselben Dynamik betreiben wie früher, würde zum Teil erst gegen 10 Uhr morgens ins Geschäft gehen und insgesamt würde sich kein geschäftlicher Erfolg einstellen, so wie sie es früher gewohnt waren.

Auf Vermittlung der Ehefrau erscheint Herr S., ein groß gewachsener, gut aussehender, sportlicher Mann, der das Gefühl vermittelt, ›unter Strom zu stehen‹. Er ist sehr skeptisch und fragt mich, was er bei einem Psychiater machen solle, wie ich meinen Beruf verstehe, und ist darauf bedacht, jegliche Probleme für sich zu behalten. Er sagt nur, dass seine Frau unzufrieden mit ihm sei und dass er sich einfach nur öfter erholen wolle. Er könne nicht verstehen, dass seine Frau dafür kein Verständnis hat. Nachdem er aber weiß, dass seine Frau vorher bei mir war, spreche ich ihn auf die Situationen im Hotel bei den Städtereisen an. Er gibt zu, dass dies ein Problem sei, dass er aber nicht anders könne, er könne sich nicht aufraffen. Herr S. berichtet weiter, dass er innerlich starke Spannungszustände habe und öfter ›explodieren‹ möchte, er würde sich jedoch immer gut kontrollieren können und sei ein Gentleman. Er möchte seiner Frau und seiner Familie einen guten Lebensstandard bieten und habe für sich beschlossen, weiterhin sehr hart zu arbeiten. Dies führe dazu, dass seine Frau hin und wieder alleine eine Städtetour machen muss. In einem längeren Gespräch wird ihm verdeutlicht, dass ›die Nerven‹ bei ihm nicht mehr so vital sind wie früher, was der Patient akzeptieren kann. Nun kann er auch zugeben, dass es auch mit der Sexualität nicht mehr so funktioniere. Wegen seiner Versagensängste habe er keinen Geschlechtsverkehr mehr mit seiner Frau. Die Sexualität mit seiner Frau, es ist die zweite Ehe für beide, sei früher sehr erfüllend gewesen. Der Patient leidet auch an einem hohen Blutdruck sowie an einem Diabetes Typ 2.

Es wird ein physiologisches Verständnis der ›Anspannung der Nerven‹ mit ihm besprochen und eine antidepressive Medikation mit einem selektiven Serotonin-Wiederaufnahmehemmer empfohlen, welches Herr S. auch einnimmt. In den nächsten Gesprächen kann er sich mehr öffnen und weitere Problembereiche ansprechen. Weiterhin kann er berichten, dass die berufliche Situation im Vergleich zu früher eher enttäuschend sei in dem Sinne, dass er viel einsetzen müsse und weniger Geld verdiene. Herr S. kann erkennen, dass ihm die Medikation etwas Gelassenheit bringt und er die ›inneren Explosionszustände‹ nun in geringerem Ausmaß erlebt als vorher. Dadurch habe er mehr Freiräume zum Abwägen von Aktivitäten. Die Beziehung zu seiner Frau habe sich gebessert, die Sexualität jedoch noch nicht. Ich erkläre ihm, dass die Medikation auch das sexuelle Verlangen etwas zurücknimmt. Dies empfindet Herr S. als eine Erleichterung, weil er jetzt nicht mehr selbst dafür verantwortlich ist, sondern ein Medikament. In längeren Abständen kommt Herr S. zu weiteren Gesprächen, und es zeigt sich, dass er zunehmend Freiräume gewinnt, um sein Leben zu gestalten, und sein früheres Erleben reflektieren kann.«

(Fallbeispiel von Prof. S. Kasper, Wien)

ANTIDEPRESSIVA

KEINE ANGST VOR MODERNEN ANTIDEPRESSIVA und ihren Nebenwirkungen! Sie räumen mit dem biochemischen Chaos im Gehirn auf. Dies ist besonders bei der Akutbehandlung wichtig. Und man sieht es jemandem, der heutzutage ein Antidepressivum nimmt, nicht an, insofern sind moderne Antidepressiva auch »sozial verträglich«. Moderne Antidepressiva greifen bei insgesamt guter

Verträglichkeit gezielt in den Hirnstoffwechsel ein und regulieren die gestörte Kommunikation zwischen den Nervenzellen, indem sie je nach Medikament auf unterschiedliche Weise Menge und Aktivität der Botenstoffe Serotonin, Dopamin, Noradrenalin und Melatonin beeinflussen. Je nach Wirkprofil (etwa sedierend oder antriebssteigernd) werden sie in unterschiedliche Klassen eingeteilt. Johanniskraut ist das einzige pflanzliche Antidepressivum, das sich nicht nur bei leichter und mittelgradiger, sondern sogar bei schwerer Symptomatik bewährt hat (nicht zu verwechseln mit den frei verkäuflichen Johanniskrautpräparaten).

Entgegen den gängigen Vorurteilen haben Antidepressiva weder Suchtpotenzial – und machen auch nach längerer Einnahme nicht abhängig –, noch führen sie zu einer Veränderung der Persönlichkeit. Die Depression verändert die Persönlichkeit, nicht aber ein Antidepressivum. Im Gegenteil, Antidepressiva tragen zur Förderung der Persönlichkeit bei, da sie die Neuroplastizität des Gehirns erhöhen, das heißt das Wachstum von Nervenzellen in Schwung bringen (Björnholm, Monteggia 2015). Die Schlüsselrolle dabei spielt ein bestimmter Faktor, der sogenannte BDNF (brain derived neurotrophic factor). Dieser Wunderstoff ist ein Wachstumsprotein beziehungsweise ein Anti-Stress-Hormon, das das Überleben, das Wachstum, die Differenzierung und die Verknüpfung von Nervenzellen reguliert. Besonders hohe Konzentrationen finden sich im Hippokampus, der wichtige Funktionen für Lernen, Gedächtnis und Verhaltenssteuerung ausübt. Eine Depression geht leider mit einer geringeren Konzentration dieses BDNF einher. Bei Einnahme eines Antidepressivums erreichen wir einen höheren BDNF-Spiegel. Und: Das Stresshormon Cortisol wird heruntergefahren und cortisolbedingte neuronale Schäden werden sogar behoben. Meine Herren, meinen Sie nicht auch, dass dies besser ist als die übliche Biertherapie, die auf Dauer Gehirnzellen ab-, den Bauch aber aufbaut?

Ein wenig Geduld ist jedoch erforderlich: Antidepressiva entfalten ihre volle Wirksamkeit erst nach einer längeren Behandlungsphase von mehreren Wochen täglicher Einnahme. Für jeden Patienten muss darüber hinaus individuell entschieden werden, welches Antidepressivum mit welchem Nebenwirkungsprofil ihm am besten hilft. Die meisten Nebenwirkungen verschwinden übrigens wieder nach einigen Tagen oder Wochen. Auch wenn die Depression abgeklungen ist, sollte die Medikation nicht plötzlich abgesetzt werden, da es zu Absetzsymptomen oder sogar zum Wiederauftreten der Depression kommen kann. Die Ansprechrate (»response«) von Antidepressiva liegt bei etwa 70 Prozent, die Heilungsrate bei 50 Prozent, was von Experten als gute Medikamentenwirksamkeit eingestuft wird. Bei Patienten mit wiederholten depressiven Phasen wird empfohlen, eine Langzeittherapie mit einem Antidepressivum durchzuführen, um die Rückfallgefahr zu reduzieren.

Wie sieht eine solche medikamentöse Therapie ganz konkret aus? Dazu ein Beispiel:

»Herr M., ein agitiert-ängstlicher depressiver Patient, wird von seinem Psychiater mit Amitriptylin oder mit Maprotilin behandelt. Begonnen wurde mit 50 mg Amitriptylin oder Maprotilin am Abend, das dann innerhalb einer Woche auf 75 mg zur Nacht und 75 mg morgens gesteigert wurde. Die sedierende Wirkung ist anfangs sehr stark und klingt dann nach 2–3 Wochen ab. Nach etwa 4–6 Wochen ist die Symptombesserung deutlich, nach 4 Monaten Behandlung ist eine sehr gute Symptombesserung erreicht, die mehrere Wochen stabil bleibt. Nun folgt die Erhaltungstherapie beziehungsweise Verschlechterungs- oder Rückfallprohylaxe. Der Psychiater kann die Dosis – sofern keine Verschlechterung eintritt – etwa auf die Hälfte der bisherigen reduzieren. Er kann die Dosis aber auch beibehalten und sie dann gegen Ende der Therapie allmählich reduzieren. Das

Absetzen der Antidepressiva erfolgt schrittweise über Wochen hinweg. Insgesamt muss Herr M. so ca. 8–12 Monate lang Antidepressiva einnehmen.« (Wolfersdorf 2011, S. 82)

Bei schweren Formen der Depression schafft sogar erst die Behandlung mit Antidepressiva die Voraussetzungen dafür, dass eine sich anschließende beziehungsweise kombinierte psychotherapeutische Behandlung auch gelingt.

»Eine etwa fünfundfünzigjährige Frau kommt in meine Praxis, nachdem sie in der Zeitung einen Artikel über die ›Depression bei Männern‹ gelesen hat und glaubt, dass ihr Mann genau daran leide. Er würde ständig ›krawallisieren‹ (typisch Wiener Ausdruck für Lärm machen, Streit suchen, aggressiv sein), sich mit den Nachbarn um Kleinigkeiten streiten und mit Geschäftspartnern um Details kämpfen. Dabei würde er einen hochroten Kopf bekommen und auch sehr laut werden. Nach dieser Kurzvorstellung durch die Ehefrau erscheint auch der Patient, ebenfalls Mitte fünfzig, etwas korpulent. Er bestätigt, dass er sich nur schwer kontrollieren könne, seit etwa fünf Jahren würden Ärgerattacken in ihm aufsteigen. Bei genauerem Nachfragen sagt er, dass diese Ärgerattacken meist in eigentlich belanglosen Situationen entstehen: Zum Beispiel, wenn jemand langsam in die Straßenbahn einsteigt, würde er dieser Person am liebsten einen Fußtritt geben, sodass diese Person schneller drinnen wäre. Natürlich wisse er, dass man anderen Menschen, insbesondere wenn es ältere Frauen sind, keine Fußtritte geben darf, dass sie schneller in der Straßenbahn drinnen sind, aber trotzdem würde in ihm der Impuls hochkommen, und er würde es am liebsten machen. Er wisse, dass man das nicht machen solle, könne sich jedoch sehr schwer kontrollieren und in dem Moment, wenn ein solcher Impuls auftritt, sei dieser nur sehr schwer zu unterdrücken.

Darüber hinaus berichtet er, dass er nicht mehr die Energie habe wie früher und dass er auch darüber sehr aufgebracht sei, er fühle sich wie ein ›alter Mann‹, sei deswegen ab und zu auch von der Stimmung her niedergeschlagen und könne sich nicht vorstellen, wie das zum Beispiel in zehn Jahren sein wird, wenn er dann noch älter ist, da er den Zustand einfach dem Lebensalter zuschreibt.

Nachdem mit ihm die verschiedenen Lebens- und Gefühlsbereiche durchgesprochen wurden und ihm die Deutung angeboten wurde, dass einen dies ganz schön ›runterreißen‹ würde und man praktisch ›down‹ sei, stimmt er dem zu und sagt: Ja genauso ist es, ich fühle mich miserabel und kann mir nicht vorstellen, wie das weitergehen soll. Neben den Gesprächen erfolgt auch eine Einstellung auf Antidepressiva. Nachdem im Vordergrund der reduzierte Antrieb steht, wird ein Kombinationspräparat mit einem Serotonin- und Noradrenalin-Wiederaufnahmehemmer gewählt. Die Gespräche, im Sinne einer stützenden und symptomorientierten Psychotherapie im Zusammenhang mit der antidepressiven Medikation führen nach etwa drei bis vier Wochen zu einer deutlichen Besserung, die sich im weiteren Verlauf stabilisiert.« (Fallbeispiel von Prof. S. Kasper, Wien)

PSYCHOTHERAPIE

PSYCHOTHERAPEUTISCHE VERFAHREN EIGNEN SICH am besten bei einer leichten bis mittelschweren Depression. Es gibt eine Vielzahl mehr oder weniger wissenschaftlich gut belegter Ansätze; am besten belegt ist die Wirksamkeit bei der kognitiven Verhaltenstherapie und der interpersonellen Therapie, die bei Frauen und Männern gleichermaßen erfolgreich sind. Voraussetzung dafür ist immer eine vertrauensvolle Beziehung zwischen Patient und Therapeut. Beiden genannten Therapieverfahren geht es nicht um die tiefenpsychologische Aufdeckung von verdrängten traumatischen Erlebnissen im Laufe des bisherigen Lebens, sondern um die Analyse der aktuellen Situation und des aktuellen Verhaltens.

»Herr V., leitender Manager einer großen Firma, von Beruf Ingenieur, hatte sich trotz depressiver Herabgestimmtheit jeden Tag in die Firma gequält, wenngleich er dort oft am Schreibtisch saß und zum Fenster hinausstarrte, unfähig sich zu konzentrieren oder etwas zu Papier zu bringen. Aus dem Gefühl der Insuffizienz heraus nahm er Arbeiten mit nach Hause, setzte sich abends vor den Computer, brachte aber wieder nichts zustande. So verbrachte er in der Depression mehr Zeit für die Arbeit bei minimaler Effizienz und dem wachsenden Gefühl, noch mehr mit nach Hause nehmen zu sollen, um eventuell doch noch dem Leistungsanspruch zu genügen.

Ein wesentlicher Teil der Therapieplanung war es nun, diesen frustrierenden täglichen Ablauf zu unterbrechen. Es wurde Herrn V. nicht verboten, Arbeit mit nach Hause zu nehmen, er erhielt jedoch den Auftrag, nach jeweils eineinhalb Stunden eine Pause zu machen und zehn Minuten spazieren zu gehen beziehungsweise eine Runde durch den Wald zu laufen; Letzteres benötigte etwa zwanzig Minuten. Danach fühlte er sich regelmäßig körperlich sehr erschöpft, was das ständige Grübeln mit Selbstanklagen unterbrach. Mit der Zeit kam dadurch wieder etwas Struktur in den Tagesablauf, und der Tag endete nicht immer mit der erneut depressiv machenden Bestätigung der eigenen Insuffizienz.«

(Wolfersdorf 2011, S. 104f.)

Die kognitive Verhaltenstherapie ist die am häufigsten eingesetzte Therapie im ambulanten wie im stationären Bereich. Sie versteht die Depression als Ergebnis eines Lernprozesses ungünstiger Denk- und Verhaltensmuster (wie »Ich bin ein Versager« oder »Keiner mag mich«), die sich durch zu wenig positive Verstärkung von der Umwelt entwickelt und zu Selbstabwertung (erlernte Hilflosigkeit) und sozialer Isolation geführt haben. Diese negativen und belastenden Muster des Denkens, Fühlens und Handelns sind eng miteinander verknüpft, beeinflussen sich gegenseitig und verstärken sich wiederum dadurch.

In der Therapie geht es darum, diese Muster schrittweise wieder zu »verlernen«: zunächst durch die Analyse der eigenen verzerrten Wahrnehmung, dann durch Distanzierung beziehungsweise Umbewertung und schließlich durch die praktische Umsetzung in Verhaltensänderung. Der Betroffene wird darin unterstützt, wieder aktiver zu werden, herausfordernde wie angenehme Aktivitäten zu planen, soziale Kontakte wiederzubeleben oder aufzubauen und zu pflegen, negativ bewertete Wahrnehmungen realitätsgerecht zu korrigieren. Damit sollen ein positiveres Selbstbild, mehr Selbstvertrauen und Eigenverantwortung für die Lebensführung und eine bessere Bewältigung von Problemen und Krisen erreicht und schließlich die Rückfallgefahr nach Therapieende verringert werden. Eine ambulante Verhaltenstherapie umfasst etwa dreißig bis vierzig wöchentliche Sitzungen. Wissenschaftlichen Studien zufolge ist eine kognitive Verhaltenstherapie kurzfristig gleich gut wirksam wie eine medikamentöse Therapie mit Antidepressiva; langfristig kann aber die kognitive Verhaltenstherapie der Medikation überlegen sein. So zeigte sich in einer US-Verlaufsstudie, die die Rückfallrate nach Beendigung einer antidepressiven Medikation im Vergleich zu der nach Beendigung einer kognitiven Verhaltenstherapie verglich (in einem Beobachtungszeitraum von zwölf Monaten nach Abschluss der Erhaltungstherapie, das heißt die Patienten waren jetzt ohne Therapie), dass die psychotherapeutisch behandelten Patienten sogar deutlich weniger Rückfälle hatten (17 Prozent) als die Patienten, die mit Medikamenten oder Placebo behandelt worden waren (54 Prozent; DeRubeis et al. 2008).

Hier zeigt sich der Vorteil, dass psychologische Therapieverfahren dauerhaftere Effekte mit weniger Rückfällen aufweisen. Nachteilig ist, dass sie im Vergleich zur medikamentösen Therapie zeitaufwändiger sind und ihre Wirkung möglicherweise erst später eintritt. Wie man sieht, lohnt sich dieser Aufwand auf jeden Fall.

Die interpersonelle Psychotherapie ist eine noch relativ junge Kurzzeittherapie (zwölf bis zwanzig wöchentliche Sitzungen), die speziell auf eine ambulante Behandlung bei akuten depressiven Episoden zugeschnitten wurde und zu den wirksamsten psychologischen Therapieformen zählt. Leider wird sie in Deutschland bisher noch seltener angeboten als die kognitive Verhaltenstherapie. Im Fokus stehen Probleme im Umgang mit anderen Menschen und zwischenmenschliche Konflikte, die Ursache der Depression, aber auch Folge der Depression sein können, die also im Zusammenhang mit der aktuellen depressiven Episode stehen (etwa Partnerschaftskonflikte, Rollenveränderung im Rahmen von Mutterschaft oder Pflege eines Angehörigen, Pensionierung). Zentrale interpersonelle Problembereiche (Trauer, Rollenkonflikt, soziale Konflikte und soziale Unzulänglichkeiten) werden sukzessive bearbeitet und Bewältigungsstrategien entwickelt.

Neben diesen am besten untersuchten psychotherapeutischen Verfahren gibt es noch andere tiefenpsychologische Therapieformen wie die Psychoanalyse (als Langzeit- oder Kurzzeittherapie), der es um die Aufdeckung unbewusster Zusammenhänge geht, auf die hier nicht weiter eingegangen werden kann. Doch auch hierzu noch ein Fallbeispiel, das die enge Beziehung zwischen körperlichen Beschwerden und psychischer Befindlichkeit verdeutlicht:

»Herr F. steht, wie man so schön sagt, mitten im Leben. Er ist 32 Jahre alt und hat eine leitende Position in einem Unternehmen. Kollegen beschreiben ihn als erfolgreich und dynamisch. Privat ist er seit vier Jahren verheiratet und hat eine kleine Tochter. Seit seiner frühesten Jugend treibt er regelmäßig Sport. Trotz seines ausgefüllten Berufs- und Familienlebens lässt er es sich nicht nehmen, jeden Morgen eine Runde zu joggen und am Wochenende das Fitnessstudio aufzusuchen. Seit einigen Monaten leidet er jedoch zunehmend unter Rückenschmerzen.

Herr F. läuft von Arzt zu Arzt und lässt viele verschiedene Untersuchungen über sich ergehen, doch es kann keine organische Ursache für sein Leiden festgestellt werden. Physisch scheint er völlig gesund zu sein. Mit der Zeit fühlt er sich aber zunehmend schlapp und müde und hat immer weniger Lust, Freunde zu treffen. Die Zeit mit seiner Familie empfindet er als anstrengend. Seine Frau bemerkt die Veränderung und spricht ihn darauf an. Wenn endlich jemand etwas gegen seine Rückenschmerzen tun würde, dann würde alles schon wieder besser werden, meint Herr F. Noch einmal geht er zum Hausarzt und erzählt von seinen Symptomen. Der Hausarzt fragt Herrn F., ob er schon einmal über eine Psychotherapie nachgedacht hätte. Er erklärt, dass die Ursache für chronische Schmerzen – also Schmerzen, die länger als sechs Monate anhalten und durch kein Medikament gelindert werden können – oft in der psychischen Verfassung des Patienten liegt.

Herr F. scheut sich zunächst, therapeutische Hilfe in Anspruch zu nehmen. Für ihn käme dies einem Versagen aufgrund innerer Schwäche gleich. Erst auf Drängen seiner Frau und als ihm durch die immer stärkeren Schmerzen die Arbeitsunfähigkeit droht, lässt er sich zu einem Therapeuten überweisen. ›Wer solche Schmerzen hat wie Sie, der muss Kummer haben‹, sagt der Psychotherapeut bereits in der ersten Sitzung.

Nach und nach gelingt es Herrn F. in den psychoanalytischen Einzelgesprächen über sich selbst zu reden. Dabei stellt sich heraus, dass er nie gelernt hat, fürsorglich mit sich und seinem Körper umzugehen. Statt sich einfach einmal auszuruhen, treibt er sich stets zu weiteren Höchstleistungen an. Er hat Angst vor Ruhe und Nichtstun und treibt sich immer an seine Grenzen. Im Laufe der analytischen Gespräche kommt Herr F. gemeinsam mit seinem Therapeuten den Ursachen auf den Grund. Allmählich geht er pfleglicher mit seinem Körper um. Er lernt, auch einmal fünf gerade sein zu lassen, sucht das Gespräch mit seiner Frau und empfindet es immer seltener als Schwäche, wenn er Grenzen bezüglich seiner Belastbarkeit setzt.

Drei Jahre dauert seine Therapie, doch schließlich sind die Rückenschmerzen verschwunden.«

(www.hausmed.de/gesund-leben/psychoanalyse/Fallbeispiele)

Wie bei den psychotherapeutischen werden auch bei den biologischen Verfahren neben der antidepressiven Medikation noch andere klinisch erprobte Techniken ergänzend angewendet, die nur kurz benannt werden sollen: Schlafentzug, Lichttherapie (nur für »Winterdepression«), transkranielle Magnetstimulation (Stimulation von Nervenzellen in bestimmten Hirnbereichen durch ein pulsierendes Magnetfeld), Elektrokrampftherapie, tiefe Hirnstimulation bei therapieresistenten Depressionen.

Als Fazit können wir festhalten: Bei einer leichten depressiven Verstimmung darf es durchaus mal ein Bier sein, eine klinische Depression muss jedoch medizinisch/psychotherapeutisch behandelt werden. Das Problem ist, dass viele betroffene Männer erst nach Jahren des Leidens zu der Erkenntnis kommen, dass sie ohne professionelle Hilfe nicht aus ihrem Tief herausfinden. Und hier gilt: je eher, desto besser!

Also, meine Herren, suchen Sie sich rechtzeitig Hilfe! Dabei sind Sie nicht allein: Denn die Inanspruchnahme von Leistungen niedergelassener Psychiater oder Psychotherapeuten steigt, nicht nur bei den Frauen, sondern auch bei den Männern, zum Teil sogar stärker als bei den Frauen. Nach Angaben der Kassenärztlichen Bundesvereinigung hat die Anzahl der Männer, die von 2009 bis 2014 zur Psychotherapie gegangen sind, um etwa 20 Prozent (von etwa 320 000 auf 390 000) zugenommen (bei den Frauen lag die Zuwachsrate bei 12 Prozent).

DEPRESSION ALS *WAKE-UP CALL*

MENSCHEN NEIGEN DAZU, GESCHEHNISSEN IM LEBEN nicht nur eine Ursache, sondern auch einen Sinn zuzuschreiben. Bei Krankheiten fällt das besonders schwer und funktioniert manchmal nur im Nachhinein. Kann eine Depression überhaupt einen Sinn haben? Sie erscheint uns zunächst als etwas völlig Sinnloses, das sinnvolles Handeln gar nicht mehr zulässt, mehr noch, alles erscheint einem in der Depression ohne Sinn und Zweck. Menschen, die durch diese Schrecken und Lähmungen gegangen sind, sind nicht selten der Ansicht, dass ihre Depression im Nachhinein trotzdem einen Sinn für sie hatte und dass diese Zeit keine verlorene Zeit war – wenn man erkannt hat, dass die Depression wie die Angst eine wichtige Signalfunktion hat: die Angst für drohende Gefahr, die Depression dafür, dass etwas im eigenen Leben nicht stimmt, für das es wahrscheinlich keine schnellen Problemlösungen gibt. Diese Signalfunktion können wir aber nur dann erkennen, wenn wir die Depression akzeptiert haben. Gerade für Männer kann das Durchleben einer Depression die Konfrontation mit tief verschütteten Anteilen ihres Selbst und ihrer Gefühlswelt bedeuten und damit letztlich zu einer besseren Selbsterkenntnis und selbst-bewussteren Lebensgestaltung führen. Warum kann eine schwere Depression, die zweifellos einem Martyrium gleichkommt, tatsächlich eine Chance sein? Der Psychiater Andreas Maneros schreibt dazu:

»In diesem Martyrium erlebt der Mensch Abgründe und Grenzen. Gedanken über Versündigung, Gefühle des Versagens oder das Erleben von allgemeiner Sinnlosigkeit zeigen ihm eine sehr schmerzhafte Seite des Daseins. Mit dem Abklingen der Depression erlebt man den Kontrast zwischen dem depressiven Abgrund und den Möglichkeiten, die das reale Leben zu bieten hat. Man lernt genau das zu schätzen.

Freude, Hoffnung, Perspektive, ein verantwortungsvolles Leben und Handeln sind dann keine Selbstverständlichkeiten mehr, die man einfach so hinnimmt, sondern ein kostbares Gut, das man pflegen und schützen muss. Das Leben nach der Depression orientiert sich bei vielen dieser Menschen dann an der Güte und den Werten, die in der Depression verlorenzugehen scheinen, und man pflegt und schützt diese. Nicht selten hat der Mensch nach der Erfahrung der Depression eine ganz andere Orientierung als vorher.« (Maneros 2015, S. 423)

Die Depression kann nicht nur die Chance sein, dem Leben mit einer wertschätzenderen Einstellung gegenüberzutreten, sie kann auch als Vermittlerin von Botschaften verstanden werden. So vergleicht der Psychoanalytiker Carl Gustav Jung die Depression mit einer »Dame in Schwarz«, die an unsere Tür klopft. Er sagt, dass wir sie nicht wegschicken, sondern an unseren Tisch bitten und fragen sollen, was sie uns zu sagen hat. Das erfordert Mut. Vielleicht sagt sie, dass etwas in unserem Leben nicht richtig läuft, dass wir chronisch überfordert sind, dass wir an verdrängten Konflikten leiden oder dass wir ein falsches Selbstbild haben, das uns schadet. Auf jeden Fall erzwingt die Depression einen Rückzug von der gewohnten Lebensroutine und kann damit sogar als ein Schutzmechanismus fungieren. Insofern wäre es möglich, die Depression nicht nur als Störung zu begreifen, sondern auch als eine biopsychosoziale Anpassungsreaktion auf Bedrohungen, die Möglichkeiten der Veränderung einschließt. Diese Schutzfunktion beschreibt ein Betroffener folgendermaßen:

»Nach all den vielen Jahren (…) habe ich erkennen müssen, dass die Krankheit mit einer elektrischen Sicherung vergleichbar ist. Wenn die Belastung im Stromkreis zu groß wird, fällt die Sicherung aus und schützt somit die Leitungen vor der Zerstörung.«

(zit. nach Müller-Rörich et al. 2007, S. 242)

Es geht bei der Bewältigung von Depressionen also auch darum, (selbst)destruktive Prozesse zu identifizieren und herauszufinden, wie man sich am besten vor ihnen schützen kann. »Du musst richtiger leben, um glücklicher zu leben«, sagte Seneca. Aber was ist richtig? Seinem Schüler Lucilius gab er den Rat: »Das tue vor allem, mein lieber Lucilius: Lerne dich zu freuen.« Damit meinte er die Freude, die von innen kommt und nicht von äußeren Dingen wie Status und Erfolg abhängig ist.

Um von einer Depression trotz aller Hoffnungslosigkeit und psychischen Schmerzen letztendlich doch profitieren zu können, müssen wir zu einem adäquaten Verständnis dieser Erkrankung kommen. Eine Depression ist nichts, was von außen kommt – auch wenn es zunächst so scheinen mag. Betroffene fühlen sich von einer unbekannten Gewalt niedergedrückt und immer stärker in eine bedrohliche Abwärtsspirale hineingezwungen, können aber die Eigendynamik dieses stetigen Abrutschens nicht willentlich stoppen. Zwar kann die äußere Fassade noch eine Zeitlang aufrechterhalten werden, aber die Kraft dafür wird immer geringer und die Angst vor dem Zusammenbruch und der eigenen Demütigung immer größer. Tatsächlich kommt die Depression von innen (das ist natürlich besonders offensichtlich bei einer genetischen Disposition) und ist ein aus den Fugen geratener Teil des Selbst, der alles durcheinanderbringt.

Das ist schwer zu begreifen und noch schwerer zu akzeptieren. Da ist zum Beispiel die Mutter, die sich bis zur Erschöpfung für ihre Kinder aufopfert, die Ehefrau, die nur für ihren Mann lebt, oder der Manager, der sich selbst für seine Firma ausbeutet. Das sieht zunächst nicht nach Depression aus, aber eine Depression scheint hier bereits vorprogrammiert. Denn spätestens wenn die Kinder aus dem Haus sind, der Mann seine Frau verlässt oder der Manager die Kündigung bekommt, kann es zum depressiven Zusammenbruch kommen. Die Auseinandersetzung damit ist existenziell, betrifft die ganze Persönlichkeit und ist ein langwieriger Prozess. Xaver Pfister, der selbst an einer schweren Depression erkrankt war und darüber ein Buch geschrieben hat, formuliert dies so:

»Die Depression ist nicht ein Feind, der dich von außen überfällt, mit dem du kämpfen und den du besiegen und in die Grube werfen kannst. Die Depression ist ein Teil deiner selbst. Sie gehört zu deinem Wesen, ist Teil deiner Existenz. Und du würdest dich verlieren, wenn du gegen sie kämpfen würdest. Der Kampf geht darum, dass nicht sie über dich bestimmt, sondern du sie an der Hand halten kannst.«
(Pfister 2006, S. 67f.)

Das ist die Voraussetzung dafür, Entwicklungschancen wahrzunehmen, die aus einer Depression entstehen können. Ein anderer Betroffener, der einen schweren Suizidversuch überlebt hat, zieht nach überstandener Depression folgende Bilanz:

»Was ich in den letzten Monaten an Erkenntnis und Bewusstseinserweiterung erlebt habe, habe ich mein ganzes Leben vorher nicht gehabt – und das ist es auf jeden Fall wert gewesen.«
(zit. nach Treichler 2004)

Und Babak Rafati, der es sich inzwischen zur Aufgabe gemacht hat, mit öffentlichen Vorträgen über seine Depressionserfahrungen zur Entstigmatisierung beizutragen, berichtet über folgende Erkenntnisse, zu denen er durch seine Depression gefunden hat:

»Sein, um zu sein, statt tun, um zu sein.«
»Ich hätte akzeptieren müssen, dass ich Schwächen und Grenzen habe und somit Fehler machen darf. Ich vernachlässigte, dass ich auch lieben, fühlen und leiden darf.«

»Ich habe gelernt, dass mein Schicksal nicht nur durch die Ereignisse bestimmt wird, sondern vor allem durch die Bedeutung, die ich ihnen gebe.«
»Selbstbewusstsein bedeutet heute für mich, auch zu meinen Schwächen zu stehen, statt nur zu meinen Stärken.«
(Rafati 2015, S. 285 ff.)

Obwohl die Depression als existentielle Krise auch Chancen der Selbsterkenntnis und Möglichkeiten des Zugangs zu abgespaltenen Selbstanteilen und ihrer Integration eröffnet, wäre es unverantwortlich und lebensgefährlich, ihre destruktive Eigendynamik nicht stoppen zu wollen. Je eher professionelle Hilfe gesucht und angenommen wird, desto besser. Wie wir wissen, haben Frauen weniger Probleme damit als Männer. Aber bedenken Sie bitte, meine Herren: Streng genommen ist sich helfen zu lassen ein Zeichen von Eigenverantwortung, Selbstbewusstsein, Souveränität und Stärke.

PROPHYLAKTISCH DENKEN, ENTSPANNTER LEBEN

DIE DEPRESSION IST WOHL DER SCHWIERIGSTE WEG zur Selbstfindung, aber – Gott sei Dank – ist sie nicht der einzige Weg. Wir brauchen eine Depression nicht zwingend als Wake-up Call, um endlich wacher, offener, selbstbestimmter, freudiger und »richtiger« leben zu können. Manchmal kommt sie zwar wie ein Schicksalsschlag aus heiterem Himmel, meistens entwickelt sie sich aber schleichend durch chronischen Stress. Im ersten Fall können wir nur mit professioneller Hilfe Schadensbegrenzung betreiben, im zweiten Fall können wir aber selbst viel tun, damit aus dem Gestresstsein kein Burn-out und erst recht keine Depression wird.

Hier sind einige Vorschläge, die insbesondere Ihnen, meine Herren, ans Herz gelegt sein wollen, weil sie viel mit klassischen Männlichkeitsnormen zu tun haben, die in starker Dosis und auf Dauer unerwünschte Nebenwirkungen haben. Grundsätzlich gilt: Auch in der härtesten Schale versteckt sich eine verletzliche Psyche, mit der achtsam umgegangen werden muss.

- Lernen Sie, sich immer wieder zu entspannen, das ist weder Luxus noch Faulheit, sondern schlicht notwendig.
- Haben Sie kein schlechtes Gewissen beim Nichtstun, Nichtstun fördert Kreativität.
- Haben Sie nicht zu hohe Selbstansprüche und verabschieden Sie sich vom Perfektionismus.
- Schaffen Sie sich keine unnötige Arbeit, nur um im Aktivitätsmodus zu bleiben.
- Seien Sie sich selbst etwas wert, machen Sie sich nicht von äußerer Anerkennung abhängig und suchen Sie nicht ständig nach einer Daseinsberechtigung für Ihr Leben.

- Horchen Sie mehr in sich hinein, achten Sie mehr auf körperliche Warnsignale.
- Begreifen Sie nicht nur rational, auch emotional, dass der Körper kein Instrument ist, sondern Ausdruck Ihres Selbst; seien Sie nicht wütend auf Ihren Körper, wenn er einmal nicht funktioniert.
- Spielen Sie emotionale Probleme nicht herunter und machen Sie nicht alles mit sich allein aus, sprechen Sie mit einer Vertrauensperson darüber.
- Loben und belohnen Sie sich (und andere), gönnen Sie sich etwas Schönes.
- Loten Sie Ihre Grenzen aus und erkennen Sie sie an.
- Lernen Sie Nein zu sagen, auch sich selbst gegenüber, beispielsweise, was mehr Arbeit oder schnelleres Arbeiten betrifft.
- Denken Sie daran, dass ein Burn-out keine Auszeichnung ist.
- Seien Sie nicht immer erreichbar, seien Sie auch mal ganz allein mit sich.
- Entdecken Sie Ihre eigenen Bedürfnisse und Wünsche.
- Schalten Sie am Feierabend und Wochenende wirklich ab.
- Halten Sie Ihre Selbstkritik im Zaum.
- Übertreiben Sie es nicht mit der Selbstoptimierung.
- Regen Sie sich über Misserfolge nicht auf, diese gehören zu Erfolgen dazu, ein Sieger muss auch verlieren können.
- Riskieren Sie einmal etwas, aber bedenken Sie auch die Möglichkeit des Scheiterns.
- Kommen Sie heraus aus der Opferrolle und Bequemlichkeit, übernehmen Sie Eigenverantwortung.
- Entwickeln Sie Humor, lachen Sie auch mal über sich selbst.
- Achten Sie auf einen geregelten Tag-Nacht-Rhythmus.
- Lassen Sie Gefühle zu und zeigen Sie diese auch, das ist eine menschliche, nicht nur weibliche Eigenschaft.

- **Entwickeln und pflegen Sie Freundschaften und persönliche Interessen.**
- **Üben Sie sich in Vertrauen, versuchen Sie nicht, ständig alles unter Kontrolle haben zu müssen.**
- **Achten Sie auf regelmäßige körperliche Aktivität (am besten Ausdauersport) und gesunde Ernährung.**
- **Versuchen Sie, die drei Ks für Männer »Konkurrenz, Karriere und Kollaps« zu ersetzen durch die drei Ws: »Wir-Gefühl, Work-Life-Balance und Wohlbefinden«.**

Meine Herren, werden Sie endlich glücklich. Verlernen Sie ungünstige Verhaltensmuster, ändern Sie Ihre Einstellungen, und werden Sie ganzheitliche Männer. Damit erfinden Sie sich neu! Ihr Gehirn hilft Ihnen dabei mit dem Aufbau neuer, aufregender Verschaltungen. Und werden Sie nicht ungeduldig, es braucht etwas Zeit, aber die Mühe lohnt sich!

DANKSAGUNG

MEIN HERZLICHER DANK GEHT AN ALLE, die zum Entstehen dieses Buches beigetragen haben. Zunächst Frau Dr. Mathilde Fischer vom Verlag Fischer & Gann für die Initialzündung nebst verständnisvoller Begleitung, dann meinen Freundinnen und Freunden für unermüdliches Brainstorming zum Titel dieses Buches und ihre gespannte Erwartung darauf, es nun endlich lesen zu können. Herrn Prof. Dr.med. Wolfgang Rutz (Stockholm, Coburg) danke ich für die inspirierende Wirkung, die seine Gotland-Studien auf mich hatte und für sein kontinuierliches Interesse an meiner Arbeit. Herrn Prof. Dr. med. Siegfried Kasper (Wien), ebenfalls Experte in diesem Bereich, danke ich für den stetigen Austausch und für die Bereicherung meines Buches mit eindrucksvollen Fallbeispielen. Herrn Prof. Dr. Bernhard Bogerts (Magdeburg) danke ich für seine konstruktiv-kritische Begleitung meines Manuskriptes und die lange wissenschaftliche Kooperation unter anderem zum Thema Aggressivität bei Männern. Und ganz besonders danke ich meinem Mann, Prof. Dr. med. Hans-Jürgen Möller (München) für seine intensive Unterstützung.

LITERATUR

ES IST DEUTLICH MEHR LITERATUR IN DIESES BUCH eingegangen, als in diesem Verzeichnis angegeben wird. Da das Buch aber nicht (wie ein wissenschaftliches Werk) mit Literaturangaben überfrachtet werden sollte, finden Sie hier nur eine Auswahl.

AMENDT, G. (2006): Scheidungsväter: Wie Männer die Trennung von ihren Kindern erleben. Campus

BARMER GEK (Hrsg.) Barmer GEK Arzneimittelreport 2008, Asgard Verlagsservice GmbH

BARMER GEK (Hrsg.) Barmer GEK Arzneimittelreport 2012, Asgard Verlagsservice GmbH

BARMER GEK (Hrsg.) Barmer GEK Arzneimittelreport 2013, Asgard Verlagsservice GmbH

BECH, P. (2001): Male depression: stress and aggression as pathways to major depression. In: Dawson A., Tylee A. (Hrsg.): Depression – social and economic timebomb. BMJ books, London, S. 63-66

BERTONI, M. / BRUNELLO, G. (2014): Pappa Ante Portas: The Retired Husband Syndrome in Japan. IZA Discussion Papers 8350, Institute for the Study of Labor (IZA).

BITTER-CAPELLE, A. (2014): Trennung und Scheidung – Stressfaktoren in der Gesundheit bei Männern. Dissertation St. Elisabeth University Bratislava, Slovakia, College of Health and Social Work

BJÖRNHOLM, C./ MONTEGGIA, L. M. (2015): BDNF – a key transducer of antidepressant effects. Neuropharmacology 102, S. 72-79

BOS, M.J. / LINDEN,T. / KOUSTALL, P.J. / HOFMAN, A. ET AL. (2008): Depressive symptoms and risk of stroke: the Rotterdam Study. Journal of Neurology, Neurosurgery and Psychiatry 79, S. 997-1001

BRIKEN, P. / HILL, A ./ BERNER, W. (2009) Syndrome sexueller Sucht. In: **BATTHYÁNY, D. / PRITZ, A.** Rausch ohne Drogen. Substanzungebundene Süchte. Springer Wien New York , S. 219-238

BUTTERWORTH, P. / LEACH, L., / STRADZDINS, L. (2011): The psychosocial quality of work determines whether employment has benefits for mental health: results from a longitudinal national household survey. Occup Environ Med 68, S. 806-812

CARR, D. / FREEDMAN, V. A. / CORNMAN, J. C. / SCHWARZ, N. (2014): Happy marriage, happy life? Marital quality and subjective well-being in later life. Journal of Marriage and Family 76, S. 930-948

CHRIST, C. / MITTERLEHNER, F. (2013): Männerwelten. Männer in Psychotherapie und Beratung. Schattauer

DERUBEIS, R.J. / SIEGLE, G.J. / HOLLON, S.D. (2008): Cognitive therapy vs. medications for depression: Treatment outcomes and neural mechanisms. Nature Reviews Neuroscience 9, S. 788-796

DEUTSCHE GESELLSCHAFT FÜR PSYCHIATRIE, PSYCHOTHERAPIE UND NERVENHEILKUNDE (DGPPN) (2012): Positionspapier zum Thema Burn-out. www.dgppn.de

DREFAHL, S. (2010): How Does the Age Gap Between Partners Affect Their Survival? Demography 47, S. 313- 326

ERIKSSON, A.-K. / EKBOM, A. / GRANATH, F. / HILDING, A. / EFENDIC, S. / ÖSTENSON, C.-G. (2008): Psychological distress and risk of pre-diabetes and type 2 diabetes in a prospective study of Swedish middle-aged men and women. Diabetic Medicine 25, S. 834-842

FAVA, M., / NOLAN, S., / KRADIN, R., / ROSENBAUM, J. (1995): Gender Differences in hostility among depressed and medical outpatients. The Journal of Nervous and Mental Disease 183, S. 10-14

FISCHER-HOMBERGER, E. (1979): Krankheit Frau und andere Arbeiten zur Medizingeschichte der Frau. Huber

FLYNN, J.J. / HOLLENSTEIN, T. / MACKEY, A. (2010): The effect of suppression and not accepting emotions on depressive symptoms: Is suppression different for men and women? Personality and Individual Differences 49, S. 582-586

GAEBEL, W. / KOWITZ, S. / FRITZE, J. / ZIELASEK, J. (2013): Inanspruchnahme des Versorgungssystems bei psychischen Erkrankungen. Deutsches Ärzteblatt 47, S. 799-808

HAMANO, T. / LI, X. / LARSSON LÖNN, S. / NABIKA, T. / SHIWAKU, K. / SUNQUIST, J. / SUNQUIST, K. (2015): Depression, stroke and gender: evidence of a stronger association in men. Journal of Neurology, Neurosurgery and Psychiatry 86, S. 319-323

HAUTZINGER, M. / BAILER, M. (1993): Allgemeine Depressionsskala (ADS). Manual. Göttingen: Beltz Test GmbH

HEGERL, U. / KOBURGER, N. / RUMMEL-KLUGE, C. / GRAVERT, C. / WALDEN, M. / MERGL, R. (2012): One followed by many?—Long-term effects of a celebrity suicide on the number of suicidal acts on the German railway net. Journal of Affective Disorders 146 , S. 39-44

HEGERL, U. / NIESCKEN, S. (2004): Depressionen bewältigen, die Lebensfreude wiederfinden. Trias

HIPPISLEY-COX, J. / FIELDING, K. / PRINGLE, M. (1998): Depression as a risk factor for ischaemic heart disease in men: population based case-control study. British Medical Journal 316, S. 1714-1719

HOFER, H.-G. (2006): »Everybody has it, everybody talks ablut it«: Hans Selye und die Erfindung von Stress. In: **WITTWER-BACKOFEN, U.** (Hsrg.) Reader Stress. Freiburg, S. 119-139

HOLLSTEIN, W. (2011): Der entwertete Mann. In: **FRANZ, M. / KARGER, A.** (Hsrg.) Neue Männer – muss das sein? Risiken und Perspektiven der heutigen Männerrolle. Vandenhoeck & Ruprecht, S. 35-54

HÜTHER, G. (2009): Männer. Das schwache Geschlecht und sein Gehirn. Vandenhoeck & Ruprecht

JOOD, K. / REDFORS, P. / ROSENGREN, A. / BLOMSTRAND, C. / JERN, C. (2009): Self-perceived psychological stress and ischemic stroke: a case-control study. BMC Medicine 7; S. 53-61

KONRAD, K. / FIRK, C. / UHLHASS , P.J. (2013): Hirnentwicklung in der Adoleszenz. Deutsches Ärzteblatt 7, S. 316-321

KUDIELKA, B. M. / KIRSCHBAUM, C. (2005): Sex differences in HPA axis responses to stress: a review. Biological Psychology 69; S. 113-132

LANDMANN, S. (2014): Jüdische Witze, dtv, 7. Auflage, S. 124

LARSEN, K. K. / AGERBO, E. / CHRISTENSEN, B. / SÖNDERGAARD, J. / VESTERGAARD, M. (2010): Myocardial infarction and risk of suicide: a population-based case-control study. Circulation 7, S. 2388-2393

LIEBERZ, K. / FRANZ, M. / SCHEPANK, H. (2011): Seelische Gesundheit im Langzeitverlauf – Die Mannheimer Kohortenstudie. Springer

LIGHTHALL, N.R. / MATHER, M. / GORLICK, M.A. (2009): Acute stress increases sex differences in risk seeking in the Balloon Analogue Risk Task. PLOS one, DOI: 10.1371/journal.pone.0006002

LOHMANN-HAISLAH, A. (2012): Stressreport Deutschland 2012. Psychische Anforderungen, Ressourcen und Befinden. Bundesanstalt für Arbeitsschutz und Arbeitsmedizin

MACK, S. / JACOBI, F. / GERSCHLER, A. / STREHLE, J. ET AL. (2014). Self-reported utilization of mental health services in the adulte German population – evidence for unmet needs? Results of the DEGS1-Mental Health Module

(DEGS1-MH). International Journal of Methods in Psychiatric Research, DOI: 10.1002/mpr.1438

MAGOVCEVIC, M. / ADDIS, M.E. (2008): The Masculine Depression Scale: Development and psychometric evaluation. Psychology of Men & Masculinity 9, S. 117-132

MANEROS, A. (2015): Feuer für ausgebrannte Helden. Auf der Suche nach Orientierung. CMZ-Verlag

MARKSER, V. Z. (2011): Sport psychiatry and psychotherapy. Mental strains and disorders in professional sports. Challenge and answer to societal changes. European Archives of Psychiatry and Clinical Neuroscience 261 Suppl 2, S. 182-185

MARTIKAINEN, P. / VALKONEN, T. (1996): Mortality after the death of a spouse: rates and causes of death in a large Finnish cohort. American Journal of Public Health 86, S. 1087-1093

MARTIN, L.A. / NEIGHBORS, H.W. / GRIFFITH, D.M. (2013): The experience of symptoms of depression in men vs women – Analysis of the National Comorbidity Survey Replication. JAMA Psychiatry 70, S. 1100-1106

MARX, J.J. (2010): Geschlechtsspezifische Unterschiede beim Schlaganfall – Eine Übersicht. Ärzteblatt Rheinland-Pfalz, Ausgabe 7

MASEREJIAN, N.N. / LINK, C.L. / LUTFEY, K.L. / MARCEAU, L.D. ET AL. (2009): Disparities in Physicians' Interpretations of Heart Disease Symptoms by Patient Gender: Results of a Video Vignette Factorial Experiment. Journal of Women's Health 18, S. 1661-1667

MATTHEWS, K.A. / GUMP, B.B. (2002): Chronic work stress and marital dissolution increase risk of posttrial mortality in men from the Multiple Risk Factor Intervention Trial. Archives of Internal Medicine 16, S. 309-315

MOIR, A. / JESSEL,D. (1991): Brain sex. Carol Pub. Group

MÖLLER, H.J. / LAUX, G. / DEISTER, A. (2015): Psychiatrie, Psychosomatik und Psychotherapie. Thieme, 6. Auflage

MÖLLER-LEIMKÜHLER, A.M. (2010): Depression bei Männern – eine Einführung. Journal für Neurologie, Neurochirurgie und Psychiatrie 11, S. 11-20

MÖLLER-LEIMKÜHLER, A.M. (2013): Komorbidität psychischer und somatischer Erkrankungen bei Männern. Ein Problemaufriss. In: **WEISSBACH, L. / STIEHLER, M.** (Hrsg.) Männergesundheitsbericht. Im Fokus: Psychische Gesundheit, Huber, S. 83-102

MÖLLER-LEIMKÜHLER, A.M. / BOTTLENDER, R. / STRAU-, A. / RUTZ, W. (2004): Is there evidence for a male depressive syndrome in patients with unipolar major depression? Journal of Affective Disorders 80, S. 87-93

MÖLLER-LEIMKÜHLER, A.M. / HELLER, J. / PAULUS, N.C. (2007): Subjective well-being and »male depression« in male adolescents. Journal of Affective Disorders 98, S. 65-72

MÖLLER-LEIMKÜHLER, A.M. / KASPER, S. (2010): Psychische und Verhaltensstörungen. In: **BARDEHLE, D. / STIEHLER, M.** (Hrsg.) Erster Deutscher Männergesundheitsbericht. W. Zuckschwerdt Verlag München, S. 135-159

MÜLLER-RÖRICH, T. / HASS, K. / MARGUE, F. / VAN DEN BROEK, A. / WAGNER, R. (2013): Schattendasein – Das unverstandene Leiden Depression. Springer

MÜTERS, S. / HOEBEL, J. / LANGE, C. (2013): Diagnose Depression: Unterschiede bei Frauen und Männern. Hrsg. Robert-Koch-Institut Berlin GBE kompakt 4 (2)

NIELSEN, N.R. / KRISTENSEN, T.S. / SCHNOHR, P. / GRONBAEK, M. (2008): Perceived stress and cause-specific mortality among men and women: results from a prospective cohort study. American Journal of Epidemiology 168, S. 481-491

OBERLIN, B.G. / DZEMIDZIC, M. / TRAN, S.M. / SOEURT, C.M. ET AL. (2013): Beer flavor provokes striatal dopamine release in male drinkers: mediation by family history of alcoholism. Neuropsychopharmacology 38, S. 1617-1624

PAN, A. / SUN, Q. / OKEREKE, O.I. / REXRODE, K.M. / HU, F.B. (2011): Depression and risk of stroke morbidity and mortality: a meta-analysis and systematic review. JAMA 306(11), S. 1241-1249

PFISTER, X. (2006): Masken des Männlichen. Die Geschichte einer Depression. Paulusverlag

POLLACK, W. (1998): Mourning, Melancholia, and Masculinity: Recognizing and Treating Depression in Men. In: **POLLACK, W. / LEVANT, R.** (Hrsg.) A New Psychotherapy for Men. Wiley, New York, S. 147-166.

PRATT, L.A. / FORD, D.E. / CRUM, R.M. ET AL. (1996): Depression, psychotropic medication, and risk of myocardial infarction: prospective data from the Baltimore ECA follow-up. Circulation 94, S. 3123–3129

RAFATI, B. (2015): Ich pfeife auf den Tod! Wie mich der Fußball fast das Leben kostete. Goldmann

RICE, S. / FALLON, B. / AUCOTE, H. / MÖLLER-LEIMKÜHLER, A.M. (2013) Development and preliminary validation of the Male Depression Risk Scale: Furthering the assessment of depression in men. Journal of Affective Disorders 151, S. 950-958

RICE, S. / FALLON, B. / AUCOTE, H. / MÖLLER-LEIMKÜHLER, A.M. / TREEBY, M.S. /AMMINGER, P. (2015): Longitudinal sex differences of externalizing and internalizing depression symptom trajectories: Implications for assessment of depression in men from an online study. International Journal of Social Psychiatry 2015; 61: 236-40. IF 2014

ROBERT-KOCH-INSTITUT (2014): Beiträge zur Gesundheitsberichterstattung des Bundes – Daten und Fakten: Ergebnisse der Studie »Gesundheit in Deutschland aktuell 2012«, Berlin

ROTERMANN, M. (2007): Marital breakdown und subsequent depression. Health Reports 18, S. 33-44

RUTZ, W. / VON KNORRING, L. / PIHLGREN, H./ RIHMER, Z. / WALINDER, J. (1995): Prevention of male suicides: lessons from Gotland Study. Lancet 345, S. 524

RUTZ, W. / WALINDER, J. / VON KNORRING, L. / RIHMER, Z. / PIHLGREN, H. (1997): Prevention of depression and suicide by education and medication: impact on male suicidiality. An update from the Gotland Study. International Journal of Psychiatry in Clinical Practice 1, S. 39-46

SAHLGREN, G.H. (2013): Work longer, live healthier. The relationship between economic activity, health and government policy. Institute of Economic Affairs

SCHLAFFER, H. (2013): Die City. Straßenleben in der geplanten Stadt. Zu Klampen! Verlag

SCHMIDTKE, A. / HÄFNER, H. (1986): Die Vermittlung von Selbstmordmotivation und Selbstmordhandlung durch fiktive Modelle. Nervenarzt 57, S. 502– 510

SCHNEIDER, C. (2009): Wozu Helden? Mittelweg 36, S.91-102

SCHNEIDER, F. (2013): Depressionen im Sport. Herbig

SCHULZ, P. / SCHLOTZ, W. / WOLF, J. / WÜST, S. (2002): Geschlechtsunterschiede bei stressbezogenen Variablen. Der Einfluss der Neigung zur Besorgnis. Zeitschrift für Differenzielle und Diagnostische Psychologie 23, S. 305-326

SHORES, M.M. / SLOAN, K.L. / MATSUMOTO, A.M. / MOCERI, V.M. / FELKER, B. /KIVLAHAN, D.R. (2004): Increased incidence of diagnosed depressive illness in hypogonadal older men. Archives of General Psychiatry 61, S. 162-167

SIEGRIST, J. (2015): Arbeitswelt und stressbedingte Erkrankungen. Forschungsevidenz und präventive Maßnahmen. Urban & Fischer

STIFTUNG DEUTSCHE DEPRESSIONSHILFE: www.deutsche-depressionshilfe.de

SÜFKE, B. (2010): Männerseelen. Ein psychologischer Reiseführer. Goldmann, 5. Auflage

SWAMI, V. (2012): Mental health literacy of depression: gender differences and attitudinal antecedents in a representative British sample. PLOS one 7, S. 1-6

TECHNIKER KRANKENKASSE (2013): Gesundheitsreport 2013: Berufstätigkeit, Ausbildung und Gesundheit

TECHNIKER KRANKENKASSE (Hrsg.) (2015): Depressionsatlas – Arbeitsunfähigkeit und Arzneiverordnungen. www.tk.de

TREICHLER, M. (2004): »Danke, mir geht's gut!« Wie Männer mit ihren Depressionen umgehen. Steinmeier

VAN VEEN, P. (2011): Hilfe, mein Chef ist ein Affe. Knaus

VIRTANEN, M. / FERRIE, J.E. / BATTY, D.D. ET AL. (2015): Socioeconomic and psychosocial adversity in midlife and depressive symptoms post retirement: a 21-year follow-up of the Whitehall II Study. The American Journal of Geriatric Psychiatry 23, S. 99-109

WAIDHOFER, E. (2015): Die neue Männlichkeit. Wege zu einem erfüllten Leben. Fischer & Gann

WALDERHAUG, E. / MAGNUSSON, A. / NEUMEISTER, A. / LAPPALAINEN, J. / LUNDE, H. / REFSUM, H. / LANDRO, N.I. (2007): Interactive effects of sex and 5-HTTLPR on mood and impulsivity during tryptophan depletion in healthy people. Biol. Psychiatry, 62, 593-599

WATZLAWICK, P. (2009): Anleitung zum Unglücklichsein. Piper, 15. Auflage

WINKLER, D. / PJREK, E. / KASPER, S. (2005): Anger attacks in depression – evidence for a male depressive syndrome. Psychother. Psychosom. 74, S. 303-307

WINKLER, D. / PJREK, E. / HAYDEN, A. ET AL. (2004): Gender differences in the psychopathology of inpatients. European Archives of Psychiatry and Clinical Neuroscience 254, S. 209-214

WITTCHEN, H.U. / SCHÖNFELD, S. / KIRSCHBAUM, C. ET AL. (2012): Traumatische Ereignisse und posttraumatische Belastungsstörungen bei im Ausland eingesetzten Soldaten. Deutsches Ärzteblatt 35-36, S. 559-568

WOLFERSDORF, M. (2011): Depressionen verstehen und bewältigen. Springer, 4. Auflage

WÖLFLE, K. (o.J.): Meine Rückkehr ins Leben. Wie ich die Hölle von Burn-out/ Depression überwand. (ohne Verlag)

ZIERAU, F. / BILLE, A. / RUTZ, W. / BECH, P. (2002): The Gotland Male Depression Scale: A validity study in patients with alcohol use disorders. Nord J Psychiatry 56, S. 265-271

EDUARD WAIDHOFER

DIE NEUE MÄNNLICHKEIT

WEGE ZU EINEM ERFÜLLTEN LEBEN

Hardcover, 14 x 22 cm, ca. 294 Seiten

ISBN 978-3-903072-03-9

VIELE MÄNNER FÜHLEN SICH UNTER DRUCK: Beruf, Partnerin, Kinder, sie alle erfordern höchsten Einsatz – und doch ist es nie genug. Wer zu sehr in der Arbeit aufgeht, riskiert Konflikte in der Partnerschaft, enttäuscht seine Kinder und ruiniert seine Gesundheit. Wie diese wachsenden Herausforderungen bewältigen?

Auf der Grundlage aktueller Männerforschung gibt Eduard Waidhofer Einblick in die Männerseele von heute und zeigt neue Lebenskonzepte auf. Wie gehen Männer mit dem Vereinbarungsproblem um? Wer Beruf, Familie und Innenwelt ausbalanciert, wird mehr Lebensqualität gewinnen. Wer seine Beziehungen bewusster und achtsamer gestalten lernt, dem werden Partnerschaft und Vatersein besser gelingen. Und wer schließlich den Mut hat, Zugang zu seiner eigenen Gefühlswelt zu finden, der wird auch mehr Verantwortung für sein Leben übernehmen.

Ein von großer Erfahrung getragenes Buch – für alle, die wissen wollen, wie ein wahrhaft erfülltes Leben als Mann heute gelingen kann.

fischer & gann

Das gesamte Verlagsprogramm finden Sie unter www.fischerundgann.com

CHRISTIAN SCHUBERT / MADELEINE AMBERGER (HG.)

WAS UNS KRANK MACHT – WAS UNS HEILT

AUFBRUCH IN EINE NEUE MEDIZIN

DAS ZUSAMMENSPIEL VON KÖRPER, GEIST UND SEELE BESSER VERSTEHEN

Gebunden mit Schutzumschlag, 14 x 22 cm, ca. 240 Seiten
ISBN 978-3-903072-17-6

GRIPPEZEIT, JEDER SCHNIEFT UND HUSTET. Man hofft, heil über die Runden zu kommen. Doch wer bleibt verschont – und wer landet mit Fieber im Bett?

Die noch junge Disziplin der Psychoneuroimmunologie beweist: Psyche, Gehirn und Immunsystem wirken aufs engste zusammen. Unser Immunsystem steht in ständiger Wechselwirkung mit unseren Gedanken, unserem Verhalten, unseren Gefühlen. Neueste Studien zeigen: Chronischer Stress, z. B. in Beziehungen oder im Job, macht uns nicht nur anfälliger für Infektionen, sondern kann unser Leben erheblich verkürzen; ja langfristig zu schweren Leiden wie Krebs und Autoimmunkrankheiten führen. Umgekehrt – so die gute Nachricht – sind positive Gedanken, seelische Ausgeglichenheit, inneres Wohlbefinden Selbstheilungskräfte, die Krankheiten verhindern.

Christian Schubert plädiert für ein neues Denken in Medizin und Forschung, das den ganzen Menschen im Blick hat – und einen radikalen Wandel unseres Gesundheitswesens erfordert.